百种防癌食物

李家盈　编著

金盾出版社

内 容 提 要

　　癌症已成为全球人类首位死亡原因，严重威胁人类的生命。当代医学发现，35%以上的癌症与饮食有关，已引起人们的高度关注。本书详细叙述了谷物类、干豆类、蔬菜类、薯芋类、瓜类、菌藻类、鲜果类、干果类、鱼虾类和其他共141种防癌食物，包括一般介绍、防癌奥秘、保健作用、应用、提示、食谱等内容。该书语言精练，通俗易懂，资料新颖，科学实用，适用于广大读者阅读，也适用于保健医务工作者参考。

图书在版编目(CIP)数据

百种防癌食物/李家盈编著．—北京：金盾出版社，2017.7(2019.1 重印)
ISBN 978-7-5186-1171-3

Ⅰ.①百… Ⅱ.①李… Ⅲ.①癌—食物疗法 Ⅳ.①R247.1

中国版本图书馆 CIP 数据核字(2017)第 012473 号

金盾出版社出版、总发行
北京市太平路 5 号(地铁万寿路站往南)
邮政编码：100036　电话：68214039　83219215
传真：68276683　网址：www.jdcbs.cn
封面印刷：北京精美彩色印刷有限公司
正文印刷：北京万友印刷有限公司
装订：北京万友印刷有限公司
·　各地新华书店经销
开本：705×1000 1/16　印张：15.5　字数：354 千字
2019 年 1 月第 1 版第 2 次印刷
印数：5 001～8 000 册　定价：46.00 元

前　言

目前,癌症已成为全球人类首位死亡原因,严重威胁人类的生命。当代医学发现,35%以上的癌症与饮食有密切关系,如已引起人们的高度关注。

许多国家投入大量人力物力,采用先进的科学手段对多种食品进行深入的研究与探索,经过人们坚持不懈的努力,现已取得了举世瞩目的成果。本书以翔实的材料和确凿的实验数据,逐步揭示了食物的防癌奥秘,证明许多食物存在防癌物质。例如,洋葱中的槲皮素可降低致癌物的活性,阻断致癌物的形成;大蒜中的大蒜素能阻断亚硝酸盐和胺类形成亚硝胺的反应过程;番茄中的番茄红素、P-香豆素、绿原素能够抑制亚硝胺的致癌作用;圆白菜与菜花中的吲哚-3-甲醇能使肝脏内芳烃羟化酶的活性明显提高,其活性提高意味着分解致癌物多环芳烃的能力得到增强;香蕉能促进肿瘤坏死因子(TNF)的分泌,TNF具有增强机体免疫力与防癌作用;绿色蔬菜所含的叶酸对细胞和DNA有保护作用,防止染色体断裂,从而起到防癌效果;大豆含有多种防癌物质,如染料木素、黄酮、异黄酮、皂苷、蛋白酶抑制剂等,美国学者巴恩斯认为,从幼儿时代一直食用豆制品相当于注射了防癌疫苗;海洋鱼类所含的欧米伽(ω)-3-脂肪酸对癌细胞有抑制作用,能使肿瘤缩小,延长癌症患者的存活时间;银耳、黑木耳、苦瓜、海参、海藻所含的多糖能激活T淋巴细胞、B淋巴细胞、巨噬细胞、天然杀伤细胞(NK细胞),从而提高机体的防癌能力;猕猴桃、苹果、萝卜能诱导机体分泌干扰素(IFN),IFN能增强NK细胞和巨噬细胞功能,抑制癌细胞生长和转移;柑橘类水果中的黄酮类物质能增强体内苯丙芘羟化酶的活性,其活性提高标志着机体分解致癌物苯丙芘的能力得到增强。

硒是人体必需的微量元素,大量研究证明,硒的摄入量与肿瘤发生率呈负相关,补硒可降低癌症发病率,而缺硒会引起多种癌症。硒是谷胱甘肽过氧化物酶(GSH-Px)核心成分,它能催化谷胱甘肽与致癌物相结合,使其排出体外。从食物中补硒是一项重要的防癌措施,硒的食物来源于魔芋精粉、鱼子酱、海参、牡蛎、海米、鸡肝、蘑菇、紫苋菜、黄花菜、山核桃等。

麦麸是小麦加工的副产品,一般只作为动物的饲料,然而它却具有惊人的作用,它所含的β-谷固醇、多糖及类黄酮化合物是天然的抗氧化剂和防癌物质。实验证明,麦麸能抑制结肠癌前息肉细胞的生长,使结肠息肉的体积及数量减少。结肠癌患者手术后摄入富含麦麸的食品可防止结肠上皮细胞增殖异常加快,从而有效地抑制结肠癌的转移和复发,麦麸的这些独特的作用,被认为是"世纪大发现"。

在所有的癌症中,结肠癌与饮食的关系最为密切。非洲广大居民结肠癌的发病率在全球范围内最低,仅为 3.5/10 万,这与他们多食用香蕉、木薯、萝卜和粗粮有关,这些食物富含膳食纤维,能促进肠蠕动,使致癌物随排泄物快速通过肠道排出体外。欧美国家的饮食模式是高脂肪、高蛋白质、大量红肉、精制甜品和细粮,他们患结肠癌的发病率居全球首位,高达 51.8/10 万。

通过全球科研人员的不懈研究与探索,从食物中发现多种植物化学物质和特殊成分,如水果和干果中的谷胱甘肽、单环萜、三萜皂苷、多酚、橘红素、川陈皮素、柠檬苦素、白藜芦醇;蔬菜中的叶绿素、叶黄素、番茄红素、异硫氰酸盐、酚硫酮、烯丙基硫醚、植酸、β-胡萝卜素、木质素、姜黄素、槲皮素、牻牛儿醇、大蒜素;豆类中的大豆皂苷、大豆黄酮、大豆低聚糖、蛋白酶抑制剂、金雀异黄酮;谷物中的 β-谷固醇、多糖、六磷酸肌醇酯(IP_6);海产品中的 ω-3-脂肪酸、牛磺酸、海参多糖、鲍灵素;菌藻类中的岩藻多糖、香菇多糖、朴菇素等,这些物质都是食品中弥足珍贵的精华,具有抗氧化、清除自由基、增强脱毒酶活性,提高免疫功能,激活抑癌基因 p53 的作用,从而可起到防癌效果。

本书对 141 种食物的一般介绍、防癌奥秘、保健作用、应用、提示、食谱等,均进行了较为详尽的介绍,融知识性、实用性为一体,以适应各年龄段的各界人士阅读。拥有健康是人生追求的目标之一,而合理饮食,健身防病,则是达到这种目标的重要举措。

由于作者水平有限,难免有错误和不妥之处,恳请读者批评指正。本书在编写过程中,承蒙北京医科大学及有关部门的领导及同仁的鼎力相助,谨在此深致谢意!

李家盈

目 录

一、谷物类

二、干豆类

三、蔬菜类

四、薯芋类

五、瓜类

六、菌藻类

七、鲜果类

八、干果类

九、鱼虾类

十、其他

一、谷物类

1. 小麦——养心安神良品

小麦为禾本科小麦属一年生或越年生草本植物,是重要的栽培谷物,全国各地均有种植。它是全球分布最广、栽培面积最大的粮食作物。

小麦在加工成精白粉的过程中,丢失了大量的营养成分,其中钙丢失60％,钾丢失74％,镁丢失78％,维生素 B$_1$、维生素 B$_2$、烟酸的丢失都达60％以上。目前,超市里出售的全麦面包与全麦馒头深受欢迎,常常供不应求。

小麦粉尤其是全麦粉富含蛋白质与碳水化合物,所含的钾、钙、镁、铁、铬、锰等都高于大米。人体必需的微量元素硒的含量比大米高15倍。小麦麸中含有多种抗氧化、抗自由基及防癌物质。

小麦性凉,味甘,入心、脾、肾经。具有养心安神,健脾厚肠,解热止汗等功能。适用于心神不宁、烦热失眠、肾气不足等症。

【防癌奥秘】

(1)奥秘一:小麦麸富含β-谷固醇、多糖及类黄酮化合物,这些成分均为弥足珍贵的天然抗氧化和防癌物质,吃全麦食品具有可靠的健身效果。

(2)奥秘二:澳大利亚的学者从麦麸中提取的多糖类物质,对小鼠的肉瘤 S-180 有抑制作用,抑制率达85％以上。

(3)奥秘三:实验证明,给大鼠饲喂富含麦麸的食物,能使由致癌物氧化偶氮甲苯诱导的大鼠结肠癌的发病率减少50％。

(4)奥秘四:小麦胚芽所含的麦胚凝集素,具有独特的防癌功效,它能凝集淋巴癌细胞及小鼠腹水瘤细胞。

(5)奥秘五:小麦所含的木酚素是一种植物雌激素,可与内源性雌激素竞争性结合人体的雌激素受体,发挥类雌激素活性,因此对激素依赖性癌症如乳腺癌、子宫癌、前列腺癌有抑制作用。

(6)奥秘六:来源自麦麸和胚层的植酸对人体十分有益,它能增强天然杀伤细胞(NK细胞)的活性。从而提高机体的防癌能力。

(7)奥秘七:小麦所含的膳食纤维具有吸水膨胀的作用,能增加粪便体积,促进肠蠕动,及时排泄,从而减少肠道致癌物,有效地预防结肠癌和直肠癌。

(8)奥秘八:美国学者戴维博士曾对62名未绝经的妇女进行过试验,让她们每日摄取含有30克麦麸的食品,2个月后受试者血液中雌激素的含量下降了17％,而血液中雌激素含量过高则是引起乳腺癌和子宫癌的危险因素。被称为下脚料的麦麸居然有如此的奇特功能,着实令人惊叹!

（9）奥秘九:麦麸能抑制癌前息肉细胞的生长。美国康乃尔大学的研究者曾对58例肠息肉患者进行过试验,把他们分为两组:其中一组受试者食用富含麦麸的食品,另一组食用低纤维食品。结果表明,食用富含麦麸食品者肠息肉的体积与数量均减少,而另一组受试者的肠息肉则无任何变化。

【保健作用】

（1）降低血糖:麦麸是糖尿病患者的理想食品,实验证明,按每日每千克体重用0.4克麦麸,加入等量的标准粉制成小饼,食用1个月后,糖尿病患者的血糖与尿糖明显下降,这表明麦麸能改善胰腺功能及糖代谢。

（2）保护心脏:全麦粉富含膳食纤维,它在肠道里能吸附三酰甘油及胆固醇,防止动脉血管粥样硬化,从而降低冠心病的发病率。

（3）预防多发性神经炎:全麦粉富含维生素 B_1,能有效地预防多发性神经炎。维生素 B_1 参与糖和丙酮酸的代谢。当缺乏维生素 B_1 时会引起神经组织中糖代谢受阻,致使丙酮酸和乳酸堆积在神经组织中毒害细胞而引起多发性神经炎。

（4）增加营养:小麦粉尤其是全麦粉富含多种营养成分,维生素 B_1、维生素 B_2、烟酸、锌、锰、铁、钴、硒、膳食纤维等的含量位居群谷前列,倡导摄取全麦食品对增进人类的健康具有极其重要的意义。

（5）防病良药:把小麦称为防病良药并非天方夜谭,而是恰如其分的赞誉。第二次世界大战期间,英国粮食奇缺,为增加居民的口粮,英国政府下令对小麦进行粗加工,不脱麦麸,制成全麸粉,这一举措获得了意想不到的效果,自从食用全麦食品之后,不仅改善了居民的营养状况,而且心脏病、糖尿病的发病率明显下降。

【应　用】

（1）失眠:小麦30克,小米50克,红枣6枚,桂圆肉10克。以上食材洗净后入锅内,加适量水,用大火煮沸,撇去浮沫,改为小火,煮1小时,加入适量蜂蜜调味即成。

（2）烦躁不安:小麦30克,小米50克,百合20克,莲子10克,红枣6枚。以上食材洗净后入锅内,加适量水,用大火煮沸,撇去浮沫,改为小火,煮1小时即成。

（3）糖尿病:小麦麸30克,荞麦面60克,绿豆面50克,山药100克。山药蒸熟后压成泥,与其他食材做成蒸糕,分3次食用。

（4）盗汗:小麦30克,桂圆肉10克,红枣6枚,黑豆20克。以上食材洗净后入锅内,加适量水,用大火煮沸,撇去浮沫,改为小火,煮至豆熟烂即成。

（5）大肠息肉:小麦30克,小米50克,枸杞子10克,水发黑木耳20克。以上食材洗净后入锅内,加适量水,用大火煮沸,撇去浮沫,改为小火,煮1小时即成。

【提　示】　入药以北方小麦为佳,不宜用南方小麦,浮小麦治疗疾病疗效更突出。

【食　谱】

（1）结肠癌食谱:小麦绿豆粥

原料:小麦30克,绿豆50克,小米60克,枸杞子10克,核桃仁15克,红枣6枚。

制作:将以上食材洗净后入锅内,加适量水,用大火煮沸,撇去浮沫,改为小火,煮至豆熟烂即成。连续食用才能获得良好效果。

功效:清热解毒,利水消肿,生津养液。适用于湿热蕴结的结肠癌患者。

(2)胰腺癌食谱:小麦红小豆粥

原料:小麦30克,红小豆50克,薏苡仁60克,枸杞子,核桃仁15克,红枣6枚。

制作:将以上食材洗净后入锅内,加适量水,用大火煮沸,撇去浮沫,改为小火,煮至豆熟烂即成。

功效:健脾和胃,利水消肿。适用于腹部胀满、全身水肿的胰腺癌患者。

2. 荞麦——降脂降糖之谷

荞麦是蓼科荞麦属一年生草本植物,又名乌麦、三角麦、花荞。全国各地均有种植,主产于华北、东北等地。荞麦像小麦一样可以磨面,制成油饼、煎饼,与白面搭配做馒头、面条。

荞麦所含的蛋白质超过大米和面粉。从营养价值来看,小麦面中蛋白质的生物学效价为59,大米为70,而荞麦面为80。

荞麦含有人体必需的8种氨基酸,富含赖氨酸和精氨酸。荞麦含多种脂肪酸,富含油酸和亚油酸。荞麦所含的维生素B_1、维生素B_2、烟酸比面粉高2～4倍。

荞麦性微寒,味酸,入脾、胃、大肠经。具有清热解毒,下气消积等功能。适用于胃肠积滞、头痛多汗等症。

【防癌奥秘】

(1)奥秘一:尼泊尔人把荞麦的叶与茎当蔬菜食用,他们中很少有人患癌症。荞麦的叶与茎富含纤维素、叶酸、β-胡萝卜素、维生素C等多种抗氧化防癌成分。

(2)奥秘二:荞麦的叶与茎富含叶酸。叶酸能抑制结肠内癌前息肉细胞的生长,从而可有效地预防结肠癌。

(3)奥秘三:荞麦含类黄酮极其丰富,类黄酮具有抗自由基、抗氧化、保护细胞膜及防癌作用。

【保健作用】

(1)减肥:荞麦所含的4-羟基苯甲胺具有明显的降解脂肪的能力,从而起到减肥的效果。

(2)促进生长发育:荞麦含有人体必需的8种氨基酸,富含赖氨酸能促进肌肉中蛋白质的合成。赖氨酸也是儿童正常生长和骨骼发育不可替代的物质。

(3)保护心脏:荞麦富含类黄酮,类黄酮是心脏之友,它能调节心肌运动振幅,控制冠状动脉血流量,防止心律失常,从而有效地预防心脏病。

(4)降低胆固醇:荞麦所含的芸香苷和烟酸具有降低血清胆固醇的作用,从而起到预防动脉粥样硬化的作用。

(5)预防糙皮病:荞麦富含烟酸,烟酸能有效防止糙皮病。此病的特点是皮肤出现淡红色斑点,像火烧一样疼痛,继而出现水疱,流黄水,皮肤变成灰黑色,像犀牛皮似的粗糙。

【应　用】

(1)高血压病:荞麦叶100克,菊花10克,海带丝30克,山楂20克,荸荠5枚。水煎温饮,每日2次,10次为1个疗程。

(2)盗汗:荞麦叶100克,红枣6枚,浮小麦15克。水煎温饮。

(3)贫血:荞麦叶100克,猪肝80克。荞麦叶洗净,切成段;猪肝洗净,切成片,共入锅内,加适量水,用大火煮沸,放入适量酱油、料酒、葱花、姜末、白糖、食盐,改为中火,煮30分钟,淋入香油即成。

(4)消化不良:荞麦叶50克,山楂、麦芽、鸡内金各30克。水煎温饮。

(5)小便不利:荞麦叶、玉米须、冬瓜皮各50克。水煎温饮。

【提　示】　荞麦性微寒,脾胃虚寒者及胃脘疼痛者不宜食用。

【食　谱】

(1)结肠癌食谱:荞麦叶紫菜汤

原料:荞麦叶100克,紫菜、水发黑木耳各10克,芦笋50克,扇贝肉50克,食盐、葱花、姜丝、料酒、胡椒粉、香油各适量。

制作:将以上食材洗净,芦笋切成段,锅内放入食材,加适量水,用大火煮沸,撇去浮沫,改为小火,放入食盐、葱花、姜丝、料酒、胡椒粉,煮30分钟,淋入香油即成。

功效:健脾宽中,利尿解毒。适用于脾胃虚弱、消化不良的结肠癌患者。

(2)乳腺癌食谱:荞麦叶金针菇汤

原料:荞麦叶100克,金针菇、胡萝卜各50克,番茄1个,水发海带60克,鸡脯肉60克,食盐、料酒、葱花、姜丝、胡椒粉、香油各适量。

制作:将以上食材洗净,胡萝卜、海带切成丝,番茄切成片,鸡脯肉切成丁,共入锅内,加适量水,用大火煮沸,撇去浮沫,改为小火,放入食盐、料酒、葱花、姜丝、胡椒粉,煮30分钟,淋入香油即成。

功效:养胃调中,消肿散结。适用于食欲不振、体质虚弱的乳腺癌患者。

3. 燕麦——降压降脂之珍

燕麦为禾本科燕麦属栽培植物,又名野麦、雀麦,主产于长江与黄河流域。燕麦所含的蛋白质和脂肪高于大麦,超过大米2倍。燕麦富含维生素 B_1、维生素 B_2、膳食纤维、类黄酮和多酚类化合物。

燕麦性平,味甘,入脾、肾、大肠经。具有益肝和胃,滑肠通便,敛汗止血等功能。适用于食欲不振、便秘腹胀、盗汗出血等症。

【防癌奥秘】

(1)奥秘一:燕麦富含 β-葡聚糖,能增强巨噬细胞与天然杀伤细胞(NK 细胞)的活性,从而有效地吞噬和杀灭癌细胞。燕麦是一种可靠的防癌食品。

（2）奥秘二：燕麦所含的芳香烯化合物阿魏酸及咖啡酸，具有抗氧化及抗肿瘤活性，对 S-180 肉瘤有很强的抑制作用。因此，燕麦是癌症患者的理想食品。

（3）奥秘三：燕麦所含的木酚素具有抗氧化及抗肿瘤作用，能抑制肿瘤血管形成，从源头上发挥防癌效果。

（4）奥秘四：燕麦富含类黄酮，这种植物化学物质对致癌物有明显的抑制作用，从而有效地预防癌症。

（5）奥秘五：燕麦富含镁，镁能稳定 DNA 及染色体结构，预防基因突变而引发癌症。

（6）奥秘六：燕麦富含膳食纤维，它具有吸水膨胀的作用，增加粪便体积，刺激肠蠕动，及时排出粪便，减少致癌物在肠道的停留时间，从而起到预防结肠癌及直肠癌的良好作用。

（7）奥秘七：燕麦所含的维生素 B_2（又称核黄素），它具有防癌作用。如果缺乏维生素 B_2 可导致上消化道上皮炎症、萎缩、角化过度，以至于溃疡等病变，在此情况下易使芳香烃及亚硝胺类致癌物诱发多种癌症。

（8）奥秘八：燕麦富含多酚类化合物，它是一种强力抗氧化物，不仅能清除自由基，而且可防止致癌物对细胞遗传物质的损害，从而达到防癌的功效。

（9）奥秘九：燕麦所含的燕麦甾醇（又称燕麦固醇），能降低雌激素水平，从而减少乳腺癌、子宫癌、前列腺癌等激素依赖性癌症的发病率。

【保健作用】

（1）降低胆固醇：燕麦富含可溶性膳食纤维，可溶性燕麦胶能抑制胆固醇吸收，从而有效地预防动脉血管粥样硬化。

（2）降低血脂：燕麦所含的燕麦固醇可阻止血液中三酰甘油聚合，因而具有降低血脂的效果。

（3）稳定血糖：燕麦是高膳食纤维食物，在消化道中能转变为凝胶，延长食物中的糖进入血液的时间，防止血糖突然升高的危险波动。

（4）预防心脑血管系统疾病：我国学者在北京的 18 所医院进行了长达 5 年的专题研究，结果显示，高血压病患者每日食用 50 克燕麦粥，2 个月后血液中的胆固醇、三酰甘油及低密度脂蛋白胆固醇（LDL-C）分别下降 40%～50%。由此可见，燕麦是预防心脑血管系统疾病的良药。

（5）升高良性胆固醇：燕麦具有调节血脂代谢的作用，它能使血液中高密度脂蛋白胆固醇（HDL-C）含量升高，因此起到预防动脉血管粥样硬化的作用。

（6）戒烟：燕麦能抑制吸烟者对尼古丁的渴求。英国学者曾对 13 名吸烟者进行过试验，让他们每日食用 50～60 克燕麦粥，1 个月后有 5 名完全戒了烟，有 7 名吸烟量减少了 50%，只有 1 名依然如故。

（7）合成维生素：燕麦中的膳食纤维是人体的宝贵资源，肠道中的大肠埃希菌能利用纤维素合成对人体有益的维生素 B_2、泛酸、烟酸、谷维素、肌醇、生物素等。

【应　用】

(1)便秘:燕麦 60 克,绿豆、红小豆、黄豆、黑豆各 30 克,小米 50 克,白薯(切块) 150 克。以上食材洗净后入锅内,加适量水,用大火煮沸,撇去浮沫,改为小火,煮至豆熟烂,加入适量蜂蜜调味即成。

(2)盗汗:燕麦、小麦、黑豆各 30 克,桂圆肉 10 克,红枣 5 枚。以上食材洗净后入锅内,加适量水,用大火煮沸,撇去浮沫,改为小火,煮至黑豆熟烂即成。

(3)高胆固醇血症:燕麦 50 克,山楂(去核)20 克,枸杞子 10 克,荸荠(去皮)30 克,大豆 30 克。以上食材洗净后入锅内,加适量水,用大火煮沸,撇去浮沫,煮至豆熟烂即成。

(4)脂肪肝:燕麦、黑豆、黄豆、大蒜(去皮)、洋葱(切碎)各适量。以上食材洗净后入锅内,加适量水,用大火煮沸,撇去浮沫,改为小火,煮至豆熟烂即成。

(5)血糖过高:燕麦 30 克,山药(去皮)40 克,大蒜(去皮)10 克,洋葱(切碎)10 克。以上食材洗净后入锅内,加适量水,用大火煮沸,撇去浮沫,改为小火,煮至燕麦熟烂即成。

(6)食欲不振:燕麦、糙米各 30 克,山楂 20 克,淮山药 10 克。以上食材洗净后入锅内,加适量水,用大火煮沸,撇去浮沫,改为小火,煮至米熟烂即成。

【提　示】　燕麦具有催产作用,孕妇禁食。

【食　谱】

(1)甲状腺癌食谱:燕麦绿豆粥

原料:燕麦 30 克,绿豆 50 克,薏苡仁 20 克,菱角 40 克,小米 15 克。

制作:将菱角去壳切碎,其余食材洗净后入锅内,加适量水,用大火煮沸,撇去浮沫,改为小火,煮至豆熟烂即成。

功效:益脾健胃,清热消痈。适用于烦渴痈肿的甲状腺癌患者。

(2)膀胱癌食谱:燕麦枸杞粥

原料:燕麦 30 克,枸杞子 15 克,桑葚 20 克,红枣 6 枚,小米 50 克,红小豆 25 克。

制作:将以上食材洗净后入锅内,加适量水,用大火煮沸,撇去浮沫,改为小火,煮至豆熟烂,加入适量蜂蜜调味即成。

功效:滋阴润燥,补肝益肾。适用于久病体虚、肝肾不足的膀胱癌患者。

4. 糙米——养生防病神丹

糙米为仅去除稻壳的米,保留了米糠及胚芽,把米糠和胚芽全部除去则为白米。

白米口感好,但它的营养价值却低于糙米。白米所含的维生素、微量元素和无机盐不到糙米的 50%。

40 年前,盛产大米的菲律宾,由于该国民众长年食用精白米,因此脚气病的魔影笼罩其全国,后来营养学家把维生素 B_1 加入白米中,才挽救了无数人的生命。

糙米富含纤维素,还含有 β-谷固醇、多糖及类黄酮化合物,这些物质均是天然的抗氧化和防癌成分。

糙米性温,味甘,入脾、肾经。具有补中益气,健脾和胃等功能。适用于肠胃不和、食欲不振等症。

【防癌奥秘】

(1)奥秘一:从糙米的米糠中提取的多糖物质,对小鼠艾氏腹水瘤、S-180 肉瘤有明显的抑制作用。

(2)奥秘二:糙米所含的六磷酸肌醇酯(IP_6),具有明显的防癌作用,给患癌的小鼠注射 IP_6 后,癌细胞的增殖放慢,肿瘤体积缩小。

(3)奥秘三:糙米富含膳食纤维,它在肠道里结合潜在致癌物,结合胆酸,降低粪便中胆酸浓度,从而可有效地防止结肠癌及其他癌症。

(4)奥秘四:糙米富含植酸,植酸能增强天然杀伤细胞(NK 细胞)的活性,从而起到防癌的效果。

(5)奥秘五:糙米所含的木酚素,是一种植物雌激素,可与内源性雌激素竞争性结合人体内的雌激素受体,发挥类雌激素活性,因此对激素依赖性的乳腺癌、宫颈癌有抑制作用。

【保健作用】

(1)补充营养:糙米富含维生素、微量元素、矿物质、蛋白质,能有效地增强体力和抗病能力。

(2)预防脚气病:糙米富含维生素 B_1,它是保持心脏和神经正常功能不可替代的物质。缺乏这种维生素时就会引起心脏严重受损的脚气病。

(3)预防高脂血症:糙米富含膳食纤维,它在肠道中吸附三酰甘油和胆固醇,并随粪便排出体外,从而起到预防高脂血症的效果。

(4)防止便秘:糙米富含膳食纤维,每 100 克糙米所含的膳食纤维比同重量的精白米多 3 克。纤维素在肠道中吸收大量水分,使粪便体积增大,刺激肠蠕动,从而有效地促进排便。

(5)治疗诸虚百损:糙米营养丰富,保留了米中精华,具有补中益气,补脾和胃,强壮筋骨等功能,是年迈体虚者的理想食品。

【应　用】

(1)病后体虚:糙米、小米、红小豆各 50 克,红枣 6 枚,核桃仁、桂圆肉、莲子、枸杞子各 10 克。以上食材洗净后入锅内,加适量水,用大火煮沸,撇去浮沫,改为小火,煮至豆熟烂,加入适量蜂蜜调味即成。

(2)便秘:糙米 100 克,白薯 120 克,核桃仁、松子仁、花生仁、黑芝麻、甜杏仁各 5 克。以上食材洗净后入锅内,加适量水,用大火煮沸,撇去浮沫,改为小火,煮至豆熟烂,加入适量蜂蜜调味即成。

(3)高脂血症:糙米 100 克,水发海带丝 50 克,山楂(去核)6 枚,枸杞子、芡实各 10 克。以上食材洗净后入锅内,加适量水,用大火煮沸,撇去浮沫,改为小火,煮至米熟烂即成。

(4)食欲不振:糙米、小米各 50 克,淮山药 30 克,山楂 20 克。以上食材洗净后入锅内,加适量水,用大火煮沸,撇去浮沫,改为小火,煮至米熟烂即成。

【提 示】 糙米难消化,应当细嚼慢咽。精白米在加工过程中丢失大量营养成分,为防止营养缺乏症,精白米应与糙米、小米、豆类搭配食用。

【食 谱】

(1)肾癌食谱:糙米桂圆粥

原料:糙米、薏苡仁、小米各 50 克,桂圆肉、百合、莲子、芡实各 10 克,红枣 6 枚。

制作:将以上食材洗净后入锅内,加适量水,用大火煮沸,撇去浮沫,改为小火,煮至米熟烂,加入适量蜂蜜调味即成。

功效:补肾滋阴,益肾固精。适用于腰膝酸软、体质虚弱的肾癌患者。

(2)前列腺癌食谱:糙米鱼片粥

原料:糙米 100 克,三文鱼片 60 克,香菇、水发黑木耳各 10 克,紫苏 15 克,食盐、料酒、葱花、姜丝、胡椒粉、香油各适量。

制作:将以上食材洗净,香菇切成丝,紫苏切成段,共入锅内,加适量水,用大火煮沸,撇去浮沫,加入食盐、料酒、葱花、姜丝、胡椒粉,改为小火,煮至米熟烂,淋入香油即成。

功效:温中补气,补精填髓。适用于脾胃虚弱的前列腺癌患者。

5. 小米——和胃健脾上品

小米为禾本科一年生草本植物,是粟脱壳制成的粮食,又名粟米。原产于我国黄河流域,现在全国各地均有种植。山西沁州和山东龙山的小米色泽金黄,粒圆晶亮,香味浓郁,独具特色,是久负盛名的优良品种。用小米煮成的粥汤汁黏稠,清香爽口,是体弱者和产妇的滋补佳品。

小米营养丰富,蛋白质含量高于小麦和大米,它含有人体必需的 8 种氨基酸,蛋氨酸与色氨酸的含量高于小麦和大米。每 100 克小米含镁量达 285 毫克,比同重量的大米含镁量高 5 倍多。小米中的锌、铁、硒含量也远高于大米。

小米性微寒,味甘,入脾、胃、肾经。具有健脾和胃,养肾补虚的功能。适用于脾胃虚热、消化不良等症。

【防癌奥秘】

(1)奥秘一:小米富含硒,硒不仅能直接杀灭人体内的癌细胞,而且能激活人体内的抑癌基因 p53,从而增强对癌症的抵抗力。

(2)奥秘二:小米富含镁,镁是人体必需的元素,镁能稳定 DNA 的结构,增强人体修复 DNA 损伤能力,从而有效地预防癌症。

(3)奥秘三:小米富含烟酸,动物实验证明,小鼠缺乏烟酸可使非淋巴细胞白血病的病情恶化。美国新罕布什尔州的学者研究指出,老年人烟酸摄入量与膀胱癌风险呈负相关,烟酸摄入越多,膀胱癌的发病率越低。

【保健作用】

（1）壮骨健齿：小米富含镁和钙,能促进骨骼和牙齿的正常生长和发育。小米与豆类搭配食用,可有效地预防骨质疏松症。

（2）镇静催眠：小米富含色氨酸,色氨酸是合成血清素的必需成分。血清素具有镇静催眠、安定神经的作用。因此,神经衰弱、焦躁不安、心情忧郁者应多食用小米。

（3）增强体质：小米是微型营养库。它富含维生素 B_1、维生素 B_2、烟酸、钙、镁、铁、锌、锰、硒、蛋白质及人体必需的 8 种氨基酸,因此人们把它誉为"保健米",它能有效地增强体质。

（4）健脾和胃：小米具有健脾和胃,滋养肾气,清除脾胃虚热的功能。慢性胃病及消化功能失调者,经过摄入小米的调养可逐渐恢复正常。

（5）缓解哮喘：小米富含镁,能有效地缓解支气管痉挛,减轻哮喘症状。小米与核桃仁、苦杏仁、白果仁搭配煮粥食之,具有止咳平喘之效。

【应　用】

（1）消化不良：小米 50 克,山楂(去核)30 克,淮山药(去皮,切块)20 克。以上食材洗净后入锅内,加适量水,用大火煮沸,改为小火,煮至小米熟烂即成。

（2）健忘失眠：小米 100 克,桂圆肉、百合各 10 克,红枣 5 枚。以上食材洗净后入锅内,加适量水,用大火煮沸,改为小火,煮至小米熟烂即成。

（3）病后体虚：小米、紫米各 50 克,枸杞子、桂圆肉、莲子各 10 克,栗子、红枣各 5 枚。以上食材洗净后入锅内,加适量水,用大火煮沸,改为小火,煮至米熟烂即成。

（4）腰膝酸软：小米 100 克,怀山药(去皮,切块)50 克,黄豆、黑豆、红小豆各 20 克,核桃仁、花生仁各 10 克。以上食材洗净后入锅内,加适量水,用大火煮沸,改为小火,煮至豆熟烂,加入适量蜂蜜调味即成。

（5）水肿：小米 100 克,山药 30 克,莲子 10 克,冬瓜(去皮,切成块)100 克。以上食材洗净后入锅内,加适量水,用大火煮沸,改为小火,煮至豆熟烂即成。

【提　示】　小米与豆类、玉米、大米搭配食用,能起到营养互补的作用。

【食　谱】

（1）结肠癌食谱：小米绿豆粥

原料：小米、绿豆、黄豆、紫米各 40 克,核桃仁、花生仁、黑芝麻各 10 克,红枣 5 枚。

制作：将以上食材洗净后入锅内,加适量水,用大火煮沸,改为小火,煮至豆熟烂,加入适量蜂蜜调味即成。

功效：健脾宽中,补气养胃。适用于脾胃虚弱、体质消瘦的结肠癌患者。

（2）鼻咽癌食谱：小米荸荠粥

原料：小米、糙米、黑豆各 50 克,百合、银耳、罗汉果、荸荠各 30 克。

制作：将以上食材洗净后入锅内,加适量水,用大火煮沸,改为小火,煮至豆熟烂,加入适量蜂蜜调味即成。

功效：养阴润肺,清心安神。适用于喉部疼痛、心神不宁的鼻咽癌患者。

6. 玉米——防癌健身之宝

玉米为早熟禾本科玉蜀黍属一年生谷类植物,又名苞米、苞谷、棒子、玉蜀黍。原产于南美地区,现在世界各国广为种植,是全球三大谷物之一。我国东北、华北、西北等地盛产玉米,是广大人民群众喜爱的一种食物。

在城市中现代富贵病,如冠心病、高血压病、糖尿病和肥胖症逐年增多,为扭转这种态势,必须改变饮食结构,让玉米、小米、豆类登上餐桌。玉米以其丰富的营养和显著的保健作用,越来越受到人们的青睐。

玉米所含的糖类低于大米,而蛋白质的含量却高于大米。每 100 克玉米含硒量为 9.6 微克,高于一般谷物和豆类;维生素 E 的含量比大米高 10 倍;鲜玉米还有宝贵的谷胱甘肽(GSH)、槲皮素等防癌成分。

玉米性平,味甘,入胃、大肠经。具有调中开胃,除湿利尿等功能。适用于食欲不振、小便不畅、血脂过高等症。

【防癌奥秘】

(1)奥秘一:玉米富含硒,硒能增强谷胱甘肽过氧化物酶(GSH-Px)的活性,GSH-Px 能抑制氧自由基对细胞膜的损害,催化 GSH 与致癌物结合,使其排出体外,从而有效地预防癌症。

(2)奥秘二:新鲜嫩玉米富含 GSH,GSH 是致癌物的克星,它能捕捉致癌物,使其排出体外,从而起到防癌效果。

(3)奥秘三:玉米富含维生素 E,它能增强机体内谷胱甘肽-S-转移酶的活性,这种酶能催化 GSH 与致癌物结合,使其变成水溶性物质排出体外。

【保健作用】

(1)延缓衰老:玉米富含维生素 E,它能使细胞的分裂次数显著增多。还具有抗氧化、清除自由基、保护细胞膜的功能,从而起到延缓衰老的作用。

(2)稀释血液:玉米所含的维生素 E 能稀释血液,降低血液黏稠度,从而有效地抑制动脉血管血栓形成。

(3)降低胆固醇:玉米所含的亚油酸可降低血清胆固醇,因此能预防动脉粥样硬化。

(4)利尿消肿:玉米须具有良好的利尿作用,是治疗慢性肾炎、全身水肿、小便不利的一味中药。

【应 用】

(1)慢性肾炎:玉米须 30 克,黄芪 20 克,车前草 15 克。水煎温饮,每日 2 次,10 次为 1 个疗程。

(2)水肿:玉米须 30 克,冬瓜皮 90 克,红小豆、黑豆各 60 克。锅内加适量水,放入玉米须和冬瓜皮,用大火煮沸,改为小火,煮 20 分钟,捞出玉米须和冬瓜皮,放入红小豆和黑豆,煮至豆熟烂即成。每日 1 次,10 次为 1 个疗程。

（3）高胆固醇血症：玉米面、黄豆面、荞麦面各等份，加入酵母粉和面，发酵后制作成馒头蒸熟即成。当主食，经常食用。

（4）高血压病：玉米须、山楂、芹菜各 50 克。水煎饮，每日 2 次，10 次为 1 个疗程。

【提 示】①玉米中所含的烟酸呈结合型，不能被人体吸收和利用，长期专食玉米会因缺乏烟酸而引起糙皮病。煮玉米粥时放入适量的食用碱，烟酸就会分离出来，被人体吸收利用，从而避免糙皮病。②小米和豆类富含色氨酸，在人体内可转变成烟酸。玉米与小米和豆类搭配食用，可得到人体所需的烟酸。③玉米中蛋氨酸和赖氨酸的含量较低，而豆类的含量很高，玉米与豆类搭配同食能起到营养互补的效果。

【食 谱】

（1）胃癌食谱：玉米芡实羹

原料：鲜玉米粒 100 克，核桃仁、枸杞子、桂圆肉各 10 克，芡实粉 30 克，蜂蜜适量。

制作：将以上食材洗净后入锅内，加适量水，放入玉米粒、核桃仁、枸杞子、桂圆肉，用大火煮沸，改为小火，煮 10 分钟，将芡实粉用凉水调成糊，倒入锅内搅匀，煮成糊状，加入适量蜂蜜即成。

功效：益肾固精，补肺益气。适用于脾肾虚亏、头晕乏力、腰膝酸软的胃癌患者。

（2）肺癌食谱：玉米银耳汤

原料：鲜玉米粒 100 克，银耳、甜杏仁、白果、枸杞子各 15 克，红枣 5 枚。

制作：将以上食材洗净后入锅内，加适量水，用大火煮沸，改为小火，煮 20 分钟，加入适量蜂蜜即成。

功效：清肺益胃，化痰止咳。适用于肺燥咳嗽、咳痰不爽、倦怠乏力的肺癌患者。

7. 薏苡仁——扁平疣的克星

薏苡仁为禾本科植物薏苡的干燥成熟种仁，又名薏仁、薏米、薏苡米，全国各地均有种植，主产于河北、辽宁、福建等地。薏苡仁药食兼用，既是一种优良的营养品，又是一味常用的良药。

薏苡仁在古代人们视其为大自然的珍品，用于祭祀，现代则把它当作保健防癌佳品。薏苡仁营养丰富，蛋白质的含量高于大米，人体必需的赖氨酸、色氨酸、亮氨酸的含量也很丰富。它还富含钾、镁、铁、硒、烟酸等营养成分。

薏苡仁性微寒，味甘，入脾、胃经。具有利水渗湿，健胃止泻，祛湿除痹等功能。适用于咳嗽胸痛、发热便结、吐痰腥臭等症。

【防癌奥秘】

（1）奥秘一：薏苡仁所含的薏苡酯对癌细胞有抑制作用。动物实验证明，薏苡仁煎剂能增强人体免疫力，具有较好的防癌效果。

（2）奥秘二：薏苡仁富含有机锗，它能诱导机体产生干扰素，增强天然杀伤细胞的活性，从而起到防癌的效果。

（3）奥秘三：研究证明，薏苡仁所含的薏苡酯和薏苡内酯，具有广谱防癌效果，对

S-180 肉瘤、艾氏腹水瘤、宫颈癌 U-14 均有抑制作用。

【保健作用】

(1)利尿消肿:薏苡仁是利水渗湿良药,对湿热内蕴所引起的水肿、小便不利有突出效果,能排出体内多余的水分,起到消除水肿的作用。

(2)镇痛解痉:薏苡仁具有祛湿除痹,活血止痛,消除痉挛的功能。薏苡仁是治疗风湿痹痛、关节不利、肌肉痉挛的必备药物之一。

(3)健肤美容:薏苡仁富含蛋白质、赖氨酸、色氨酸、维生素、微量元素,对皮肤有保养及滋润作用,从而起到护肤美容之效。

(4)健脾止泻:薏苡仁对脾虚有湿、水肿脚气、四肢乏力有较好作用。配伍用党参、白术、山药、茯苓,能起到健脾止泻的功效。

【应 用】

(1)水肿:薏苡仁 30 克,红小豆、黑豆、绿豆各 20 克,冬瓜(切块)100 克。以上食材洗净后入锅内,加适量水,用大火煮沸,改为小火,煮至豆熟烂即成。每日 1 次,10 次为 1 个疗程。

(2)风湿性关节炎:薏苡仁 30 克,黑豆、木瓜各 40 克,红花、枸杞子各 5 克。以上食材洗净后入锅内,加适量水,用大火煮沸,改为小火,煮至豆熟烂即成。每日 1 次,10 次为 1 个疗程。

(3)扁平疣:薏苡仁 30 克,百合 40 克。以上食材洗净后入锅内,加适量水,用大火煮沸,改为小火,煮至米熟烂,加入适量蜂蜜即成。每日 1 次,10 次为 1 个疗程。

(4)脾虚腹泻:薏苡仁 30 克,山药、糙米各 40 克,红枣 5 枚。以上食材洗净后入锅内,加适量水,用大火煮沸,改为小火,煮至豆熟烂即成。每日 2 次,直至痊愈。

(5)盗汗:薏苡仁 30 克,黑豆、怀山药各 40 克,桂圆肉 10 克,燕麦、淮小麦各 20 克。以上食材洗净后入锅内,加适量水,用大火煮沸,改为小火,煮至豆熟烂即成。每日 1 次,10 次为 1 个疗程。

【提 示】 薏苡仁力缓,宜多食久食。脾虚无湿、大便秘结、小便短少者及孕妇不宜食用。

【食 谱】

(1)肺癌食谱:薏苡仁枸杞粥

原料:薏苡仁、黑芝麻、核桃仁、枸杞子、枇杷果各 50 克,蜂蜜适量。

制作:将以上食材洗净后入锅内,加适量水,用大火煮沸,撇去浮沫,改为小火,煮至豆熟烂,加入适量蜂蜜调味即成。

功效:益肺补肾,益气止咳。适用于肺燥咳嗽、体质衰弱的肺癌患者。

(2)胰腺癌食谱:薏苡仁百合粥

原料:薏苡仁 30 克,绿豆、小米、枸杞子、莲子、百合各 40 克,蜂蜜适量。

制作:将以上食材洗净后入锅内,加适量水,用大火煮沸,撇去浮沫,改为小火,煮至豆熟烂,加入适量蜂蜜调味即成。

功效:养气食血,健脾宽中。适用于消化不良、身体虚弱的胰腺癌患者。

二、干豆类

1. 大豆——防癌疫苗

大豆为豆科大豆属一年生草本植物,又名黄豆、毛豆、泥豆、胡豆等,全国各地均有种植。我国东北土地肥沃,培育出的大豆品质优良,颗粒饱满,光亮圆滑。大豆营养丰富,被誉为"营养之花"。大量的调查研究发现,盛产大豆和鱼类的地方为长寿区,那里的居民大多体态健美,身强力壮。日本寺院中的高僧喜食豆腐炖海带,他们耳聪目明,拳脚利落,一派道骨仙风的神采。

大豆富含蛋白质,每 100 克大豆含蛋白质 36.3 克,超过鸡肉和猪肉。维生素 B_1、维生素 B_2、维生素 E、烟酸、镁、铁、锌、钴的含量都高于谷物。

大豆性平,味甘,微凉滑,入脾、胃、肺经。具有健脾益气,润燥利水,解毒消肿等功能。适用于疳积羸弱、消化不良、腹胀痢疾等症。

【防癌奥秘】

(1)奥秘一:大豆富含多种防癌物质,如大豆黄酮、大豆异黄酮、大豆皂苷、大豆多肽、大豆寡糖、植酸、染料木素、金雀异黄酮、蛋白酶抑制剂等。大豆是一种弥足珍贵的防癌健身的食物。

(2)奥秘二:大豆异黄酮具有雌激素样的作用,因此对激素依赖性的乳腺癌及子宫癌有明显的抑制效果。美国国立卫生研究院的学者研究证明,大豆异黄酮对各种致癌物诱导的小鼠乳腺癌有显著的抑制功效。

(3)奥秘三:大豆异黄酮可抑制肿瘤中血管生成,使癌细胞得不到营养而凋亡。

(4)奥秘四:大豆异黄酮能有效地阻断癌细胞与正常细胞的信息传递,因此起到抑制癌细胞扩散的作用。

(5)奥秘五:大豆所含的染料木素是一种强大的抗氧化,它能够在癌症发展中几乎所有阶段都能起到干预作用,阻止癌症的发展进程。

(6)奥秘六:在试管实验中显示,大豆中的染料木素能够直接抑制多种癌细胞的生长和增殖,如乳腺癌、结肠癌、肺癌、前列腺癌、皮肤癌。

(7)奥秘七:近年来的研究证明,大豆皂苷具有抗氧化、抗病毒、防癌、免疫调节等多种生物功能。体内外实验均证实,大豆皂苷能抑制癌细胞的生长,如肝癌、肺癌、结肠癌、乳腺癌等。

(8)奥秘八:体内外实验均证明,大豆皂苷具有抗结肠癌活性,在对小鼠结肠癌的研究中发现,大豆皂苷能够减少结肠中的变性隐窝,又称异常隐窝灶,而结肠变性隐窝与结肠癌的产生有密切关系。

(9)奥秘九:大豆皂苷能促进 T 淋巴细胞增殖,增强天然杀伤细胞(NK 细胞)的活性,从而起到增强杀灭癌细胞的作用。

(10)奥秘十:大豆皂苷能够与胆酸结合,减少胆酸对肠道的刺激,从而降低肠道产生肿瘤的概率。

(11)奥秘十一:大豆所含的蛋白酶抑制剂具有明显的防癌功能。实验结果显示,给小鼠饲喂蛋白酶抑制剂,能够抑制由辐射导致的小鼠乳腺癌、直肠癌及肝癌。

(12)奥秘十二:金雀异黄酮是大豆中一种重要的防癌物质,它能抑制肿瘤血管生成,因此能阻断癌细胞的扩散。日本男性患前列腺癌的人极少,这与他们经常摄入大豆制品有密切关系。他们尿中金雀异黄酮的含量比前列腺癌发病率高的欧美居民高30 倍。

(13)奥秘十三:大豆中的低聚糖易被肠道中的双歧杆菌摄取,促进其生长。双歧杆菌是益生菌群,能够在肠黏膜表面生成磷脂酸,形成具有保护作用的生物膜屏障,防止有害病原体入侵,减少肠道内毒素,有利于抑制结肠癌、直肠癌等下消化道癌症。

(14)奥秘十四:大豆多肽是一种新型的具有防癌功能的物质。在预防化学致癌和病毒基因致癌方面有明显效果。大豆多肽能抗有丝分裂,可以抑制细胞有丝分裂,降低癌症发病率。

(15)奥秘十五:大豆中的染料木素可以活化 p53,p53 是机体内重要的抑癌基因之一,其激活可以通过抑制细胞周期,诱导癌细胞的凋亡。

(16)奥秘十六:大豆是一种奇特的防癌食物,美国著名学者巴恩斯认为,从幼儿时代一直食用大豆制品者,相当于注射了防癌疫苗,使其免受恶性肿瘤的侵袭。

(17)奥秘十七:大豆富含维生素 E,维生素 E 与维生素 C 及 β-胡萝卜被称为抗氧化的"三剑客"。维生素 E 具有抗自由基及防癌功能。研究结果证明,维生素 E 能直接抑制癌细胞的生长。

【保健作用】

(1)保护动脉:大豆是动脉血管的救星。意大利学者研究证明,用大豆制品代替动物性食品,3 周之后受试者的血液中胆固醇含量下降了 21%,高密度脂蛋白胆固醇(HDL-C)增加了 15%,从而起到防止动脉粥样硬化的效果。

(2)延缓衰老:实验证明,大豆蛋白可以延缓衰老,而动物蛋白则加速衰老,男子早脱顶,女子损容颜,饲喂大豆的动物其生命的周期能延长 13%。日本人食用大豆居全球之首,人均寿命也是世界之最。

(3)降低胰岛素:大豆富含甘氨酸和精氨酸,这两种氨基酸能使血液中胰岛素含量降低,而胰岛素含量过高则是摧毁细胞和导致早衰的危险因素。

(4)强壮骨骼:大豆富含钙和镁,而这两种元素是构建骨骼的必需成分。钙及镁能促进骨骼正常生长。经常食用动物蛋白质的人有较多的钙从尿中排出,而食用豆制品者钙的丢失较少。

(5)缓解更年期综合征:大豆富含大豆异黄酮,它具有类似雌激素的结构和功能,可缓解更年期妇女因雌激素分泌明显下降而引起的症状。

(6)保护心脑血管：大豆所含的大豆皂苷属于三萜类齐墩果酸型皂苷，它是一种天然的生物活性物质，具有降低胆固醇，降低体内过氧化脂质的生成，抗血小板凝集，抗血栓形成等作用，从而有效地防止心脑血管疾病。

【应　用】

(1)高脂血症：豆腐(切块)100克，水发海带丝50克，水发黑木耳20克，洋葱(切丝)半个、姜末、蒜末、食盐、料酒、香油各适量。以上食材洗净后入锅内，加适量水，用大火煮沸，撇去浮沫，改为小火，煮20分钟，淋入香油即成。

(2)乳腺癌：豆腐(切块)100克，白萝卜(切块)150克，核桃仁30克，芦笋(切段)50克，水发香菇(切丝)30克，葱花、姜末、蒜末、食盐、味精、香油各适量。以上食材洗净后入锅内，加适量水，用大火煮沸，撇去浮沫，改为小火，放入葱花、姜末、蒜末、食盐、味精，煮30分钟，淋入香油即成。

(3)营养不良：豆腐丝100克，鸡脯肉(切丝)50克，扇贝肉30克，葱花、姜末、蒜末、食盐、料酒、胡椒粉、香油各适量。以上食材洗净后入锅内，加适量水，用大火煮沸，放入葱花、姜末、蒜末、食盐、料酒、胡椒粉，改为小火，煮40分钟，淋入香油即成。

(4)贫血：豆腐干(切条)100克，猪肝(切片)100克，水发黑木耳30克，胡萝卜(切片)1个，葱花、姜末、蒜末、食盐、胡椒粉、香油各适量。以上食材洗净后入锅内，加适量水，用大火煮沸，撇去浮沫，放入葱花、姜末、蒜末、食盐、胡椒粉，改为小火，煮40分钟，淋入香油即成。

(5)产后虚弱：豆腐丝(切段)100克，鸡中翼5个，扇贝肉30克，油菜60克，水黑木耳20克，葱花、姜末、蒜末、食盐、料酒、胡椒粉、香油各适量。以上食材洗净后入锅内，加适量水，用大火煮沸，撇去浮沫，放入葱花、姜末、蒜末、食盐、料酒、胡椒粉，改为小火，煮40分钟，淋入香油即成。

【提　示】　大豆富含钙，然而豆制品单独食用时钙不易被人体吸收，鱼类富含维生素D能促进钙的吸收及利用。豆制品与鱼类一同烹调食用，可使钙的吸收率提高20倍，再加入海带与时令青菜一同制作，不仅是一道美食，而且是最佳组合的益寿佳肴。

【食　谱】

(1)膀胱癌食谱：豆腐荠菜汤

原料：豆腐100克，荠菜80克，水发黑木耳30克，鸡脯肉50克，葱花、姜末、蒜末、料酒、食盐、胡椒粉、香油各适量。

制作：将以上食材洗净，鸡脯肉切丝，豆腐切块，以上食材入锅内，加适量水，用大火煮沸，放入葱花、姜末、蒜末、食盐、料酒、胡椒粉，改为小火，煮30分钟，淋入香油即成。

功效：清热利湿，润燥解毒。适用于排尿困难的膀胱癌患者。

(2)胃癌食谱：豆腐鲫鱼汤

原料：豆腐100克，鲫鱼1尾(约200克)，水发海带丝30克，白菜100克，葱花、姜末、蒜末、食盐、料酒、胡椒粉、香油各适量。

制作:将以上食材洗净,海带丝切段,白菜切丝,鲫鱼宰杀去鳞、腮、内脏。以上食材入锅内,加适量水,用大火煮沸,撇去浮沫,放入葱花、姜末、蒜末、食盐、料酒、胡椒粉,改为小火,煮30分钟,淋入香油即成。

2. 黑豆——防癌黑珍珠

黑豆为豆科植物大豆的黑色种子,又名黑大豆、乌豆,全国各地均有种植,主产于辽宁、吉林、黑龙江。黑豆除食用外,还可制作成淡豆豉,它是一味中药,具有发汗解表,宣郁除烦的功效。以黑豆为原料酿制的豆豉是一种烹调菜肴的调味品。

黑豆营养丰富,每100克黑豆含蛋白质36.5克,钙224毫克,镁243毫克,锌4.19毫克,烟酸2毫克。黑豆含有多种生物活性物质,如黑豆多糖、花色苷、异黄酮等防癌成分。

黑豆性平,味甘,入肾、肝经,具有补肾滋阴,补血活血,利水消肿等功能。适用于肾虚耳鸣、水肿胀满、视物不清等症。

【防癌奥秘】

(1)奥秘一:黑豆所含的染料木素能促进干扰素(IFN)的生成。干扰素可增强免疫活性细胞活力,活化蛋白激酶、磷酸二酯酶,从而直接抑制癌细胞。

(2)奥秘二:黑豆皂苷对许多致癌性病毒,如EB病毒(Eptein-Barr病毒)有杀灭作用,因此减少癌症的发病率。

(3)奥秘三:黑豆所含的染料木素能活化抑癌基因p53,达到抗癌防癌的效果。

(4)奥秘四:黑豆所含的花色苷能抑制肿瘤组织中血管生成,使癌细胞得不到营养而凋亡。

(5)奥秘五:黑豆所含的磷酸肌醇(IP)具有明显的防癌作用,它能抑制癌细胞的生长和增殖。

(6)奥秘六:黑豆富含钼,钼是抑癌物质,它能减少机体对致癌物的吸收,加速其分解排泄,从而起到防癌效果。

(7)奥秘七:黑豆所含的植物甾醇可降低雌激素水平,因而减少激素依赖性的乳腺癌和宫颈癌的发病率。

(8)奥秘八:黑豆富含膳食纤维,膳食纤维在结肠内经细菌酵解产生短链脂肪酸,而短链脂肪酸可抑制癌细胞分化,并诱导其凋亡。

(9)奥秘九:黑豆富含植酸,近年来的研究证明,植酸具有明显的抗氧化和抗癌能力,多摄取黑豆,以及黄豆、绿豆、豌豆、红小豆等是重要的防癌措施之一。

(10)奥秘十:黑豆富含维生素E,维生素E是最有效的抗氧化剂之一,它能直接猝灭活性氧自由基,诱导超氧化物歧化酶(SOD)、谷胱甘肽过氧化物酶(GSH-Px)等抗氧化酶的表达,从而达到防癌抗癌的效果。

(11)奥秘十一:黑豆富含镁,镁是人体必需的元素,它具有多种生物活性。在美丽富饶的尼罗河两岸,癌症十分罕见,从而引起医学家的极大兴趣,他们纷纷前往调查研究。结果表明,当地土壤中的镁含量十分丰富,农作物中镁含量也明显高于其他地区,因此证明镁具有防癌功效。近代研究证明,镁能稳定 DNA 结构,防止基因突变而产生癌症。

(12)奥秘十二:黑豆富含烟酸,烟酸又名维生素 PP、尼克酸。比利时的学者研究证明,摄入较多的烟酸可减少胃癌的发病率。烟酸能对抗有害物质对 DNA 的破坏,防止细胞突变而引发癌症。

【保健作用】

(1)防止动脉粥样硬化:黑豆所含的皂苷化合物具有降低血脂及抑制胆固醇吸收的功能,从而有效地预防动脉粥样硬化。

(2)溶解血栓:以黑豆为原料制造的豆豉中含有大量的尿激酶,具有溶解血栓的作用。

(3)益寿延年:黑豆富含蛋白质、维生素及微量元素,具有活血利水,祛风解毒,补肾强身,养肝明目,益寿延年的功效。

(4)降低血压:黑豆富含钾,钾能促进体内钠的排出,从而使血压下降。

(5)防止肥胖:黑豆中的皂苷可抑制脂肪吸收,促进其分解,因此能起到预防肥胖的效果。

【应 用】

(1)高脂血症:黑豆 50 克,枸杞子 15 克,山楂(去核)20 克,燕麦片 20 克。以上食材洗净后入锅内,加适量水,用大火煮沸,撇去浮沫,改为小火,煮至豆熟烂即成。

(2)骨质疏松症:黑豆 50 克,黄豆、青豆、红小豆、栗子各 30 克,红枣 10 枚,小米 50 克。以上食材洗净后入锅内,加适量水,用大火煮沸,撇去浮沫,改为小火,煮至豆熟烂即成。

(3)血液黏稠:黑豆 50 克,大蒜(去皮)1 头,水发黑木耳 20 克,洋葱(切碎)30 克。以上食材洗净后入锅内,加适量水,用大火煮沸,撇去浮沫,改为小火,煮至豆熟烂即成。

(4)贫血:黑豆(洗净)100 克,猪肝(洗净并切片)50 克,葱、姜、蒜、食盐各适量。以上食材洗净后入锅内,加适量水,用大火煮沸,撇去浮沫,改为小火,煮至豆熟烂,淋入适量香油即成。

(5)乳腺癌:黑豆 100 克,黄豆、绿豆各 30 克,白萝卜(切块)200 克。以上食材洗净后入锅内,加适量水,用大火煮沸,撇去浮沫,改为小火,煮至豆熟烂即成。

【提 示】 黑豆质硬,不易消化,严重胃病患者不宜多食。

【食 谱】

(1)原发性肝癌食谱:黑豆薏米粥

原料:黑豆、薏苡仁、枸杞子、紫米各 50 克,蜂蜜适量。

制作:将以上食材洗净后入锅内,加适量水,用大火煮沸,改为小火,煮至豆熟烂,加入蜂蜜调味即成。可连续服用。

功效:健脾养胃,滋补肝肾。适用于肝脾大、脾胃虚弱的肝癌患者。

(2)乳腺癌食谱：黑豆橘皮粥

原料：黑豆、山慈姑、紫米各 30 克，桂圆肉、橘皮各 5 克，红糖 10 克。

制作：将以上食材洗净，橘皮切碎，共入锅内，加适量水，用大火煮沸，改为小火，煮至豆熟烂即成。

功效：行气活血，消积散结。适用于气滞内阻、气血运行不畅的乳腺癌患者。

3. 绿豆——解毒上品

绿豆为豆科豇豆属一年生草本植物，又名交豆、青小豆，全国各地均有种植，北方各省为主产区。河北宣化出产的鹦哥绿豆颗粒饱满，色泽鲜艳，光洁亮丽，是绿豆中的佳品，畅销国际市场。

绿豆营养丰富，每 100 克绿豆含蛋白质 21.6 克，维生素 E 10.95 毫克，硒 4.28 微克，锌 2.18 毫克，铜 1.08 毫克。绿豆还富含人体必需的赖氨酸、亮氨酸、苏氨酸、蛋氨酸、色氨酸。每 100 克绿豆含赖氨酸达 340 毫克，比富强粉的含量高 7 倍。

绿豆富含铬，铬是葡萄糖耐量因子(GTF)，具有激活胰岛素的功能，促进糖的代谢和利用，可有效地预防糖尿病。

绿豆性寒，味甘，入心、肾经。具有清热解毒，利尿消肿，消暑除烦等功能。适用于小便不利、痈疽疮疖、食物中毒等症。

【防癌奥秘】

(1)奥秘一：绿豆所含的低聚糖具有增强免疫功能，抗肿瘤的生物活性。低聚糖能促进双歧菌的增殖，双歧菌可阻止肠道内致癌物的生成，从而有效地预防癌症。

(2)奥秘二：绿豆所含的磷酸肌醇(IP)具有显著的防癌功能，它能抑制癌细胞的生长和增殖，使小鼠体内的肿瘤体积明显缩小。

(3)奥秘三：绿豆富含植酸，植酸可增强天然杀伤细胞(NK 细胞)的活性，提高人体的免疫力，从而起到防癌效果。

(4)奥秘四：绿豆富含膳食纤维，每 100 克绿豆含膳食纤维达 5.2 克，比大米的含量高 5 倍。研究证明，膳食纤维与癌症呈负相关，膳食纤维能与肠道内的致癌物结合，使其排出体外，从而有效地预防消化道癌症。

(5)奥秘五：绿豆富含维生素 E，维生素 E 是一种脂溶性抗氧化物，它能清除自由基，保护细胞膜。它还可阻断致癌性亚硝基化合物合成，从而起到防癌的效果。

(6)奥秘六：绿豆富含镁，每 100 克绿豆含镁量达 184 毫克，比大米的含量高 3 倍多。镁是多种酶的激活剂，参与 300 多种酶促反应。镁是一种防癌元素，研究证明，镁摄入量与结肠癌呈负相关，饮水中镁含量高可减少肝癌的发病率。

(7)奥秘七：绿豆富含钙，每 100 克绿豆含钙量达 162 毫克，比大米的含量高 27 倍。钙具有防癌功能，目前流行病学、临床和基础研究证明，钙的摄入量与结肠癌、直肠癌的发生呈负相关。钙能抑制结肠黏膜上皮细胞的过度增殖，促进肿瘤细胞凋亡。

(8)奥秘八：绿豆所含的低聚糖能促进肠道内双歧杆菌的生长及增殖，双歧杆菌能使血液中超氧化物歧化酶的活性增强,此酶活性增强意味着防癌能力得到提高。

【保健作用】

(1)增进健康:绿豆富含蛋白质、赖氨酸、蛋氨酸和色氨酸,还含有丰富的维生素及微量元素。绿豆与谷物搭配食用可达到营养互补、增进健康的目的。

(2)预防贫血:绿豆富含铁,每100克绿豆含铁高达22.8毫克,比大米的含量高19倍。铁参与血红蛋白、肌红蛋白、细胞色素的合成,体内缺铁会影响血红蛋白的正常合成,引起缺铁性贫血。

(3)排毒解毒:绿豆药食兼用,它是一味排毒解毒良药,能降低磷烧伤的血磷含量,促进磷从尿中排出,防止磷中毒。绿豆对铅、砷和食物中毒也有辅助治疗作用。

(4)清热解毒:绿豆是清热解毒良药,可治疗热毒痈肿、丹毒、痄腮、痘疮等症。它还具有抗过敏的作用,能辅助治疗荨麻疹、过敏性皮炎等症。

(5)延长寿命:在各种粮食中绿豆的铬含量最高。铬能有效地控制胰岛素及血糖含量,能使血液中低密度脂蛋白胆固醇(LDL-C)降低,使高密度脂蛋白胆固醇(HDL-C)升高。能促进抗衰老激素脱氢表雄酮(DHEA)的生成,实验证明,饲喂吡啶铬的大鼠生命周期延长了1/3,作用之大令人称奇!

(6)促进骨骼生长:绿豆富含钙,钙是骨骼的基石,能促进骨骼的生长发育,使骨骼系统保持良好的状态。

【应 用】

(1)水肿:绿豆100克,红小豆50克,冬瓜(切块)150克。以上食材洗净后放入锅内,加适量水,用大火煮沸后,改为小火,煮至豆熟烂即成。

(2)腮腺炎:绿豆、红小豆各50克,生姜、大蒜各5克,以上食材洗净,姜、蒜切成片,锅内加适量水,放入食材,用大火煮沸,改为小火,煮至豆熟烂即成。

(3)高血压病:绿豆60克,水发海带(洗净并切碎)30克,胡萝卜(洗净并切片)60克。共入锅内,加适量水,用大火煮沸,改为小火,煮至豆熟烂即成。

(4)慢性肾炎:绿豆、红小豆各50克,冬瓜(洗净并切块)100克,大蒜10克,花生仁30克。共入锅内,加适量水,用大火煮沸,改为小火,煮至豆熟烂即成。

(5)便秘:绿豆100克,白薯(洗净并切片)200克。共入锅内,加适量水,用大火煮沸,改为小火,煮至豆熟烂即成。

【提 示】 绿豆性凉,脾胃虚寒及便溏腹泻者不宜多食。

【食 谱】

(1)前列腺癌食谱:绿豆小米粥

原料:绿豆、小米、红小豆、桂圆肉、花生仁、薏苡仁各30克,蜂蜜10克。

制作:将以上食材洗净后入锅内,加适量水,用大火煮沸,改为小火,煮至豆熟烂,加入蜂蜜调味即成。

功效:清热解毒,利水消肿。适用于湿热蕴结、小便不利的前列腺癌患者。

(2)宫颈癌食谱:绿豆怀山药粥

原料:绿豆50克,怀山药60克,核桃仁15克,小米、大米各30克,紫米20克。

制作：将怀山药去皮切成块，其余食材洗净后入锅内，加适量水，用大火煮沸，改为小火，煮至豆熟烂即成。

功效：清热解毒，健脾利湿。适用于湿热瘀毒、食欲不振的宫颈癌患者。

4. 红小豆——散血消肿之剂

红小豆为豆科菜豆属一年生草本植物，又名赤小豆、红豆，产于江淮以南，以广东、广西、江西等地产量最高，品质最优。

红小豆营养十分丰富，每 100 克红小豆含蛋白质 22.2 克，钾 860 毫克，钙 74 毫克，铁 7.8 毫克，锌 2.5 毫克，膳食纤维 7.5 克；还含有钴、铬、三萜皂苷类化合物等营养成分。

红小豆性平，味甘、酸，入脾、心、小肠经。具有利水消肿，解毒排脓，利湿退黄等功能。适用于肾炎水肿、黄疸身黄、痈疽疮疖、小便频数等症。

【防癌奥秘】

（1）奥秘一：红小豆所含的植物固醇具有奇特功能，能降低雌激素含量，从而降低对激素依赖性的乳腺癌及宫颈癌的发病率。

（2）奥秘二：红小豆所含的活性多糖能增强天然杀伤细胞（NK 细胞）及巨噬细胞的功能，从而提高机体的防癌抗癌能力。

（3）奥秘三：红小豆所含的三萜类皂苷，具有抗氧化、减少自由基的生成及加速其降解，抑制肿瘤细胞的生长及增殖，从而起到防癌抗癌的效果。

（4）奥秘四：红小豆所含的磷酸肌醇（IP）具有卓越的防癌效果，英国伦敦大学的研究者发现，即使在极低的剂量下也能有效地阻断癌细胞的血液供给，促使癌细胞凋亡。

（5）奥秘五：红小豆富含膳食纤维，每 100 克红小豆含膳食纤维达 7.5 克，比大白菜的含量多 5 倍。膳食纤维被列为继蛋白质、糖类、脂肪、维生素、矿物质、水之后的第七大营养素。膳食纤维能促进益生菌生长，抑制致病菌生长，从而抑制致癌物生成，因此起到防癌作用。

（6）奥秘六：红小豆的硒含量位居群豆之冠。硒是谷胱甘肽过氧化物酶（GSH-Px）的核心成分，它能催化谷胱甘肽与致癌物相结合，使其排出体外，从而有效地排除癌症侵扰。

（7）奥秘七：红小豆富含维生素 E，每 100 克红小豆含维生素 E 17 毫克，位居谷物及豆类前列。维生素 E 能清除自由基，阻断致癌反应，增强抑癌基因 p53 的表达，抑制癌细胞增殖。

（8）奥秘八：红小豆富含镁，每 100 克红小豆含镁 159 毫克。镁与肿瘤的发生及发展有密切关系。体内有适量的镁有利于维持 DNA 结构稳定，防止基因突变而引发癌症。

【保健作用】

（1）促进生长发育：红小豆富含蛋白质，含有人体必需的 8 种氨基酸，其中蛋氨酸、赖氨酸及色氨酸的含量明显高于大米,还含有丰富的维生素及微量元素,因此能促进人体的生长和健康。

(2)预防糖尿病:红小豆富含铬,每100克红小豆含铬达865微克,每日每人需铬量为200微克。铬是葡萄糖耐量因子的必需成分,它能增强胰岛素的活性,改善糖代谢,促进糖的利用,使血糖转变为热能,从而使血糖降低。

(3)预防"压挤病":红小豆富含膳食纤维,膳食纤维能促进肠蠕动,促进排便,从而有效地预防"压挤病"。如果粪便过于干燥堵塞肠道,导致肠内压力过高,容易引起下肢静脉曲张、痔疮、阑尾炎、裂孔疝等"压挤病"。

(4)排出铝元素:红小豆富含硅,每100克红小豆含硅高达6712微克,比大白菜的含量高20倍。硅能与铝结合形成铝硅酸盐,将其排出体外。铝对脑细胞的脱氧核糖核酸(DNA)有损害作用,影响DNA的正常复制及转录。老年痴呆症患者大脑铝含量为正常人的10～30倍,铝是引起老年痴呆症及震颤麻痹症的重要原因之一。

(5)增进健康:红小豆富含维生素E,维生素E是重要的抗氧化剂,能清除体内的自由基,阻断自由基引发的连锁反应,保护生物膜。维生素E对神经系统与骨骼肌、心血管系统、视网膜等也具有良好的保护作用。

【应　用】

(1)水肿:红小豆100克,白扁豆30克,冬瓜(洗净并切块)150克,红枣10枚。以上食材洗净后入锅内,加适量水,用大火煮沸,改为小火,煮至豆熟烂即成。每日1剂,连用数日。

(2)慢性肝炎:红小豆、青豆各50克,山楂、麦冬、陈皮、枸杞子、薏苡仁各10克,红枣10枚。以上食材洗净后入锅内,加适量水,用大火煮沸,撇去浮沫,改为小火,煮至豆熟烂即成。

(3)小便不利:赤小豆50克,冬瓜、玉米须各100克。以上食材洗净后入锅内,加适量水,用大火煮沸,改为小火,煮至豆熟烂,除去玉米须即成。

(4)营养不良:红小豆、黄豆各50克,猪肝、鸡脯肉(洗净并切片)各60克,以上食材洗净后入锅内,加适量水,用大火煮沸,撇去浮沫,改为小火,放入食盐、葱花、姜末、料酒、胡椒粉,煮至豆熟烂,淋入香油即成。

(5)便秘:红小豆、绿豆、豇豆各50克,白薯(去皮,洗净并切块)100克。以上食材洗净后入锅内,加适量水,用大火煮沸,改为小火,煮至豆熟烂,加入适量蜂蜜调味即成。

【提　示】　红小豆通利水通,消瘦者慎食,肥胖者宜长食。

【食　谱】

(1)肾癌食谱:红小豆薏苡仁粥

原料:红小豆、薏苡仁、核桃仁、无花果、枸杞子各30克,红糖15克。

制作:将以上食材洗净,无花果及核桃仁切碎,共入锅内,加适量水,用大火煮沸,改为小火,煮至豆熟烂即成。

功效:健脾利湿,和中养胃。适用于肾癌手术、放疗、化疗引起的体虚亏损者。

（2）膀胱癌食谱：红小豆枸杞粥

原料：红小豆、枸杞子、薏苡仁、大米各 30 克，红枣 6 枚。

制作：将以上食材洗净后入锅内，加适量水，用大火煮沸，改为小火，煮至豆熟烂即成。

功效：补肝益肾，补血安神。适用于久病体虚、肝肾亏损的膀胱癌患者。

5. 豌豆——消肿解毒妙药

豌豆为豆科豌豆属一年生缠绕草本植物，又名寒豆、青斑豆、麦豆，全国各地均有种植。豌豆苗和豌豆荚可做菜肴，其种子可磨面。

豌豆营养丰富，每 100 克豌豆含蛋白质 22.3 克，高于猪肉和牛肉。含维生素 E 8.4 毫克，锌 2.35 毫克，还含有维生素 B_1、维生素 B_2、钙、镁。嫩豌豆苗及豌豆荚富含维生素 C、叶绿素和膳食纤维。豌豆还含有丰富的赖氨酸、精氨酸。

豌豆性平，味甘，入脾、胃经。具有清热解毒，利湿消肿，稳定血糖等功能。适用于烦躁口渴、疮毒痈肿、血糖升高等症。

【防癌奥秘】

（1）奥秘一：豌豆凝集素可促进干扰素分泌，能调节机体的免疫监视、防御和稳定功能，它还能提高天然杀伤细胞（NK 细胞）的活性，从而增强防癌抗癌能力。

（2）奥秘二：豌豆富含叶酸，叶酸参与胸腺嘧啶的合成，在 DNA 合成和复制中起重要作用。缺乏叶酸时染色体就会在脆弱部位出现裂隙，致癌性病毒就会乘虚侵入细胞的基因中，造成 DNA 损伤而引发癌症。

（3）奥秘三：豌豆富含锰，锰是超氧化物歧化酶（SOD）的活性成分，SOD 具有抗氧化、抗自由基、抗癌防癌的功能。

（4）奥秘四：豌豆所含的黄体素具有抗氧化、抗自由基的作用，美国夏威夷大学的学者对 1 200 名调查研究发现，摄取富含黄体素食物多的人，患肺癌的概率明显减少。绿色蔬菜，如菠菜、芜菁、芥菜、花椰菜、芹菜、豌豆苗、豌豆荚、豌豆等均富含黄体素。

（5）奥秘五：豌豆富含膳食纤维，每 100 克豌豆含膳食纤维 7.8 克，比蔬菜的含量高 5 倍多，膳食纤维能阻止脱氧胆酸等促癌物的合成，纤维素还能结合致癌物苯并芘，并将其排出体外，从而降低癌症的发病率。

（6）奥秘六：豌豆苗富含叶绿素，叶绿素能显著减少强致癌物黄曲霉素的吸收率，从而减少肝癌、结肠癌、乳腺癌的发病率。

（7）奥秘七：豌豆苗富含维生素 C。我国学者研究证明，在不吸烟、不经常饮酒的人群中，血液中维生素 C 的含量越高，一般来说，胃癌的发生率越低。胃癌患者体内维生素 C 的水平明显低于健康人群。维生素 C 是强大的自由基清除剂，保护细胞免受活性氧的损害，预防氧化反应引起的细胞 DNA 突变，从而起到防癌抗癌的效果。

【保健作用】

（1）增进健康：豌豆含有人体必需的 8 种氨基酸，还富含蛋白质、多种维生素、矿物质和微量元素,能为人体提供多种营养物质,促进生长与健康。

(2)保持骨骼正常生长:豌豆富含钙,钙是骨骼正常生长及发育的必需元素,儿童缺钙会患佝偻病,中老人缺钙会引起骨质疏松症。为保持骨骼系统的健康,任何年龄段的人都应当维持钙的供应量,鱼虾、奶类、豆类、瘦肉等是钙的重要来源。

(3)防止便秘:豌豆富含膳食纤维,膳食纤维在肠道吸水膨胀,刺激肠蠕动,促进粪便及时排出。

(4)稳定血糖:豌豆苗富含膳食纤维,膳食纤维能吸收肠道中的葡萄糖,延缓小肠对葡萄糖的吸收,降低餐后血糖水平,防止血糖突然升高,使血糖处于稳定状态。

(5)预防牙龈出血:豌豆苗富含维生素C,维生素C参与胶原蛋白的合成。当缺乏维生素C时,就会导致细胞联结障碍,主要表现为毛细血管脆性增加,引起黏膜下及牙龈出血,多摄取豌豆苗及蔬菜水果,得到丰富的维生素C,就能有效地预防牙龈及黏膜下出血。

【应用】

(1)高胆固醇血症:嫩豌豆粒100克,紫皮洋葱1个,胡萝卜1个,水发黑木耳15克,植物油、葱花、食盐、味精各适量。洋葱与胡萝卜洗净,切成丝,锅上火,放入适量植物油烧至七成热,放入葱花炒出香味时,放入豌豆、洋葱、胡萝卜、黑木耳、食盐、味精,翻炒至豌豆熟烂即成。

(2)血糖过高:嫩豌豆苗(洗净)100克,苦瓜(切片)50克,紫皮洋葱(切丝)1个,食盐、味精各适量。锅内加适量水,用大火煮沸,放入食材、食盐、味精,再煮2分钟,淋入香油即成。

(3)便秘:豌豆、绿豆、豇豆各50克,白薯(切块)100克。锅内加适量水,用大火煮沸,改为小火,煮至豆熟烂,放入适量蜂蜜调味即成。

(4)小便不利:豌豆苗50克,冬瓜皮30克,玉米须30克。以上食材洗净后入锅内,加适量水,用大火煮沸,改为小火,煮10分钟,去渣留汁即成。

【提 示】 豌豆在消化过程中会产生大量气体,会引起腹胀,导致虚恭,因此在乘飞机时不宜食用豌豆。

【食 谱】

(1)大肠癌食谱:豌豆小米粥

原料:豌豆、黑豆、核桃仁、枸杞子各30克,红枣10枚。

制作:将以上食材洗净后入锅内,加适量水,用大火煮沸,改为小火,煮至豆熟烂即成。

功效:补中益气,健脾养血。适用于气血不足形体羸瘦的大肠癌患者。

(2)恶性淋巴瘤食谱:豌豆海带汤

原料:豌豆、水发海带丝、豆腐丝各30克,海米10克,食盐、味精、葱花、胡椒粉、香油各适量。

制作:将水发海带及豆腐丝洗净,切成段,与其余食材洗净后入锅内,加适量水,用大火煮沸,改为小火,放入食盐、葱花、姜末、胡椒粉,煮至豆熟烂,淋入适量香油即成。

功效:健脾除湿,软坚化结。适用于烦躁不安、脘腹结瘤的恶性淋巴瘤患者。

6. 刀豆——补肾散寒良品

刀豆为豆科刀豆属一年生半直立缠绕草本植物,又名洋刀豆、大刀豆、刀豆角、刀豆子,我国长江流域及南方各省均有种植。刀豆嫩荚鲜美可口,清香素雅,是菜中精品,成熟种子既可煮食,又是治疗呃逆的良药。

刀豆营养丰富,每 100 克刀豆含蛋白质 3.1 克,维生素 C 15 毫克,烟酸 1.0 毫克,钾 209 毫克,钙 48 毫克,锌 0.48 毫克。

刀豆性平,味甘,入肾、肝经。具有温中下气,益肾补元,通利肠胃等功能。适用于肾虚腰痛、呃逆呕吐、脾胃虚弱等症。

【防癌奥秘】

(1)奥秘一:刀豆所含的刀豆凝集素(PHA)具有抗肿瘤作用,体外实验可直接抑制 S-180 肉瘤,抑制艾氏腹水瘤细胞的增殖。

(2)奥秘二:刀豆凝集素可凝聚肿瘤细胞,肿瘤细胞凝聚后,其细胞膜的通透性提高,因此对化疗抗癌药物的敏感性增加数倍,从而增强化疗效果。

(3)奥秘三:研究发现,刀豆凝集素可诱导淋巴细胞分泌干扰素及巨噬细胞激活因子,提高巨噬细胞吞噬癌细胞的能力,因此起到防癌抗癌的效果。

(4)奥秘四:体外实验证明,刀豆凝集素能使 95% 的小鼠腹水瘤细胞溶解,使其失去了活性。

(5)奥秘五:刀豆富含膳食纤维,膳食纤维的酵解产物丁酸盐,可抑制 H-ras 基因在肿瘤细胞内的表达,从而发挥抗肿瘤作用。

(6)奥秘六:刀豆嫩荚与刀豆种子都富含膳食纤维,膳食纤维在肠道里像海绵一样吸收色素、防腐剂、农药及致癌物,从而达到预防结肠癌和直肠癌的效果。

(7)奥秘七:刀豆富含维生素 E,维生素 E 可诱导抗癌基因 p21 及 p53,抑制癌细胞增殖,促进癌细胞分化和凋亡。研究证明,膳食维生素 E 的摄入与结肠癌、肺癌、前列腺癌呈负相关。维生素 E 具有明显的防癌抗癌功能。

(8)奥秘八:刀豆富含锰,锰是许多金属酶和金属激酶的核心部分,动物实验证明,锰具有降低硫化镍诱发肿瘤的作用,能增强天然杀伤细胞(NK 细胞)对肿瘤细胞的杀灭作用。

【保健作用】

(1)补充营养:刀豆富含蛋白质及人体必需的 8 种氨基酸、维生素、矿物质及微量元素,促进人体健康。

(2)排毒:刀豆富含膳食纤维,能吸收肠道内的有害物质及致癌物,将其排出体外。

(3)预防脑卒中:刀豆富含钾,钾具有排钠降压作用,能有效地预防脑卒中。研究证明,65 岁以上的老年人如果饮食中缺钾,可使脑卒中的发病率增加 50%。

(4)降低血压:临床检验证明,高血压患者血清和头发中的钴含量比正常人低。多摄取豆类、蔬菜及水果可有效地预防高血压病。刀豆富含钴,钴不仅能降低血压,而且能有效地预防心血管疾病。

(5)参与蛋白质合成:刀豆富含钾,钾是人体必需的宏量元素,参与各种生理生化过程,参与蛋白质的合成,每合成 1 克蛋白质需要 18 毫克钾。

(6)增强酶的活性:实验证明,镁可提高谷胱甘肽过氧化物酶(GSH-Px)的活性,GSH-Px 是过氧化脂质的主要降解酶。镁防止动脉粥样硬化的机制之一就是降低过氧化脂质。刀豆富含镁,镁能防止心律失常及冠状动脉痉挛,而冠状动脉痉挛是导致心脏骤停的重要原因之一。

【应　用】

(1)肾虚腰痛:刀豆、黑豆、黄豆、栗子、小米各 80 克,大米 50 克。以上食材洗净后入锅内,加适量水,用大火煮沸,撇去浮沫,改为小火,煮至豆熟烂即成。

(2)老年咳嗽:刀豆 30 克,白萝卜(切块)100 克,姜片 10 克,杏仁 5 克,陈皮 10克。以上食材洗净后入锅内,加适量水,用大火煮沸,改为小火,煮至豆熟烂即成。

(3)恶心呕吐:刀豆 50 克,姜片 15 克,柚子皮(切丝)20 克。以上食材洗净后入锅内,加适量水,用大火煮沸,改为小火,煮至豆熟烂即成。

(4)呃逆:刀豆 50 克,姜片 15 克,柿蒂 10 个。以上食材洗净后入锅内,加适量水,用大火煮沸,改为小火,煮至豆熟烂即成。

(5)贫血:刀豆 50 克,猪肝 60 克,豆腐 80 克,水发海带丝(切段)20 克,水发黑木耳 10 克。将以上食材洗净后共入锅内,加适量水,用大火煮沸,撇去浮沫,改为小火,煮至豆熟烂,加入食盐、葱花、姜末、味精,再煮 2 分钟,淋入香油即成。

【提　示】　刀豆荚要炒熟或煮熟透,以免中毒,胃热盛者不宜食用刀豆。

【食　谱】

(1)胃癌食谱:刀豆薏苡仁粥

原料:刀豆、薏苡仁、小米、菱角、山慈姑各 30 克。

制作:将菱角去壳取肉,山慈姑去皮。将以上食材洗净后入锅内,加适量水,用大火煮沸,改为小火,煮至豆熟烂即成。

功效:清热解毒,软坚散结。适用于胃脘胀痛、食欲不振的胃癌患者。

(2)乳腺癌食谱:刀豆荚扇贝汤

原料:嫩刀豆荚、扇贝肉、豆腐丝、海带丝各 30 克,食盐、料酒、葱花、姜末、香油各适量。

制作:将豆腐及海带丝切成段,刀豆荚切成丝。以上食材洗净后入锅内,加适量水,用大火煮沸,撇去浮沫,改为小火,放入食盐、料酒、葱花、姜末,煮 20 分钟,淋入香油即成。

功效:健脾和胃,软坚散结。适用于气血两亏、结滞成块的乳腺癌患者。

7. 蚕豆——利湿消肿名物

蚕豆为豆科巢菜属一年生或越年生草本植物,又名佛豆、胡豆、湾豆、川豆。相传张骞出使西域时带回蚕豆种子,现在全国大部分地区都有种植,尤以四川最多。

蚕豆营养丰富,每100克蚕豆含蛋白质21.6克,钙1 119毫克,12倍于红小豆,6倍于大豆,雄居群豆之首。蚕豆还富含钾、镁、钴、铁、锌、烟酸等营养成分。

蚕豆性平,味甘,入脾、胃经。具有健脾养胃,利湿消肿,清热止血等功能。适用于脾胃虚弱、中气不足、小便不利等症。

【防癌奥秘】

(1)奥秘一:蚕豆富含钙,每100克蚕豆含钙量达1 119毫克,钙能抑制癌前细胞的增殖。临床检验证明,结肠癌患者血钙明显降低。摄取富含钙的食品如豆类、瘦肉、牛奶等可有效地预防结肠癌及乳腺癌。

(2)奥秘二:蚕豆富含钼,钼是一种防癌元素。动物实验证明,钼的化合物钼酸胺具有抗肿瘤作用,在饲料中添加钼酸胺,使钼含量达到每千克0.5毫克时,可使由甲基苄基亚硝胺(MBN)诱导的食管癌发生率由70%降到30%。

(3)奥秘三:蚕豆富含维生素E,维生素E具有防癌作用,研究发现,血清中维生素E含量降低,会增加食管癌及骨癌的发生率。维生素E具有抗氧化作用,抑制过氧化脂质生成,保护细胞膜。维生素E能抑制癌细胞增殖,诱导癌细胞凋亡,抑制肿瘤转移。

(4)奥秘四:蚕豆富含叶酸,叶酸具有防癌功能。缺乏叶酸会导致DNA损伤,不稳定与DNA甲基化畸形状态,而异常甲基化是癌症发生与发展的重要特征。研究证明,摄取富含叶酸的蔬菜、水果、豆类,可使结肠癌及直肠癌的风险降低25%。

(5)奥秘五:蚕豆所含的维生素B_6具有防癌效果。流行病学资料表明,膳食维生素B_6摄入量与结肠癌风险呈负相关。膳食维生素B_6通过减少细胞增殖与氧化应激,阻止癌症发生。鸡、鸭、鱼含维生素B_6最丰富,蔬果、水果、谷物、豆类中都含有维生素B_6。经食物摄入大量维生素B_6不会出现不良反应,如果通过补充品给予大量维生素B_6会引起严重不良反应,导致严重的周围神经炎、感觉异常、步态不稳、手足麻木。

(6)奥秘六:蚕豆富含膳食纤维,研究证明,膳食纤维摄入量与癌症呈负相关。膳食纤维能与肠道内的致癌物相结合,促进其排出,因此能预防肿瘤,尤其是消化道肿瘤。膳食纤维能促进肠道微生物产生丁酸盐,丁酸盐能抑制癌细胞分化并诱导其凋亡。

(7)奥秘七:蚕豆富含镁,镁是一种防癌元素,在细胞内生理浓度的镁,是保持基因组稳定的重要因素。镁最突出的功能是维持DNA稳定,防止基因突变而引起癌症。

(8)奥秘八:蚕豆皮和胚屋所含的植酸,能使自由基的电子形成稳定结构而降低自由基对细胞的损害。植酸还可增强天然杀伤细胞(NK细胞)的活性,从而起到防癌抗癌的作用。

【保健作用】

(1)增进健康:蚕豆含有人体所需的8种氨基酸,富含赖氨酸、色氨酸。赖氨酸是儿童生长及发育的必需物质,它能促进钙的吸收及维持氮的平衡。

(2)壮骨健齿:蚕豆钙含量极为丰富,钙是骨骼和牙齿形成不可替代的元素,缺钙会引起骨质疏松症和牙齿脱落。多摄取蚕豆及钙含量高的食物,能起到壮骨健齿的效果。

(3)护肤美容:蚕豆富含硅,硅是皮肤的一种重要的营养物质,它参与胶原蛋白的合成,使皮肤光洁靓丽,富有弹性。

(4)保护肾脏:蚕豆富含钾,钾对肾脏有保护作用,它能促进体内多余的钠排出体外。过多的钠会导致肾脏损害和高血压病。

(5)预防非骨骼性疾病:近年来的研究证明,缺钙可在中老年人群中引起多种非骨骼性疾病,如高血压病、糖尿病、结肠癌、乳腺癌等,摄取富含钙的蚕豆及其他富含钙的食物可减少非骨骼性疾病的发病率。

【应　用】

(1)营养不良:蚕豆、大豆、红小豆各 30 克,大米、小米各 40 克,栗子、桂圆肉、花生仁、核桃仁各 20 克,红枣 10 枚。以上食材洗净后入锅内,加适量水,用大火煮沸,撇去浮沫,改为小火,煮至豆熟烂,加入适量蜂蜜调味即成。

(2)贫血:鲜蚕豆 60 克,猪肝(切片)50 克,黑豆 50 克,水发黑木耳 15 克,胡萝卜(洗净并切块)1 个。以上食材洗净后入锅内,加适量水,用大火煮沸,撇去浮沫,改为小火,放入葱花、姜末、料酒、食盐,煮至豆熟烂,淋入香油即成。

(3)便秘:蚕豆 100 克,绿豆 50 克,白薯(去皮,洗净并切块)200 克。以上食材洗净后入锅内,加适量水,用大火煮沸,改为小火,煮至豆熟烂即成。

(4)高血压病:鲜蚕豆 100 克,芹菜 150 克,大蒜 10 克。芹菜洗净,切段待用;蚕豆和大蒜放入锅内,加适量水,用大火煮沸,改为小火,煮至豆熟烂,放入芹菜煮沸后,加入适量蜂蜜调味即成。每日 1 次,10 次为 1 个疗程。

【提　示】　蚕豆含有一种名为巢菜碱苷的物质,对此物质过敏者食后会出现发热、头痛、腹痛、呕吐、血尿、抽筋等不良反应,一旦出现上述症状应立即去医院就诊。

【食　谱】

(1)胰腺癌食谱:蚕豆薏苡仁粥

原料:蚕豆、薏苡仁、枸杞子、桂圆肉、核桃仁各 30 克,红枣 6 枚。

制作:将核桃仁切碎,与其余洗净的食材共入锅内,加适量水,用大火煮沸,改为小火,煮至豆熟烂即成。

功效:健脾和胃,利水消肿。适用于脾失健运、腹胀有块的胰腺癌患者。

(2)胃癌食谱:蚕豆百合汤

原料:蚕豆、百合、莲子、枸杞子各 30 克,陈皮 5 克。

制作:将以上食材洗净,陈皮切成小丁,共入锅内,加适量水,用大火煮沸,改为小火,煮至豆熟烂即成。

功效:健脾渗湿,和胃解毒。适用于胃脘疼痛、胃脾虚弱的胃癌患者。

8. 白扁豆——健脾止泻良豆

白扁豆为豆科扁豆属一年生缠绕草本植物白扁豆的种子,又名树豆、南扁豆、茶豆。原产于印度尼西亚,汉代传入我国,现在全国各地均有种植。白扁豆药食兼用,是一味补气良药。

白扁豆营养丰富,每100克白扁豆含蛋白质22克,高于猪肉和牛肉,含钙68毫克,钾1 008毫克,镁164毫克,铁4毫克,锌1.88毫克,膳食纤维13.5克。

白扁豆性平,味甘,入脾、胃经。具有健脾化湿,消暑和中,止吐止泻等功能。适用于脾虚少食、暑湿泄泻、赤白带下等症。

【防癌奥秘】

(1)奥秘一:白扁豆所含的蛋白酶抑制剂,能抑制癌细胞的蛋白酶活性,防止癌细胞扩散。

(2)奥秘二:白扁豆中的蛋白酶抑制剂可抑制由辐射导致的小鼠乳腺癌、肝癌和直肠癌。

(3)奥秘三:白扁豆富含膳食纤维,每100克白扁豆含膳食纤维高达13.5克,位居群豆之首。每日摄入足够的膳食纤维能促进双歧杆菌的生长,双歧杆菌是益生菌,它具有十分奇特的功能,可制造出超氧化物歧化酶(SOD)及B族维生素,从而增强机体的防癌抗癌能力。

(4)奥秘四:白扁豆富含维生素E,看似普通的维生素E在人体内却大放异彩,它具有抗氧化、抗自由基、抑制肿瘤中血管形成,通过信号传导机制诱导癌细胞凋亡等功能,维生素E是名副其实的物美价廉的防癌物质。

(5)奥秘五:白扁豆富含镁,比大米的含镁量高3倍多,镁在人体内具有十分重要的生理功能,参与蛋白质、脂肪、糖类及核酸的代谢。镁可提高DNA损伤修复能力,可使DNA和RNA稳定,防止基因突变而引起癌症。

(6)奥秘六:白扁豆所含的磷酸肌醇可抑制肿瘤中新生血管形成,阻断癌细胞的血液供给,使其得不到营养而凋亡。美国食品药品管理局(FDA)已批准磷酸肌醇为一种血管形成抑制剂。

(7)奥秘七:白扁豆可增强T淋巴细胞的功能,T淋巴细胞能抑制和杀伤入侵的细菌、病毒及变异的肿瘤细胞。

【保健作用】

(1)降低血糖:白扁豆所含的淀粉酶抑制物具有降低血糖的作用。

(2)预防白内障:白扁豆富含维生素E,维生素E能预防白内障。白内障就是眼睛里的晶状体出现不同程度的白色浑浊,使外界光线无法通过,从而导致视力严重下降而造成失明。维生素E具有抗氧化、清除自由基的作用,对晶状体有保护作用,研究证明,服用维生素E能使白内障发病率下降56%。

(3)防止动脉粥样硬化:白扁豆富含锰,锰是超氧化物歧化酶(SOD)的必需成分,SOD可抑制脂质过氧化反应,因此锰浓度降低会导致动脉粥样硬化。多摄取富含锰的白扁豆,使SOD维持正常功能,从而有效地防止动脉粥样硬化。

(4)降低血压:白扁豆富含钙,钙能使血管平滑肌松弛,血管扩张,从而使血压下降。

(5)防止便秘:白扁豆富含膳食纤维,膳食纤维在肠道吸水膨胀,刺激肠蠕动,使粪便及时排出体外,从而有效地预防便秘。

(6)防治水肿:白扁豆富含钾,钾具有利尿作用,排出体内多余水分,因此起到防治水肿的功效。

【应　用】

(1)营养性水肿:白扁豆、黄豆、黑豆各50克,栗子、花生仁、核桃仁各30克,小米、糯米各40克,红枣6枚。以上食材洗净后入锅内,加适量水,用大火煮沸,撇去浮沫,改为小火,煮至豆熟烂即成。

(2)百日咳:白扁豆16克,红枣6枚,白萝卜(切块)50克。以上食材洗净后入锅内,加适量水,用大火煮沸,撇去浮沫,改为小火,煮至豆熟烂即成。

(3)消化不良:白扁豆15克,山楂(去核)15克,陈皮10克,麦芽15克,鸡内金8克。水煎温服。

(4)便秘:白扁豆、黄豆、绿豆各50克,白薯(洗净后去皮并切块)150克。以上食材洗净后入锅内,加适量水,用大火煮沸,撇去浮沫,改为小火,煮至豆熟烂即成。

(5)孕吐:白扁豆15克,姜片10克,柚子皮12克。水煎温服。

(6)乳腺癌:白扁豆100克,白萝卜(洗净并切片)150克,核桃仁30克,红枣10枚。以上食材洗净后入锅内,加适量水,用大火煮沸,撇去浮沫,改为小火,煮至豆熟烂即成。

【提　示】　白扁豆为补脾化湿解暑良药,凡脾虚暑湿导致的泄泻、带下、呕吐均可食用。

【食　谱】

(1)鼻咽癌食谱:白扁豆薏苡仁粥

原料:白扁豆、薏苡仁、小米、绿豆、枸杞子、百合各30克,白萝卜60克。

制作:将以上食材洗净,白萝卜切丁,共入锅内,加适量水,用大火煮沸,改为小火,煮至豆熟烂即成。

功效:健脾化湿,宽中理气。适用于脾失健运、腹胀湿盛的鼻咽癌患者。

(2)肺癌食谱:白扁豆银耳粥

原料:白扁豆、银耳、无花果、红小豆、鸭梨、小米各30克。

制作:将以上食材洗净,鸭梨切小块,共入锅内,加适量水,用大火煮沸,改为小火,煮至豆熟烂即成。

功效:润肺生津,清热解毒。适用于肺热痰咳、心烦口渴的肺癌患者。

三、蔬 菜 类

1. 圆白菜——健身防癌良蔬

圆白菜为双子叶植物纲十字花科芸薹属一年生草本甘蓝类蔬菜,又名洋白菜、包心菜、莲花白,其学名为结球甘蓝。1000多年前传入我国,所以称其为洋白菜。圆白菜嫩脆细腻,色泽素雅,富含多种营养物质,是一种颇受欢迎的大众菜。古希腊数学家毕达哥拉斯对它有很高评价,认为这种蔬菜能使人精神振奋,心情愉悦。

圆白菜营养丰富,每100克圆白菜含蛋白质1.6克,碳水化合物4.1克,不含脂肪,是一种低热能食物;含钾112毫克,钙117毫克,维生素C 9毫克,膳食纤维1.1克。

圆白菜性平,味甘,入脾、胃经。具有健脾养胃,宽肠通便,壮骨利筋,促进生长发育等功能。适用于胃脘疼痛、腹胀便秘、关节不利、心情郁闷等症。

【防癌奥秘】

(1)奥秘一:圆白菜所含的有机硫化合物,对人体十分有利,能增强机体内谷胱甘肽过氧化物酶、泛醌还原酶的活性,将最终致癌物排出体外。

(2)奥秘二:20世纪70年代,美国学者瓦特伯格博士对甘蓝属蔬菜进行了深入研究,从圆白菜中提取出异硫氰酸酯类化合物,这种物质有明显的抗癌作用,可抑制由亚硝胺诱导的小鼠胃癌及食管癌。

(3)奥秘三:圆白菜是名副其实的抗癌防癌佳蔬,体外实验证明,圆白菜对癌细胞的抑制率达91%。

(4)奥秘四:圆白菜所含的吲哚-3-甲醇能改变雌激素的性质,使有活性的雌激素变成惰性物质,对激素依赖性的乳腺癌和子宫癌有突出的抑制效果。

(5)奥秘五:美国新泽西州立大学的研究人员从圆白菜中提取的苯基异硫氰酸酯,能阻断亚硝胺环氧化物与DNA结合,因此抑制由亚硝胺诱导的小鼠食管癌。

(6)奥秘六:癌症患者应多吃甘蓝属蔬菜,如圆白菜、菜花、苤蓝、绿菜花、花茎甘蓝,有确切的临床观察结果表明,这类蔬菜可以预防癌症复发。

【保健作用】

(1)治疗胃及十二指肠溃疡:圆白菜富含维生素U样物质,可促进胃肠黏膜创面的修复及愈合,是治疗胃及十二指肠溃疡安全有效的方法之一。

(2)杀灭病菌:圆白菜所含的植物杀菌素和芥子挥发油,能杀灭多种病菌,其中包括幽门螺杆菌,而这种病菌是引起胃及十二指肠溃疡的罪魁祸首。

(3)降低胆固醇:圆白菜所含的膳食纤维可与胆固醇相结合,将其排出体外,从而起到预防动脉粥样硬化的作用。

(4)减肥:圆白菜所含的丙醇二酸,能抑制糖类转变为脂肪,从而达到减肥的效果。圆白菜所含的碳水化合物很低,只有3%,肥胖者及糖尿病患者可放心大量食用。

(5)预防胎儿畸形:叶酸是蛋白质与核酸合成的必需因子。如果叶酸摄入量不足,将影响细胞的正常分裂及生长。孕妇摄入叶酸量不足,会导致胎儿脊柱裂畸形。圆白菜富含叶酸,孕妇应大量食用。

(6)保护心脏:钼是人体必需的微量元素,是心脏的救星,钼对心肌有保护作用。缺钼会引起心律失常及心绞痛。

【应　用】

(1)胃及十二指肠溃疡:将新鲜圆白菜适量洗净,捣烂绞汁300毫升,加入蜂蜜20克,分2次服用,1个月为1个疗程。

(2)慢性胃炎:圆白菜100克,生姜、陈皮各20克。水煎,每日早晚服用,1个月为1个疗程。

(3)防癌:应当经常摄入圆白菜和其他甘蓝属蔬菜,如绿菜花、苤蓝、菜花、花茎甘蓝、紫甘蓝等。

【提　示】　应当吃新鲜的圆白菜,长时间存放后其活性成分遭到破坏,失去防治疾病的效果。癌症的高危人群,如吸烟、酗酒、肥胖者,有大肠息肉者,应多吃甘蓝属蔬菜。美国农业部医学植物专家杜克患遗传性多发性大肠息肉,他每隔一天食用一次圆白菜,结果大肠息肉奇迹般地消失了。圆白菜被世界卫生组织评为13种最佳蔬菜之一,同时被美国《时代》杂志评为10种抗衰老食物之一。

【食　谱】

(1)肺癌食谱:圆白菜番茄沙拉

原料:圆白菜、番茄、胡萝卜、黄瓜各100克,沙拉酱适量。

制作:将以上食材洗净,控净水,圆白菜切成象眼块,番茄、胡萝卜、黄瓜切成片,共放入大盘里,加入沙拉酱拌匀即成。

功效:润肺止咳,宽中散瘀。适用于肺热毒盛的肺癌患者。

(2)膀胱癌食谱:圆白菜海米汤

原料:圆白菜100克,豆腐丝50克,海米15克,水发黑木耳10克,荠菜30克,葱花、姜末、食盐、料酒、胡椒粉、香油各适量。

制作:将以上食材洗净,圆白菜切丝。锅内加适量水,放入海米、豆腐丝、黑木耳,用大火煮沸,改为小火,煮15分钟,放入圆白菜丝与荠菜、葱花、姜末、食盐、料酒、胡椒粉,用大火煮沸,淋入香油即成。

功效:清热解毒,健脾和胃。适用于湿热瘀毒型膀胱癌患者。

2. 菜花——大众良药

菜花为十字花科甘蓝蔬菜,又名花椰菜,原产于西欧,清代传入我国。菜花清香可口,营养丰富,是一种物美价廉的大众菜,可素炒、凉拌,也可与荤菜搭配烹调。近代研究证明,菜花含有多种防癌物质,因此被一些国家列入防癌食谱中。西方国家很早就发现菜花具有润肺止咳和利喉清音的功能,因此把它称为"天赐良药"和"穷人的医生"。

菜花富含钾,每 100 克菜花含钾 237 毫克,16 倍于莴笋;含钙 41 毫克,镁 12 毫克,维生素 C 17 毫克,铁 0.8 毫克,锌 0.2 毫克,膳食纤维 1.1 克。

菜花性平,味甘,入脾、胃、肺经。具有润肺止咳,生津利喉等功能。适用于咳嗽痰多、咽干喉燥等症。

【防癌奥秘】

(1)奥秘一:菜花所含的吲哚-3-甲醇,能使肝脏中芳烃羟化酶的活性升高 54 倍,使小肠中芳烃羟化酶的活性升高 30 多倍,此酶的活性升高标志着防癌能力增强。

(2)奥秘二:菜花是公认的防癌佳蔬,体外实验证明,它对癌细胞的抑制率达90%。

(3)奥秘三:菜花所含的槲皮素是一种强力防癌物质,它能使多种致癌物失去活性,从而有效地预防多种癌症。

(4)奥秘四:菜花所含的二硫酚硫酮与二甲基二硫醚,能抑制致癌物黄曲霉素 B_1、苯并芘诱发的小鼠肝癌、乳腺癌、食管癌。

(5)奥秘五:防癌化合物主要集中在蔬菜和水果中。菜花所含的莱菔硫烷具有明显的防癌活性,多吃菜花是重要的防癌举措。

(6)奥秘六:菜花富含维生素 C,维生素 C 的作用不是展现在抗癌上,而是展现在防癌作用上。维生素 C 可以强力猝灭活性氧自由基,阻止其对人体细胞及遗传物质 DNA 的损害,保护生物膜,从而有效地防止癌症。

【保健作用】

(1)抑制血栓形成:菜花能抑制血栓形成,是因为它能阻止血小板凝集,降低血液黏稠度。凉拌菜花时加些蒜泥是锦上添花,因为大蒜具有显著的抗凝血作用。

(2)润肺止咳:菜花具有润肺止咳作用,与萝卜和蜂蜜合用,可明显增强止咳效果。

(3)生津利喉:菜花具有生津利喉的作用,与荸荠和萝卜搭配能增强疗效。

(4)保护指甲:菜花所含的维生素 H(生物素)对指甲的形态和生长有重要影响,缺乏维生素 H 时指甲变薄,易裂易折。这一发现得益于兽医学,长久以来兽医一直使用维生素 H,防止马蹄破裂,使马蹄变得光洁坚固。维生素 H 的最佳来源是大豆、蛋类、牛奶、谷物、小扁豆、花生仁等。

【应 用】

(1)咳嗽痰多:菜花、白萝卜(洗净,切成小块)各 50 克,葱段、姜片各 10 克,蜂蜜适量。以上食材入锅内,加适量水,煮到水剩下一半时,将水倒入碗里,凉片刻加入适量蜂蜜搅匀即成。

(2)慢性咽炎:菜花、萝卜、荸荠各 50 克,蜂蜜适量。以上食材洗净,切成块,入锅内,加适量水,用大火煮沸,改为小火,煮 10 分钟,加入适量蜂蜜调味即成。

（3）防止血液黏稠：菜花（洗净并切小块）150克，洋葱（洗净并切细条）15克，蒜末5克，食盐、香油各适量。菜花块在沸水中焯一下捞出，放入洋葱条及蒜末，加入适量食盐和香油拌匀即成。

（4）防癌：要经常吃菜花，每周至少1次，烹调时间不宜过长，以免破坏其活性成分。

【提　示】　菜花以其丰富的营养及显著的防癌功能，被世界卫生组织评选为13种最佳蔬菜之一。菜花易受害虫和农药污染，在烹调之前要在凉水中浸泡1小时。

【食　谱】

（1）子宫颈癌食谱：凉拌菜花莴笋

原料：菜花、莴笋、芦笋各60克，葱花、蒜末、食盐、香醋、香油各适量。

制作：将以上食材洗净，菜花分成小瓣，莴笋及芦笋去皮切成丝。以上食材用沸水略烫后捞出，控净水分，放入葱花、蒜末、食盐、香醋、香油拌匀即成。

功效：清热解毒，利湿散瘀。适用于湿热瘀毒型宫颈癌患者。

（2）肾癌食谱：菜花海带汤

原料：菜花100克，海带20克，薏苡仁30克，葱花、姜末、食盐、香油各适量。

制作：将以上食材洗净，海带切成丝，菜花分成小瓣。海带丝和薏苡仁放入高压锅内，加适量水，煮至熟烂，菜花放入沸水中略烫，加入葱花、姜末、食盐、香油即成。

功效：清热利湿，软坚散结。适用于湿毒蕴型肾癌患者。

3. 苤蓝——凉血通淋之蔬

苤蓝为十字花科芸薹属一年生草本蔬菜，又名芥蓝、擘蓝、玉蔓青、球茎甘蓝，全国各地均有种植，以北方为多。

苤蓝含微量脂肪及蛋白质，是一种低热能食物。它富含维生素C，每100克苤蓝含维生素C 73毫克，24倍于莴笋。硒的含量也很高，每100克苤蓝含硒17.6微克，居于群蔬前列。它还富含钙、镁、钾、烟酸等。

苤蓝性平，味甘，入肝、胃经。具有清热解毒，凉血通淋，宽肠通便，通利肠胃等功能。适用于脘腹满闷、小便淋浊、大便秘结、牙龈出血等症。

【防癌奥秘】

（1）奥秘一：苤蓝富含硒，硒具有十分突出的防癌功能，还能直接杀灭癌细胞，被人们誉为"抗癌之王"。硒还能稳定DNA，防止DNA突变引起癌症。2003年美国食品药品管理局（FDA）确认硒为抑癌剂，从此身价倍增，时下补硒防癌已成为人们的广泛共识。

（2）奥秘二：苤蓝富含维生素C，维生素C能降低肿瘤细胞端粒酶的活性，实验证明，85%以上的癌症有端粒酶的表达，而正常细胞则无端粒酶的表达。维生素C能通过降低肿瘤细胞端粒酶的活性，而诱导癌细胞凋亡。

（3）奥秘三：苤蓝富含吲哚-3-甲醇，它能降低雌激素的活性，而雌激素是引起乳腺癌及宫颈癌的危险因素。

（4）奥秘四：苤蓝所含的异梳氰酸盐能抑制癌基因的活性，抗致癌物诱变，从而起到防癌效果。

（5）奥秘五：苤蓝富含钼，钼的化合物钼酸胺具有抗癌作用，在饲料中添加钼酸胺，使钼的含量达到每千克 0.5 毫克时，能使由甲基苄基亚硝酸（MBN）诱导的食管癌发生率由 70% 降到 30%。大量的观察研究证明，多摄入苤蓝、圆白菜、菜花、绿菜花等甘蓝属蔬菜，可降低肿瘤的风险。

【保健作用】

（1）防止牙龈出血：苤蓝富含维生素 C，维生素 C 参与胶原蛋白的合成，能增强毛细血管的韧性和强度，防止牙龈及黏膜下出血。

（2）降低血压：苤蓝富含钾，能使体内多余的钠排出体外，使小动脉对去甲肾上腺素升压反应减弱，从而使血压下降。

（3）防止便秘：苤蓝含大量水分及膳食纤维，刺激肠蠕动，促进排便功能。

（4）预防龋齿：苤蓝富含钼，钼的化合物氟钼酸胺对牙齿有保护作用，它能抑制蛋白分解酶对胶原的分解作用，从而有效地防止龋齿。

（5）延缓衰老：苤蓝富含锰，锰是超氧化物歧化酶的重要成分，此酶具有抗氧化，抗自由基，延缓衰老的作用，因此被人们誉为"抗衰老奇酶"。

【应　用】

（1）便秘：苤蓝 1 个，去皮洗净，切成细丝，加入适量的食盐、香醋和香油拌匀即成。

（2）胃及十二指肠溃疡：新鲜苤蓝 500 克，去皮、洗净捣碎榨成汁，分 2 次饮用，如怕凉可加入适量的温开水，10 次为 1 个疗程。

（3）小便淋浊：苤蓝（去皮、洗净并切块）1 个，葡萄（洗净）200 克，共榨成汁，分 2 次饮用。

（4）牙龈出血：新鲜苤蓝（去皮、洗净并切小块）1 个，番茄（洗净并切块）3 个，橙子（去皮分成瓣）3 个，共榨成汁，分 3 次饮用。坚持数日，必然见效。

（5）积食腹胀：苤蓝（去皮并切小块）100 克，山楂 30 克，麦芽 15 克，水煎温饮。

（6）高血压病：苤蓝（洗净并切小块）100 克，芹菜（洗净并切段）500 克，大蒜 10 瓣，共榨成汁，加入适量蜂蜜调味，分 3 次饮用。

（7）声音嘶哑：苤蓝（洗净并切块）100 克，白菊花 15 克，薄荷 5 克，竹叶 10 克，水煎温饮。

（8）目赤肿痛：苤蓝（去皮）50 克，白菊花 15 克，荸荠（洗净并切块）20 克，枸杞子 15 克，水煎温饮。

【提　示】　苤蓝富含维生素 C，加热后会使其遭到破坏，最好凉拌。

【食　谱】

（1）肺癌食谱：苤蓝橙子汁

原料：苤蓝 1 个，橙子、胡萝卜各 2 个，芦笋 200 克。

制作：将以上食材洗净，苤蓝去皮，所有食材切碎，共榨成汁，加入适量温开水及蜂蜜调味即成。分 3 次饮用。

功效:润肺止咳,宽中散瘀。适用于肺燥咳嗽的肺癌患者。

(2)白血病食谱:凉拌苤蓝丝瓜

原料:苤蓝、丝瓜各 1 个,食盐、生抽、蒜末、香醋、香油各适量。

制作:将以上食材洗净,苤蓝去皮后切薄片,丝瓜剖两半并切薄片。苤蓝片与丝瓜片放入碗里,加适量食盐拌匀,放置 1 小时后沥去盐水,再放入生抽、蒜末、香醋、香油拌匀即成。

功效:清热化痰,凉血生津。适用于发热口干的白血病患者。

4. 萝卜——止咳化痰妙品

萝卜为十字花科萝卜属一年生草本蔬菜,又名莱菔、芦菔、萝白。萝卜是防治疾病的良药,在我国民间有"冬吃萝卜夏吃姜,不劳医生开药方"的谚语。萝卜起源于我国,各地均普遍种植,品种繁多,有青皮、绿皮、紫皮、白皮、红皮、青皮紫心、红皮白心。北京的"心里美"和天津的青萝卜,清香脆嫩,口感纯正,是以蔬代果之佳品。

萝卜含脂肪极低,糖分主要是低聚糖和单糖,每 100 克萝卜含碳水化合物 3.8 克,纤维素 1 克,是典型的低脂肪低热能食物。每 100 克萝卜含钾 98 毫克,镁 430 毫克,钙 56 毫克,锌 1.3 毫克,维生素 27 毫克。

萝卜性凉,味甘,入肺、胃经。具有止咳化痰,健胃消食,宽胸舒膈,利尿解毒等功能。适用于胸膈满闷、积食不消、咳嗽痰多、咽痛失声、消渴口干、小便不利等症。

【防癌奥秘】

(1)奥秘一:实验研究证明,萝卜所含的萝卜硫素具有显著的防癌作用;实验提示,萝卜硫素可抑制致癌物诱导的大鼠乳腺癌。

(2)奥秘二:萝卜所含的木质醇及双链 RNA,能促进人体分泌干扰素,干扰素具有抗癌、抗病毒的作用。

(3)奥秘三:萝卜所含的苷酶、触酶、氧化酶能分解食物中的强致癌物亚硝胺,防止细胞突变,从而有效地预防食管癌、胃癌及其他癌症。

(4)奥秘四:萝卜所含的木质醇可增强巨噬细胞的活性,因而能提高其吞噬癌细胞的能力。

(5)奥秘五:萝卜所含的吲哚-3-甲醇,能显著降低雌激素生成,从而有效地预防乳腺癌及子宫癌。

(6)奥秘六:萝卜所含的异硫氰酸盐,能干预调节细胞周期,促使癌细胞凋亡。

(7)奥秘七:萝卜还含有一种重要化合物——莱菔子素,这种物质被鉴定为具有防癌抗癌的功效。

(8)奥秘八:萝卜中的咖啡酸和阿魏酸,也是防癌抗癌的植物化学物质。

(9)奥秘九:萝卜所含的芥子油及膳食纤维能促进肠蠕动,使粪便快速排出体外,减少致癌物的滞留时间,从而有效地预防结肠癌及直肠癌。

(10)奥秘十:流行病学的调查发现,经常吃萝卜的非洲居民结肠癌的发病率很低,仅为 3.5/10 万,而欧美国家以动物性食物为主,结肠癌的发病率高达 51.8/10 万。

(11)奥秘十一:吃萝卜防癌有讲究,研究者指出,只有生吃萝卜才能达到最佳防癌效果,因为加热烹调后其活性成分遭到破坏。

【保健作用】

(1)促进消化:萝卜能使人体内的淀粉、酶、蛋白酶、脂肪酶活性增强,促进淀粉、蛋白质和脂肪的分解及吸收,从而增强消化功能。

(2)减肥:萝卜能促进脂肪代谢,避免脂肪沉积于皮下及内脏器官,从而达到减肥之功效。

(3)防止便秘:萝卜所含的粗纤维具有亲水性,增加粪便体积,刺激肠蠕动,达到快速排便的效果。

(4)抑制烟瘾:萝卜所含的萝卜酸具有抑制烟瘾的作用。每日早晨吃 50～80 克萝卜,可消除吸烟的欲望。

(5)促进脂肪消化:俄罗斯的医生临床观察证明,吃萝卜可促进胆汁分泌,有利于脂肪的消化。

(6)降低血脂:经常吃萝卜可降低血脂,防止脂肪沉积于血管,使血液畅通无阻,预防冠心病。

【应 用】

(1)风寒感冒:白萝卜 150 克,葱白 10 克,生姜 8 克,水煎饮用,每日 2 次。

(2)咳嗽痰多:白萝卜 150 克,甜杏仁 5 克,红枣 6 枚,煮熟后食之。

(3)咽喉疼痛:白萝卜 100 克,橄榄 10 克,丝瓜 50 克,水煎饮用,每日 2 次。

(4)声音嘶哑:白萝卜 100 克,白菊花 10 克,薄荷 3 克,竹叶 3 克,水煎饮用。

(5)消化不良:萝卜 100 克,生姜 5 克,山楂 20 克,陈皮 15 克,水煎饮用。

(6)高血压病:萝卜 200 克,芹菜 300 克,大蒜 6 克。以上材料洗净,切碎,榨成汁,分 2 次饮用。

(7)妊娠呕吐:萝卜子(捣碎)10 克,生姜 10 克,橄榄 10 克,水煎饮用,每日 2 次。

【提 示】 脾胃虚寒及慢性腹泻者不宜吃萝卜。

【食 谱】

(1)食管癌食谱:萝卜海带汤

原料:白萝卜 150 克,水发海带丝 20 克,扇贝肉 30 克,猴头菇 40 克,葱花、姜末、料酒、食盐、胡椒粉、香油各适量。

制作:将以上食材洗净,白萝卜及猴头菇切成丝,海带丝切成段。所有食材入锅内,加适量水,用大火煮沸,撇去浮沫,改为小火,放入食盐、胡椒粉、味精,煮 30 分钟,淋入香油即成。

功效:补气养血,软坚化结。适用于气血不足的食管癌患者。

(2)鼻咽癌食谱:萝卜薏苡仁饭

原料:白萝卜 100 克,薏苡仁、小米各 50 克,枸杞子、核桃仁各 10 克,海米 15 克,

葱花、姜末、食盐、胡椒粉、香油各适量。

制作：将以上食材洗净，白萝卜切成丝。所有食材入锅内，加适量水，用大火煮沸，撇去浮沫，改为小火，放入葱花、姜末、食盐，胡椒粉，煮20分钟，淋入香油即成。

功效：健脾利湿，宽中理气。适用于腹胀湿盛的鼻咽癌患者。

5. 芜菁——提高免疫力的根菜

芜菁为十字花科芸薹属二年生草木蔬菜，又名蔓菁、大头芥、芥菜疙瘩、香大头，其根称为大头菜，全国各地均有种植。四季常青，春食其苗，夏食其心，秋食其茎，冬食其根。芜菁栽培历史悠久，传说诸葛亮与曹操作战，几出祁山，都因军粮不足而失败，后来实行屯垦政策，军民广种芜菁，以菜代粮，改善了军队的供给，至今西南地区仍称大头菜为"诸葛菜"。

芜菁营养丰富，味道鲜美，是物美价廉的大众菜。每100克芜菁含钾297毫克，镁46毫克，钙174毫克，铁5.8毫克，硒1.9微克，芜菁的苗与茎富含维生素C。

芜菁性平，味微辣，入肝、胃经。具有解毒消肿，下气消食，利尿除湿等功能。适用于肝虚目暗、腹胀便秘、小便不利等症。

【防癌奥秘】

（1）奥秘一：芜菁是奇特的蔬菜，它含的吲哚-3-甲醇能降低雌激素活性，从而有效地抑制雌激素依赖性恶性肿瘤。乳腺癌、子宫癌、卵巢癌等都属于雌激素依赖性恶性肿瘤。

（2）奥秘二：芜菁富含叶绿素，叶绿素能显著抑制强致癌物黄曲霉素的吸收率，从而有效地预防肝癌、胃癌及其他癌症。

（3）奥秘三：芜菁富含维生素C，维生素C具有防癌功效。大量的流行病学调查及生态研究均提示，摄取富含维生素C的蔬菜和水果，能有效地预防多部位癌症的发生，尤其是消化道癌症，维生素C能减少机体亚硝酸盐的浓度，促进亚硝胺分解，从而阻断其致癌作用。

（4）奥秘四：芜菁的叶和苗富含胡萝卜素，胡萝卜素在机体内可转变为维生素A，维生素A能抑制亚硝胺的致癌作用，动物实验证明，维生素A对亚硝胺及多环芳烃诱发的小鼠胃癌、膀胱癌、结肠癌，以及大鼠的肺癌、鼻咽癌有明显的抑制作用。

（5）奥秘五：芜菁富含钼，钼具有抑制致癌物的作用，它能减少机体对致癌物的吸收，并加快其分解排泄，从而起到防癌作用。

（6）奥秘六：芜菁富含叶酸，叶酸具有良好的防癌功效，美国哈佛大学的学者曾对16 000名妇女和9 500名男子进行过试验观察，结果发现，那些平时摄取富含叶酸食物的人，大肠出现癌变前息肉的情况最少。叶酸对染色体与DNA有保护作用，防止致癌物对其侵害。

（7）奥秘七：芜菁富含钙，钙对脂类有高度亲和力，它能中和胆汁酸和脂肪酸，减少脂类物质对细胞的损伤，降低高脂膳食对肠道的刺激，从而减少癌症的风险。

【保健作用】

(1)防止心律失常:芜菁富含钾,钾不仅具有排钠降压的作用,而且能保护心脏,防止心跳不正常和危险的心律失常。

(2)维持正常智力:芜菁富含叶酸,叶酸能使人保持正常的智力及记忆力。缺乏叶酸会引起抑郁,抽象思维能力和记忆力较差。多摄取绿色蔬菜和水果,能使这些不良现象得到缓解。

(3)维护记忆力:芜菁富含铁,铁不仅是造血的原料,而且能维持记忆力。缺铁会引起青少年记忆力下降,注意力不集中,应激能力减弱,容易疲劳。

(4)预防贫血:芜菁富含叶酸,叶酸是红细胞发育成熟的必需物质,缺乏叶酸就会引起巨幼红细胞性贫血。

(5)保护心脏:芜菁富含钼,钼对心肌有保护作用,临床检验证明,心律失常及心绞痛患者血清钼降低。我国克山病病因研究证明,克山病除缺硒、铜过多外,缺钼也是因素之一。

【应　用】

(1)骨质疏松症:芜菁苗(洗净并切段)100 克,豆腐(切块)100 克,水发海带丝(洗净并切段)50 克,海鲈鱼(切块)100 克。以上食材共入锅内,加适量水,用大火煮沸,撇去浮沫,改为小火,放入葱花、姜丝、食盐、料酒、胡椒粉,煮 30 分钟,淋入香油即成。

(2)贫血:芜菁叶(洗净)100 克,猪肝(切片)100 克,水发黑木耳(洗净)30 克。以上食材共入锅内,加适量水,用大火煮沸,撇去浮沫,改为小火,放入葱花、姜丝、食盐、料酒、胡椒粉,煮 40 分钟,淋入香油即成。

(3)咳嗽痰多:芜菁根(洗净并切块)50 克,白萝卜(洗净并切块)60 克,姜片 10 克,甜杏仁 15 克。以上食材共入锅内,加适量水,用大火煮沸,改为小火,煮 30 分钟即成。

(4)消化不良:芜菁根(洗净并切块)100 克,山楂片 20 克,麦芽、鸡内金各 10 克,水煎温饮。

【提　示】　用芜菁做汤或烹炒时不宜过咸,咸则掩盖其鲜味。

【食　谱】

(1)甲状腺癌食谱:芜菁百合汤

原料:芜菁 150 克,百合 60 克,芦笋 50 克,水发海带丝 30 克,鸡脯肉 35 克,葱花、姜末、食盐、料酒、胡椒粉、香油各适量。

制作:将以上食材洗净,芜菁切成丝,海带、芦笋切成段,鸡脯肉切成细丝。所有食材入锅内,加适量水,用大火煮沸,撇去浮沫,改为小火,放入葱花、姜丝、食盐、料酒、胡椒粉,煮 30 分钟,淋入香油即成。

功效:清心安神,润肺止咳。适用于血瘀气滞的甲状腺癌患者。

(2)鼻咽癌食谱:芜菁薏苡仁汤

原料:芜菁 100 克,薏苡仁 80 克,小米 30 克,萝卜 60 克,海米 10 克,葱花、姜丝、食盐、胡椒粉、香油各适量。

制作:将以上食材洗净,芜菁、萝卜切成丝。所有食材入锅内,加适量水,用大火煮

沸,改为小火,煮 20 分钟,放入葱花、姜丝、食盐、料酒、胡椒粉,再煮 2 分钟,淋入香油即成。

功效:健脾利湿,宽中理气。适用于腹胀湿盛的鼻咽癌患者。

6. 荠菜——绿色保健仙丹

荠菜为十字花科植物的幼嫩叶,又名地菜、清明菜、护生菜、荚菜、香善菜。它生长在路边、河畔、山坡和田野,全国各地均有分布。古往今来,它一直是人们喜欢的一种野菜,是没有任何污染的纯天然绿色食物。荠菜可做汤,也可做馅,用荠菜、鸡蛋、海米做成馅包饺子,鲜香可口,别具风味。

荠菜具有良好的医疗价值,在我国各地至今还流传着"到了三月三,荠菜当仙丹"的民间谚语。

荠菜营养丰富,每 100 克荠菜含蛋白质 2.9 克,胡萝卜素 310 微克,维生素 A 52 微克,维生素 C 41 毫克,钙 245 毫克,钾 328 毫克,镁 24 毫克,磷 47 毫克。

荠菜性平,味甘,入心、脾、肾经。具有清热解毒,利尿止血,降压明目等功能。适用于高血压病、水肿、尿血等症。

【防癌奥秘】

(1)奥秘一:荠菜所含的黄酮类化合物,具有抗氧化作用,它能使致癌物失去活性,使细胞受到可靠保护。

(2)奥秘二:荠菜富含维生素 C,它与黄酮类化合物是一对理想的组合,它们相辅相成,相互增强彼此的作用,共同肩负起抗病毒、抗癌和延缓衰老的使命。

(3)奥秘三:荠菜富含胡萝卜素,它与维生素 C 联手,担负起清除自由基,抗氧化和防癌的重任。

(4)奥秘四:荠菜富含叶绿素,它能显著减少强致癌物黄曲霉素的吸收,从而使人体多器官受到保护,免受癌症的侵袭。

(5)奥秘五:荠菜所含的黄体素,属于类胡萝卜素。研究证明,饮食中黄体素含量高的人,患肺癌的概率较低。多食用富含黄体素的黄色及绿色蔬菜,是一项重要的防癌措施。

(6)奥秘六:荠菜富含膳食纤维,膳食纤维能促进肠道内双歧杆菌的生长及增殖,双歧杆菌能抑制肠道内致癌物的生成,对已生成的致癌物,促进其分解,然后排出体外,从而有效地预防结肠癌和直肠癌。

(7)奥秘七:荠菜所含的二硫酚硫酮有较强的防癌活性,它能抑制由致癌物黄曲霉素 B_1、苯丙芘诱导的小鼠肝癌、食管癌及胃癌。

(8)奥秘八:荠菜富含叶酸,叶酸在 DNA 合成及复制中起重要作用。缺乏叶酸会导致 DNA 损伤,不稳定与 DNA 甲基化畸形状态,是癌症发生和发展的重要原因之一。多数流行病学研究证明,血液中叶酸浓度与结肠癌的发病率呈负相关,叶酸的摄入量越多,结肠癌的风险越低。因此,多吃富含叶酸的绿叶蔬菜,可有效地预防大肠癌和宫颈癌。

【保健作用】

(1)治疗牙龈出血:荠菜富含维生素C,维生素C能促进胶原形成和组织修补,增强毛细血管的韧性及强度,从而有效地治疗和预防牙龈出血。

(2)降低血压:荠菜富含钾,钾可以调节细胞内适宜的渗透压和体液的酸碱平衡,具有排钠作用,使外周小动脉舒张,从而使血压下降。

(3)止血:荠菜所含的荠菜酸,可缩短凝血时间,具有较好的止血功能。

(4)降低血脂:荠菜含有谷甾醇,谷甾醇能降低血液中的胆固醇和三酰甘油含量,从而降低血脂。

(5)保护眼睛:荠菜富含胡萝卜素,胡萝卜素在人体内能转变成维生素A,促进视紫红质合成,增强眼睛的暗适应能力,从而有效地预防夜盲症。

【应　用】

(1)便秘:荠菜(洗净并切段)100克,水发海带(洗净并切丝)50克,白萝卜(切块)100克。以上食材入锅内,加适量水,用大火煮沸,改为小火,煮10分钟,放入葱花、姜末、食盐、香油煮沸即成。

(2)高血压病:荠菜100克,芹菜400克,大蒜10克。以上食材洗净后榨成汁,分2次食用,10次为1个疗程。

(3)产后出血:荠菜(洗净)100克,花生衣15克,水煎饮用,每日2次。

(4)水肿:荠菜(洗净并切段)100克,冬瓜(去皮并切块)120克,煮熟后吃菜喝汤,每日2次。

(5)目赤肿痛:荠菜(洗净)100克,白菊花12克,水煎饮用,每日2次。

(6)痢疾:荠菜、马齿苋各150克,大蒜15克。以上食材洗净后榨成汁,分3次饭后饮用。

(7)消化不良:荠菜100克,麦芽、山楂各30克,水煎后分2次饮用。

【提　示】　荠菜含有麦角样物质,能引起子宫收缩,有催产作用,所以孕妇不宜大量食用。荠菜被世界卫生组织评选为13种最佳蔬菜之一。

【食　谱】

(1)食管癌食谱:荠菜韭菜饮

原料:荠菜300克,韭菜200克,生姜30克,番茄3个。

制作:将以上食材洗净,捣碎榨成汁即成。

功效:散瘀逐痰,止痛消噎。适用于食入即吐、大便秘结的食管癌患者。

(2)卵巢癌食谱:荠菜海带汤

原料:荠菜60克,水发海带丝、黑木耳、山慈姑各20克,人参12克,海米10克,葱花、姜末、食盐、胡椒粉、香油各适量。

制作:将以上食材洗净,海带丝切成段。所有食材入锅内,加适量水,用大火煮沸,撇去浮沫,改为小火,煮20分钟,放入葱花、姜末、食盐、胡椒粉、香油调味即成。

功效:清热解毒,健脾养胃。适用于食欲减退的卵巢癌患者。

7. 油菜——散结消肿之菜

油菜为十字花科植物油菜的嫩茎叶,又名芸薹、寒菜、胡菜、青菜、芸薹菜,全国各地均有栽培,长江下游一带产量最高。油菜翠绿油亮,菜质细嫩,味道清香,清脆可口,是人们喜食的蔬菜之一。

油菜富含钾,每100克油菜含钾278毫克,比同重量的大白菜的含钾量高3倍,比莴笋高19倍。钾是人体必需的元素,它对保证心脑血管系统的功能具有良好作用,缺钾不仅会使血压居高不下,而且会引起心律失常和脑出血。

油菜富含钙,每100克油菜含钙148毫克,比同重量的韭菜高3倍多,比青蒜高5倍,钙不仅是骨骼的基石,而且能预防高血压病及结肠癌。美国学者雷斯尼克博士认为,如果摄取富含钙的食物,全美国50%的高血压病患者血压将会下降。

油菜所含的维生素C和胡萝卜素也高于一般蔬菜,它们具有降低低密度脂蛋白胆固醇(LDL-C)的作用,从而使动脉血管得到可靠保护。

油菜性凉,味甘,入肝、脾、肺经。具有活血祛瘀,消肿散结,破气行血,宽肠通便等功能。适用于产后腹痛、肿毒痔漏、丹毒乳痈、大便秘结等症。

【防癌奥秘】

(1)奥秘一:油菜所含的异硫氰酸盐能阻断亚硝胺与DNA相结合,从而抑制由亚硝胺诱导的小鼠食管癌和胃癌。多摄取甘蓝属蔬菜如圆白菜、茎蓝、菜花、绿菜花、羽衣甘蓝、花茎甘蓝和其他十字花科蔬菜如芜菁、萝卜、菜心、芥菜等是简便有效的防癌措施。

(2)奥秘二:油菜富含叶酸、叶酸是公认的防癌维生素,美国哈佛大学的研究人员对近万名男女膳食中叶酸的摄入量进行了研究,并对这些受试者全部进行肠镜检查,结果发现凡叶酸摄入量高的人患结肠息肉的危险性比叶酸摄入量低的人低35%,而结肠息肉是导致结肠癌的危险因素。近年来的研究证明,叶酸摄入量不足的女性,宫颈癌的发病率比正常人多5倍。

(3)奥秘三:油菜富含维生素C,维生素C能增强机体的免疫功能,增强细胞免疫和体液免疫,促进具有抗肿瘤作用的干扰素的合成,从而抑制癌细胞的生长和增殖。

(4)奥秘四:油菜富含膳食纤维,大量研究证明,膳食纤维与肿瘤呈负相关。纤维素可预防体内肿瘤,尤其是消化道肿瘤。纤维素可结合胆汁酸及苯丙芘等致癌物,促使其排出体外,从而减少癌症的发病率。

(5)奥秘五:油菜富含叶绿素,叶绿素不仅能减少黄曲霉素的吸收,而且能抑制致癌物与DNA相结合,从而有效地预防多种癌症。凡是绿色蔬菜都富含叶绿素,因此多摄取绿叶蔬菜是最经济的防癌手段。

【保健作用】

(1)防止脑出血:油菜富含钾,钾对脑动脉血管有保护作用,美国学者匹恩研究证明,经常摄入富含钾的食物,如油菜、菠菜、苋菜、生菜、香椿、香蕉、土豆、红枣、莲子、黄豆、绿豆、红小豆、蚕豆、白扁豆等能显著降低脑出血、脑栓塞和肾病的发病率。

(2)润肠通便:油菜富含膳食纤维,具有吸水膨胀作用,增加粪便体积,刺激肠蠕动,促进排便功能。

(3)降低血压:油菜富含钾,钾具有排钠的作用,使小动脉血管扩张,从而使血压下降。

(4)促进健康:油菜富含维生素C、胡萝卜素、钾、钙、镁、铁、叶绿素、叶黄素等营养物质,从而起到增进健康的效果。

【应　用】

(1)便秘:油菜(洗净并切段)150克,水发海带(洗净并切段)50克,金针菜(洗净并切段)50克。以上食材入锅内,加适量水,用大火煮沸,改为小火,放入葱花、姜末、食盐、味精,煮10分钟,淋入适量香油即成。

(2)高脂血症:油菜(洗净并切段)100克,洋葱(切丝)1个,豆腐丝(切段)60克。以上食材入锅内,加适量水,用大火煮沸,改为小火,放入葱花、姜末、食盐、鸡精,煮10分钟,淋入香油即成。

(3)预防血栓形成:油菜(洗净并切段)100克,水发黑木耳20克,生姜、大蒜、洋葱各10克,海鲈鱼(切块)100克。以上食材入锅内,加适量水,用大火煮沸,撇去浮沫,改为小火,煮30分钟,加入食盐、味精、胡椒粉、香油即成。

(4)贫血:油菜(洗净)100克,海带丝、豆腐丝(洗净并切段)50克,猪肝(洗净并切片)100克,海米10克。以上食材入锅内,加适量水,用大火煮沸,撇去浮沫,改为小火,煮30分钟,加入食盐、料酒、葱花、姜末、鸡精、胡椒粉,煮沸后淋入香油即成。

【提　示】　油菜具有消肿散结的作用。外用能治疗多种外科疾病。油菜50克,黄连、大黄各5克,冰片0.5克。以上食材捣成糊状外敷,治丹毒、疖疮、痈、乳腺炎,每日换药1次。

【食　谱】

(1)胃癌食谱:油菜香菇汤

原料:油菜100克,水发黑木耳15克,鸡脯肉60克,香菇30克,味精、食盐、胡椒粉、葱花、姜末、料酒各适量。

制作:将油菜洗净切成段,鸡脯肉切成丝,香菇切成片。以上食材入锅内,加适量水,用大火煮沸,撇去浮沫,改为小火,放入味精、食盐、胡椒粉、葱花、姜末、料酒,煮30分钟,淋入香油即成。

功效:补气益血,消肿止痛。适用于形体消瘦、神倦乏力的胃癌患者。

(2)甲状腺癌食谱:油菜扇贝汤

原料:油菜100克,扇贝肉50克,紫菜10克,海带丝30克,葱花、姜末、食盐、味精、料酒、胡椒粉、香油各适量。

制作:将油菜洗净切成段,扇贝肉洗净,猴头菇切成片。以上食材入锅内,加适量水,用大火煮沸,撇去浮沫,改为小火,放入葱花、姜末、食盐、胡椒粉、料酒,煮30分钟,淋入香油即成。

功效：健脾补虚，软坚化结。适用于胃脾虚弱、食欲不振的甲状腺癌患者。

8. 白菜——通利肠胃佳蔬

白菜为十字花科芸薹属一二年生草本植物，又名菘、大白菜、黄牙菜、黄矮菜、花交菜。白菜起源于我国，全国各地均有栽培，尤以山东、河北、河南、浙江、北京等地的白菜质量最佳。

白菜营养丰富，菜质鲜嫩，清爽可口，在我国久传不衰，广受欢迎，百吃不腻，在民间有百菜不如白菜之说。宋代诗人范成大曾写出"拨雪挑来踏地菘，味如蜜藕更肥浓，朱门肉食无风味，只作寻常菜把供"的诗句赞颂大白菜。

白菜富含维生素和钙，每 100 克青口大白菜含维生素 C 21 毫克，比雪花梨的维生素 C 含量高 7 倍，比李子高 10 倍。钙的含量也比一般水果高 3 倍多。

白菜性平、微寒，味甘，入肠、胃经。具有清热止咳，通利肠胃，宽胸除烦的功能。适用于肺热咳嗽、大便秘结、小便不利、感冒发热等症。

【防癌奥秘】

(1)奥秘一：白菜富含吲哚-3-甲醇，它能诱导芳烃羟化酶的生成，提高其活性，此酶活性提高意味着抑制致癌物质多环芳烃的能力增强，从而起到防癌的效果。烹调白菜时间不宜过长，以免破坏吲哚-3-甲醇，凉拌白菜心是最佳选择。

(2)奥秘二：白菜富含钼，钼是人体必需的微量元素。钼参与黄嘌呤氧化酶、醛氧化酶的合成。醛氧化酶能消除人体内醛类的毒害作用，清除体内自由基，具有抗癌防癌作用。

(3)奥秘三：白菜富含维生素 C，维生素 C 具有抗氧化作用，大量的流行病学调查和生态学研究提示，摄取富含维生素 C 的蔬菜和水果能有效预防各部位肿瘤，尤其是消化道肿瘤。

(4)奥秘四：白菜富含粗纤维，刺激肠蠕动，使排泄物及致癌物及时排出体外，从而有效地预防结肠癌和直肠癌。

(5)奥秘五：白菜所含的吲哚-3-甲醇，能阻断 16α-羟基雌孕酮，这种激素在妇女的乳腺、子宫内膜都是活性物质，可以促进乳腺上皮导管细胞及子宫内膜细胞增生，进而引起癌症。吲哚-3-甲醇可使甾醇形成 2α-羟基雌孕酮，此物质在乳腺中是一种情性成分，不会与 DNA 相结合，因此不会引起乳腺癌。

【保健作用】

(1)防止便秘：白菜富含膳食纤维，刺激肠蠕动，使粪便迅速排出体外，从而有效地预防便秘。

(2)治疗小便不利：白菜富含钾，钾具有利尿作用。钾还能将体内多余的钠排出体外，减少体内多余的水分，从而使心血管系统受到保护。

(3)促进消化：白菜味美清爽，具有通利肠胃和消食养胃的功能。

(4)治疗感冒：白菜具有清热止咳作用，是治疗感冒简便有效的方法之一。

(5)防止高血脂：白菜中的膳食纤维在肠道中具有吸附三酰甘油和胆固醇的作用，因此能有效地预防高血脂、高胆固醇血症。

【应　用】

(1)感冒：白菜根(洗净并切小块)2个，葱白(切段)3根，姜片6克，水煎温饮，每日2次。

(2)便秘：白菜(洗净并切丝)150克，豆腐干(切条)100克，水发海带(切丝)60克。以上食材入锅内，加适量水煮熟，加入食盐、味精、胡椒粉、香油即成。

(3)水肿：白菜(洗净并切丝)100克，冬瓜(切片)100克，水煎饮用，每日2次，10次为1个疗程。

(4)高血脂：白菜(洗净并切丝)100克，洋葱(切丝)60克，豆腐丝(切段)50克。以上食材入锅内，加适量水，放入葱花、姜丝、食盐煮熟，淋入香油即成。每日1次，10次为1个疗程。

(5)养生保健：白菜(洗净并切丝)100克，豆腐(切块)100克，海鲈鱼(切块)100克，水发海带(切段)50克。以上食材入锅内，加适量水，煮沸20分钟，放入葱花、姜末、食盐、胡椒粉、味精煮熟，淋入香油即成。每周2～3次。

【提　示】　白菜被世界卫生组织评选为13种最佳蔬菜之一。白菜腐烂后会产生亚硝酸盐，这种物质进入人体后被迅速吸收到血液中，使血红蛋白变成高铁血红蛋白，从而丧失携氧能力，使人体严重缺氧，造成严重后果。

【食　谱】

(1)肺癌食谱：白菜猴头菇汤

原料：白菜、胡萝卜、芦笋、鲜猴头菇、鸡脯肉各50克，食盐、料酒、葱花、姜末、胡椒粉、香油各适量。

制作：将以上食材洗净，切成丝，共入锅内，加适量水，用大火煮沸，撇去浮沫，放入食盐、料酒、葱花、姜丝、胡椒粉，改为中火，煮20分钟，淋入香油出锅即成。

功效：润肺止咳、宽中散瘀。适用于肺燥、痰咳的肺癌患者。

(2)胃癌食谱：白菜鲫鱼汤

原料：白菜100克，鲫鱼1尾(约150克)，水发海带50克，芦笋60克，食盐、料酒、葱花、姜末、胡椒粉、香油各适量。

制作：将白菜、海带、芦笋洗净，切成丝；鲫鱼宰杀，去鳞去内脏。所有食材入锅内，加适量水，用大火煮沸，撇去浮沫，放入食盐、料酒、葱花、姜丝、胡椒粉，改为小火，煮20分钟，淋入香油即成。

功效：健脾益胃，清热解毒，软坚散结。适用于胃脘胀满、进食减少的胃癌患者。

9. 芹菜——天然降血压珍品

芹菜为伞形花科芹菜属草本植物，又名香芹、药芹、水芹、旱芹，原产于地中海沿岸，已有8000多年的栽培史，全国各地均有种植。芹菜营养丰富，清香爽口，既可凉拌,也可与肉类搭配烹调。

值得一提的是,芹菜的精华存在于其叶中,通过对芹菜的叶和茎22种营养成分测定证明,芹菜叶中有20种营养成分的含量比芹菜茎高2～12倍。芹菜叶中蛋白质的含量是茎的4倍,维生素C的含量是茎的5倍,锌的含量是茎的12倍。芹菜叶含有维生素E,而茎部不含此物质。

芹菜性凉,味甘、辛,无毒,入肺、胃、肝经。具有平肝清热,利水消肿,祛风解毒的功能。适用于高血压病、头痛眩晕、小便不利、无名肿毒、癌症等。

美国药理学家艾里奥特从芹菜中提取出一种名为3-H-丁基苯二酸的化合物,具有明显的降低血压的作用。在越南民间广泛采用芹菜治疗高血压病。

芹菜所含的呋喃香豆素类化合物,是一种具有辛香味的植物杀虫物质,能有效地防止害虫侵咬,因此不需喷施农药,是没有污染的A级绿色蔬菜。

【防癌奥秘】

(1)奥秘一:芹菜所含的木质素具有显著的防癌作用,能使人体内巨噬细胞的功能及活性提高3倍,从而增强吞噬癌细胞的能力。

(2)奥秘二:芹菜所含的3-H-丁基-邻苯二甲酰内酯是芹菜的芳香成分,也是一种重要的防癌物质,对癌细胞有抑制作用。

(3)奥秘三:芹菜中的酞酸及聚乙炔能使致癌物失去活性,从而起到防癌效果。

(4)奥秘四:芹菜所含的d-柠烯能抑制由亚硝胺类致癌物诱导的小鼠胃癌。

(5)奥秘五:芹菜富含纤维素,纤维素在肠道经有益菌群酵解产生短链脂肪酸和丁酸盐,抑制癌细胞,诱导癌细胞向正常细胞转化,抑制癌基因表达。

【保健作用】

(1)治疗高血压病:芹菜所含的芹菜素及芹菜苷具有明显的降低血压的效果,是原发性高血压病患者的理想食物。

(2)安神解郁:芹菜中的芹菜素及芹菜苷对神经系统有镇静作用,具有解郁除烦的效果。

(3)预防贫血:芹菜中富含铁,每100克芹菜叶含铁量高达8.4毫克,比大白菜的含铁量高21倍,是防治贫血的食物之一。

(4)利尿消肿:芹菜富含钾,具有排除体内钠潴留的作用,从而达到利尿消肿的功效。

【应 用】

(1)高血压病:新鲜芹菜600克,洗净后切成段,榨成汁,加入适量蜂蜜调味即成。分2次饮用,10日为1个疗程。

(2)贫血:芹菜(洗净并切段)150克,猪肝(切片)60克,一起炒熟即成。

(3)高脂血症:芹菜(洗净并切段)150克,山楂(洗净并切片)60克,大蒜(切片)20克,水发海带丝(切段)60克。以上食材入锅内,加适量水煮熟,加入食盐、味精、胡椒粉调味即成。每日1次,20次为1个疗程。

(4)尿血:芹菜(洗净并切段)100克,红枣8枚,酸枣仁5克。水煎,睡前饮用,红枣一同吃下。

【提　示】　芹菜被世界卫生组织评选为 13 种最佳蔬菜之一,芹菜性凉,胃脾虚弱者不宜多食。

【食　谱】

(1)食管癌食谱:芹菜紫茄子汤

原料:芹菜、紫茄子、猴头菇各 60 克,水发黑木耳 10 克,鸡脯肉 50 克,食盐、料酒、葱花、姜丝、胡椒粉、香油各适量。

制作:将以上食材洗净,切成丝,共入锅内,加适量水,用大火煮沸,撇去浮沫,改为中火,放入葱花、姜末、料酒、食盐、胡椒粉,煮 20 分钟,淋入香油即成。

功效:清热解毒,活血消肿。适用于噎嗝反胃、恶心呕吐的食管癌患者。

(2)结肠癌食谱:芹菜鹅血汤

原料:芹菜、鹅血、豆腐各 60 克,洋葱 30 克,食盐、料酒、葱花、姜末、胡椒粉、香油各适量。

制作:将以上食材洗净,豆腐、鹅血切成块,芹菜切成段,洋葱切成丝。共入锅内,加适量水,用大火煮沸,撇去浮沫,改为中火,放入葱花、姜末、料酒、食盐、胡椒粉,煮 20 分钟,淋入香油即成。

功效:补中益气,健脾养血。适用于气血不足、形体羸瘦的结肠癌患者。

10. 芫荽——发汗解毒优蔬

芫荽为伞形科一年生羽状草本植物,又名胡荽、香荽、胡荽、延荽菜,原产于地中海沿岸国家,张骞出使西域时引进我国,现在全国各地均有种植。芫荽既是食品,又是一味中药,药食兼用。

现代研究证明,芫荽具有较高的营养价值,富含无机盐和维生素。每 100 克芫荽含钙量高达 285 毫克,比大白菜的含钙量高 6 倍,钾和镁的含量也比一般蔬菜高 2～6 倍。

芫荽性温,味辛,入肺、胃经。具有祛风散寒,发表透疹,健胃消食,醒脾和中等功能。适用于风寒感冒、消化不良、咳嗽痰多、麻疹初起、透发不畅等症。

【防癌奥秘】

(1)奥秘一:芫荽所含的 d-柠烯具有良好的防癌功能,动物实验证明,d-柠烯能抑制由亚硝胺类致癌物诱导的小鼠前胃癌和甲基亚硝胺吡啶基丁酮诱导的小鼠肺癌。

(2)奥秘二:芫荽所含的 3-H-丁基-邻苯二甲酰内酯和 3-H-葵基-邻苯二甲酰内酯,是两种重要的防癌物质,对癌细胞有抑制作用。

(3)奥秘三:多数流行病学研究证明,从食物中补充叶酸的量与结肠癌的发病率呈负相关。芫荽富含叶酸,多摄取芫荽及其他绿叶蔬菜,可有效地预防结肠癌、直肠癌、乳腺癌、食管癌和白血病。

(4)奥秘四:芫荽富含多种防癌成分,受到美国相关部门的重视。在美国癌症研究所制定的饮食防癌指南中,把芫荽、胡萝卜、芹菜、小茴香等伞形科蔬菜列为重要的防癌食物。

(5)奥秘五:芫荽富含叶绿素,叶绿素能显著地减少黄曲霉素的吸收率,从而降低原发性肝癌及其他癌症的发病率。

【保健作用】

(1)治疗感冒:芫荽具有祛风散寒的作用,适用于感冒初期,常与生姜、白萝卜、红糖配伍。

(2)健胃消食:芫荽所含的挥发油能刺激肠蠕动,促进消化分泌,因而具有健胃消食和增进食欲的功能。

(3)发表透疹:治疗麻疹初起,透发不畅,常与薄荷、荸荠、白萝卜等配伍。

(4)止咳祛痰:治疗风寒感冒引起的咳嗽痰多,常与白萝卜、蜂蜜配伍。

(5)降低血糖:芫荽具有降低血糖的作用,是糖尿病患者的理想食物之一。

【应　用】

(1)风寒感:芫荽、白萝卜各60克,生姜10克,葱白15克,红糖15克,水煎饮用,每日2次。

(2)麻疹:芫荽30克,荸荠20克,薄荷10克,白萝卜60克,水煎饮用。

(3)消化不良:芫荽30克,山楂20克,生姜10克,水煎饮用,每日2次。

(4)咳嗽痰多:芫荽30克,白萝卜60克,葱白10克,水煎后加适量蜂蜜调味饮用,每日2次。

(5)乳汁不足:芫荽30克,猪蹄1个,大葱10克,生姜5克,食盐、料酒、胡椒粉、香油各适量,煮熟烂后食肉喝汤。

【提　示】　芫荽所含的呋喃香豆素化合物是一种植物杀虫剂,它所散发的香气味使害虫退避三舍。因此,芫荽不需喷施农药,是A级绿色食物,洗净后可凉拌食用。麻疹已透、胃及十二指肠溃疡患者不宜食用芫荽;长期大量食用会引起头晕;凡服用白术、牡丹皮者不宜食用芫荽。

【食　谱】

(1)肝癌食谱:芫荽鸡肝粥

原料:胡萝卜、芦笋各50克,芫荽20克,鸡肝40克,糯米100克,食盐、味精、胡椒粉、香油各适量。

制作:将所有食材洗净,切碎,共入锅内,加适量水,用大火煮沸,改为小火,煮至米熟时放入食盐、味精、胡椒粉,淋入香油即成。

功效:养肝补脾,宽胸解郁。适用于肝气郁结、胃脾虚弱的肝癌患者。

(2)结肠癌食谱:芫荽绿豆汤

原料:芫荽30克,新鲜马齿苋60克,白萝卜60克,绿豆60克,蜂蜜适量。

制作:将以上食材洗净后切碎,共入锅内,加适量水,用大火煮沸,改为小火,煮至绿豆熟烂,加入蜂蜜调味即成。

功效:清热解毒,利水消肿。适用于湿热蕴结的结肠癌患者。

11. 胡萝卜——护身之宝

胡萝卜为伞形科胡萝卜属一二年生草本植物,又名红萝卜、金笋、甘荀,原产于中亚和北非地区,元代传入我国,现在全国各地均有种植。胡萝卜呈圆锥形,有红色、紫色和黄色。胡萝卜肉质致密,脆甜爽口,可与肉类搭配炒、炸、煎、煮,做出各种美味佳肴。

胡萝卜营养丰富,每100克胡萝卜含胡萝卜素4.81毫克(它在人体内能转变成维生素A,可有效防止夜盲症,增强对传染病的抵抗力),维生素C 12毫克,钾166毫克,镁13毫克,钙65毫克,膳食纤维1.2克。

胡萝卜性平,味甘,入肺、脾经。具有补中行气,健脾和胃,消食导滞等功能。适用于脾胃虚弱、视力减退等症。

在我国民间,胡萝卜有"小人参"的美誉,在国外也备受推崇,荷兰人对胡萝卜有深厚感情,200年前他们依靠它充饥度过了艰苦的战争岁月,因此把它列为"国菜"之一。

【防癌奥秘】

(1)奥秘一:胡萝卜富含胡萝卜素,胡萝卜素在人体内可以转变为维生素A,维生素A可维持上皮细胞的正常功能。如果缺乏维生素A,上皮细胞会形成鳞状上皮细胞,最终变化为癌细胞。对人类威胁最大的癌症均属于上皮细胞癌,如皮肤癌、肝癌、肺癌、食管癌、胃癌、结肠癌、肾癌、膀胱癌、乳腺癌、子宫癌等,大量调查研究证明,摄取足够的胡萝卜,可有效地预防上述的各种癌症。

(2)奥秘二:在每根胡萝卜中既含有α-胡萝卜素,又含有β-胡萝卜素,这两种物质都具有防癌功能。实验结果证明,在3个癌细胞培养基里,第一个加入α-胡萝卜素,另一个加入β-胡萝卜素,第三个不加任何物质。结果显示:α-胡萝卜素完全阻止了癌细胞的增殖;等量的β-胡萝卜素阻止癌细胞增殖有中度效果;不加任何物质的癌细胞则疯狂增殖。

(3)奥秘三:经常吃胡萝卜可使体内的天然杀伤细胞(NK细胞)数量增多,活性增强,从而有效地预防癌症。

(4)奥秘四:胡萝卜所含的β-胡萝卜素可增强人体的免疫力,清除单氧自由基,保护细胞膜,促进细胞的正常发育,抑制细胞畸变,而细胞畸变是引起癌症的重要因素。

(5)奥秘五:胡萝卜对肺有保护作用,美国学者的调查研究指出,每周吃2个胡萝卜可使肺癌的发病率减少60%,吸烟者坚持多食胡萝卜可降低患肺癌的风险。

(6)奥秘六:胡萝卜对口腔有良好的保护作用。迁延不愈的慢性口腔溃疡是引起口腔癌的重要原因,坚持不懈地摄取胡萝卜,可以逆转癌前口腔溃疡,使口腔逐渐恢复正常状态。

(7)奥秘七:全球许多中心实验室的研究证明,血液中β-胡萝卜素含量高的人,患各种癌症的概率比含量低的人少50%。

(8)奥秘八:胡萝卜所含的木质素、叶酸、佛手苷内酯化合物均可有效地抑制致癌

物的形成。

(9)奥秘九:胡萝卜是多种防癌物质的载体,是一种重要的防癌食物,因此在许多国家的防癌指南中,都把多吃胡萝卜和多饮胡萝卜汁作为重要的防癌措施。

【保健作用】

(1)防夜盲症:胡萝卜富含胡萝卜素,胡萝卜素是维生素 A 原,在人体内转变为维生素 A。若体内缺乏维生素 A 时,视紫质合成减少,暗适应的能力差,结果造成功能性夜盲症。

(2)增强骨骼功能:胡萝卜富含硼,硼在钙的代谢中具有重要作用,缺硼会阻碍钙的吸收,导致骨骼脆弱,容易发生骨折。多摄取胡萝卜对骨骼有莫大益处。

(3)保护心血管:胡萝卜所含的槲皮素及山奈酚等植物生化物质,能够增加冠脉血流量,降低血脂和血压,从而有效地降低心血管系统的发病率。

(4)排毒:胡萝卜所含的可溶性纤维素可与有毒物质汞(水银)结合,将其排出体外,从而避免对人体的危害。

(5)利尿消肿:胡萝卜富含钾,钾有利尿作用,能使大量钠随尿排出体外,结果使细胞外液中的电解质和水分减少,水肿自然消退。

【应 用】

(1)夜盲症:胡萝卜(洗净并切片)100 克,猪肝(切片)50 克,加入食盐、味精、胡椒粉炒熟即成。连用多日,为防止血液胆固醇升高,可在菜中加些蒜泥。

(2)高血压病:胡萝卜 100 克,芹菜 100 克,大蒜 10 克。以上食材洗净,榨成汁,加入适量蜂蜜调味,分 2 次饮用,10 日为 1 个疗程。

(3)麻疹:胡萝卜 60 克,荸荠 60 克,香菜 20 克,水煎后当茶频饮。

(4)水肿:胡萝卜 100 克,冬瓜(洗净并切块)100 克,玉米须 30 克,水煎后分 2 次饮用,连饮数日。

【提 示】 胡萝卜含有维生素 C 分解酶,做蔬菜沙拉时不要放胡萝卜,以免维生素 C 遭到破坏。

【食 谱】

(1)食管癌食谱:胡萝卜海带汤

原料:胡萝卜 1 个,水发海带丝 30 克,猴头菇 40 克,扇贝肉 20 克,葱花、姜末、食盐、料酒、胡椒粉、香油各适量。

制作:将以上食材洗净,胡萝卜及猴头菇切成丝,海带丝切成段,所有食材入锅内,加适量水,用大火煮沸,撇去浮沫,改为小火,放入葱花、姜末、料酒、食盐、胡椒粉,煮30 分钟,淋入香油即成。

功效:补气活血,软坚化结。适用于脾胃虚弱的食管癌患者。

(2)肝癌食谱:胡萝卜鸡肝粥

原料:胡萝卜 1 个,鸡肝 30 克,糯米 50 克,薏苡仁 20 克,葱花、姜末、食盐、胡椒粉、香油各适量。

制作:将以上食材洗净,胡萝卜切成丝,鸡肝切碎片。所有食材入锅内,加适量水,用大火煮沸，撇去浮沫，改为小火，放入葱花、姜末、食盐、胡椒粉，煮至米熟烂，淋入香油即成。

功效：滋补肝肾，宽胸下气。适用于肝气郁结的肝癌患者。

12. 茄子——活血消肿的大众菜

茄子为茄科属一年生草本植物，又名矮瓜、落苏、昆仑瓜、酪酥。原产于印度，西汉时传入我国，已有2 000多年的栽培史。物以稀为贵，茄子初入神州时引起人们的兴趣，隋炀帝杨广见茄子形状美观，色彩艳丽，便给它起了一个别致的名字"昆仑紫瓜"。

茄子一般为球形、椭圆形和圆形。有紫色、绿色和白色3种。茄子肉质软嫩，清香可口。它与肉、禽、鱼类搭配能烹制出多种美味佳肴。

茄子营养丰富，钙的含量比黄瓜高2倍，比番茄高3倍，紫茄子品质优良，每100克茄子含维生素P高达72毫克，在蔬菜中名列前茅。

茄子性凉，味甘，入肺、肠经。具有清热凉血，解毒消肿的功能。适用于热毒痈疮、皮肤溃疡、口舌生疮、痔疮下血、便血、衄血等症，还能保护心血管，抗坏血病，防治胃癌，抗衰老。

【防癌奥秘】

(1)奥秘一：紫茄子皮的防癌活性很强，其效力超过了抗癌药物干扰素。动物实验显示，给小鼠饲喂紫茄子汁后，其体内的肿瘤坏死因子含量明显增多。肿瘤坏死因子可增强免疫力，预防癌症。

(2)奥秘二：茄子所含的龙葵碱具有防癌功能，药理实验证明，龙葵碱可有效地抑制消化道癌症。龙葵碱主要集中在茄子皮里，因此吃茄子不要去皮。

(3)奥秘三：紫茄子所含的花色苷能提高机体的免疫功能，抗氧化和清除自由基，促进癌细胞凋亡。

【保健作用】

(1)防止血液黏稠：茄子所含的香豆素化合物，是天然的血液稀释剂，防止血液黏稠，对抗血栓形成。

(2)降低胆固醇：茄子所含的胡芦巴碱有明显地降低血清胆固醇的作用，在美国制定的降低胆固醇12法中，就把茄子列入其中。

(3)保护微血管：茄子所含的维生素C和维生素P，能增强微血管的强度及韧性，防止其变脆而破裂。

(4)延缓衰老：茄子富含多酚，多酚能抑制活性氧和过氧化脂质生成，因此具有延缓衰老的功能。

【应　用】

(1)高胆固醇血症：茄子150克，洋葱50克，豆腐干60克，洗净后切成片，加入食盐、味精、胡椒粉炒熟即成。

(2)血液黏稠：茄子、番茄各100克，水发黑木耳10克，蒜苗30克，洗净后切好，锅内加适量水,用大火煮沸,改为小火,煮 6 分钟,加入食盐、味精、胡椒粉调味即成。

(3)腹泻:紫茄子皮 80 克,马齿苋、石榴皮各 50 克,大蒜 20 克,水煎后饮用。

(4)痢疾:紫茄子皮 80 克,马齿苋 60 克,石榴皮 50 克,大蒜 20 克,水煎后饮用,每日 2 次。

(5)无名肿毒:紫茄子皮 30 克,仙人掌 50 克,绿豆粉 30 克。将紫茄子皮及仙人掌捣碎如泥后放入绿豆粉调匀敷患处。

【提　示】　茄子营养丰富,品质优良,被世界卫生组织评选为 13 种最佳蔬菜之一。地中海沿岸的希腊、意大利和克利特岛的居民大量食用茄子、番茄和柿子椒等茄科蔬菜,因此那里的居民心脏病和癌症的发病率明显低于欧美其他国家。茄子性凉,脾胃虚弱者不宜多食。

【食　谱】

(1)胰腺癌食谱:茄子薏苡仁粥

原料:茄子 100 克,薏苡仁、红小豆、小米、枸杞子各 30 克。

制作:将茄子洗净切成块,其他食材洗净。共入锅内,加适量水,用大火煮沸,改为小火,煮至豆熟烂即成。

功效:健脾益胃,理气散结。适用于气滞血瘀的胰腺癌患者。

(2)乳腺癌食谱:茄子佛手苷粥

原料:茄子 100 克,佛手苷、黑豆、小米、糙米各 30 克,红枣 6 枚,蜂蜜 15 克。

制作:将以上食材洗净,佛手苷和茄子切成块。共入锅内,加适量水,用大火煮沸,改为小火,煮至豆熟烂,放入蜂蜜调味即成。

功效:清热解毒,散结消积。适用于瘀毒内阻的乳腺癌患者。

13. 辣椒——驱寒开胃神品

辣椒为茄科辣椒属一年生草本植物的果实,又名秦椒、番椒、鸡嘴椒,原产于南美洲,明代传入我国。现在我国种植的辣椒品种繁多,形状各异,五彩缤纷,产量居全球之首,大量出口。

辣椒具有强烈的辛辣味,能促进唾液及胃液分泌,增进食欲,刺激胃肠蠕动,帮助消化,它不仅是寻常人家的佐餐开胃佳蔬,而且是川、湘、粤、闽菜系中的必需调料。

辣椒所含的开普塞辛能促进大脑中脑啡肽的分泌,这种物质能使人产生欣快感。食用四川的麻辣火锅时,在浓烈辣味的刺激下脑啡肽持续不断的分泌,使人精神振奋,畅心抒怀。

辣椒性温,味辛,入脾、胃经。具有温中散寒,开胃除湿,活血发汗等功能。适用于食欲不振、脾胃虚寒、风湿痹症等。

【防癌奥秘】

(1)奥秘一:辣椒所含的辣椒碱能有效地清除自由基,保护细胞膜,阻断致癌物与正常细胞结合。

(2)奥秘二:辣椒子中所含的龙葵碱具有防癌功能,能抑制消化道癌症。

(3)奥秘三:辣椒所含的辣椒素具有奇特功能,它能攻击癌细胞的线粒体。线粒体是细胞的"发电厂",细胞活动所需的化学能由线粒体提供。线粒体因受到攻击遭到破坏,癌细胞因得不到能量而凋亡。

(4)奥秘四:流行病学研究证明,喜食辣椒的区域,癌症的发病率较低,这是因为辣椒含有多种防癌成分。

【保健作用】

(1)防止肥胖:日本京都大学的研究者证明,辣椒能促进脂肪代谢,防止脂肪在体内堆积而发胖。喜食辣椒的四川人肥胖者明显低于其他地区。

(2)抗血栓形成:辣椒能增强纤溶系统的功能,防止血液黏稠,从而有效地预防血栓形成。

(3)保护胃黏膜:辣椒能促进前列腺素 E_2 的释放,有利于胃黏膜的修复和再生,使胃受到保护。喜食辣椒的四川和湖南等地的居民,慢性胃病及胃癌的发病率低于其他地区。

(4)镇痛:辣椒所含的辣椒素不仅有防癌作用,而且有良好的镇痛作用,日本学者指出,辣椒素对癌症引起的疼痛有显著的疗效。

(5)防治冻疮:外搽辣椒酊能促进局部皮肤的血液循环,改善患部的营养,提高患处的温度,促进康复。

【应 用】

(1)胃部冷痛:红辣椒 1 个,生姜、葱白、小茴香各 10 克,红糖 12 克,水煎后饮用。

(2)食欲不振:青辣椒 20 克,茄子 150 克,洗净切成丝,炒熟后佐餐食用。

(3)冻疮:红辣椒粉 10 克,樟脑 12 克,白酒 100 毫升,混合摇匀后涂搽患处,皮肤破溃者禁用。

(4)风湿性关节炎:辣椒粉 50 克,生姜粉 60 克。用醋调拌后敷患处,覆盖油纸,用绷带包扎,每日 1 次,10 次为 1 个疗程。

(5)慢性腰痛:辣椒粉、肉桂各 80 克,延胡索 20 克,粗盐 1 000 克。共入铁锅炒热,装入粗棉布口袋里,扎紧袋口,敷于患处,可多次反复使用,注意保护皮肤。

(6)秃发:辣椒粉 30 克,生姜粉、硫黄各 10 克,白酒 150 毫升。混匀后涂搽患处,每日数次。

【提 示】 ①辣椒有强烈刺激作用,胃及十二指肠溃疡患者不宜食用,以免加重病情。②辣椒有抗凝血作用,内脏器官有出血倾向及痔疮出血时不宜食用辣椒。③辣椒与胡萝卜、番茄、茄子、萝卜和绿色蔬菜搭配有协同作用,合理搭配才能发挥出强大的防癌功能。

【食 谱】

(1)甲状腺癌食谱:辣椒炒海带丝

原料:青辣椒 30 克,水发海带、水发香菇、胡萝卜、圆白菜各 50 克,植物油、食盐、葱花、姜丝、香油各适量。

制作:将以上食材洗净,切成丝,锅上火放入植物油烧热,放入葱花、姜丝炒出香味,将所有食材放入翻炒,加入食盐翻炒几下,淋入香油即成。

功效:滋阴理气,软坚化结。适用于脾运化弱、食欲不振的甲状腺癌患者。

(2)膀胱癌食谱:辣椒荠菜汤

原料:青辣椒 15 克,荠菜、水发黄花菜、冬笋各 50 克,扇贝肉 30 克,食盐、料酒、葱花、姜末、胡椒粉、香油各适量。

制作:将青辣椒、冬笋切成丝,黄花菜切成段,所有食材入锅内,加适量水,用大火煮沸,撇去浮沫,改为小火,放入食盐、料酒、葱花、姜末、胡椒粉,煮 30 分钟,淋入香油即成。

功效:补肾益气,散结消肿。适用于小便不利、气血两亏的膀胱癌患者。

14. 番茄——以蔬代果佳品

番茄为茄科茄属番茄亚属的多年生草本植物,又名番茄、番李子、火柿子,由于它色泽艳丽、果型美观,在国外又称它为金苹果和爱情果。原产于南美洲,明代传入我国,现在全国各地广为种植,新疆的番茄质量最佳,番茄红素的含量最高。

番茄汁多味美,营养丰富,是以蔬代果的佳品。每 100 克番茄含脂肪 0.3 克,碳水化合物 2.9 克,是典型的低热能食品。含钾 189 毫克,镁 7 毫克,钙 9 毫克,维生素 8 毫克,膳食纤维 1.1 毫克。

番茄性微寒,味甘,入肝、脾、胃经。具有生津止渴,健胃消食,凉血平肝等功能。适于食欲不振、消化不良、口腔溃疡、牙龈出血、蝴蝶斑等症。

【防癌奥秘】

(1)奥秘一:番茄富含强力抗氧化物质——番茄红素,番茄红素能清除超氧自由基,保护细胞膜,防止氧化损伤,阻止自由基的生成,从源头上预防癌症。

(2)奥秘二:实验证明,番茄红素可抑制神经胶质癌细胞、白血病细胞的生长及增殖。番茄红素的防癌与抗氧化效力优于维生素 E 和 β-胡萝卜素。

(3)奥秘三:番茄富含谷胱甘肽,谷胱甘肽是致癌物的天敌,它能灭活 30 多种致癌物。在谷胱甘肽过氧化物酶催化下,谷胱甘肽与最终致癌物结合,使之变成无毒的水溶性物质排出体外。

(4)奥秘四:番茄所含的植物化学物质 P-香豆素及绿原素具有抑制强致癌物亚硝胺的作用,从而预防食管癌、胃癌及其他癌症。

(5)奥秘五:生吃新鲜的番茄具有良好的防癌效果。意大利学者研究证实,那些平时大量吃生番茄的人可以使消化道的癌症发病率减少 50%,这些癌症包括口腔癌、食管癌、胃癌、结肠癌和直肠癌。生吃番茄可得到全部的防癌物质,而番茄加热后珍贵的防癌成分——谷胱甘肽和维生素 C 会遭到严重破坏。

(6)奥秘六:美国农业部的营养专家实验证明,在生番茄与炒熟的番茄中,番茄红素的含量相同,其功效也完全一样,都具有良好的防癌效果。

(7)奥秘七:多摄取富含番茄红素的食物如西瓜、番茄等是重要的防癌措施。20世纪90年代美国莫里斯研究发现,胰腺癌和膀胱癌患者血液中,番茄红素的含量明显低于正常人,后来的研究也证实,结肠癌、乳腺癌、前列腺癌患者血液中番茄红素的含量也很低。意大利及希腊的居民经常吃番茄,当地前列腺癌和消化道癌的发病率很低。

(8)奥秘八:临床观察证明,癌症患者坚持食用番茄可改善病情,延长存活时间。

(9)奥秘九:番茄红素具有杀灭癌细胞的功能,实验证明,在癌细胞的培养基中加入番茄红素,癌细胞逐渐失去活性而凋亡。

(10)奥秘十:番茄红素能增强人体的免疫功能,激活淋巴细胞,从而起到防癌的效果。

(11)奥秘十一:在国际流行的防癌食谱中,富含番茄红素的番茄、草莓、西瓜、红色葡萄柚是主要的组成部分。番茄红素还广泛存在于南瓜、李子、杏、桃、桑葚、木瓜、萝卜、胡萝卜等果蔬之中。

【保健作用】

(1)健胃消食:番茄所含的苹果酸及柠檬酸能促进消化液的分泌,从而起到健胃消食、增进食欲的效果。

(2)防治牙龈出血:番茄所含的维生素C能增强毛细血管的致密度,减低其渗透性及脆性,促进创面愈合,因此有效地阻止牙龈出血。

(3)防治高血压病:番茄富含钾,钾具有排钠的作用,钠能使小动脉血管收缩,引起血压升高。

(4)护肤美容:番茄所含的维生素C及谷胱甘肽,能抑制多巴醌氧化,减少黑色素形成,从而有效地预防雀斑、蝴蝶斑,使面部皮肤光洁靓丽。

(5)补充营养:番茄富含番茄素、谷胱甘肽、维生素C,还含有维生素B_1、烟酸、钾、锌、铁、锰等营养物质。番茄是一个微型营养库,经常食用可补充营养,增进健康。

【应　用】

(1)牙龈出血:番茄200克,橙子100克。洗净后榨成汁,加入适量蜂蜜调味后饮用,10次为1个疗程。

(2)慢性胃炎:番茄200克,圆白菜100克。洗净后榨成汁饮用,每日2次,30日为1个疗程。

(3)高血压病:番茄100克,芹菜200克,山楂(去核)50克。洗净后榨成汁饮用,每日2次,30日为1个疗程。

(4)蝴蝶斑:番茄100克,猕猴桃100克,橘子100克。洗净后榨成汁饮用,每日1次,20日为1个疗程。

(5)发热口渴:番茄300克,西瓜(去子)300克,橙子200克,榨成汁代茶频饮。

【提　示】　吸烟会破坏体内的番茄红素及维生素C,致使免疫力降低,癌症尤其是肺癌就会乘虚而入。为减少吸烟的危害,吸烟者每日应摄取番茄、胡萝卜、绿色蔬菜、喝绿茶,使内脏器受到有效保护。番茄被美国《时代杂志》评为10种最佳抗衰老蔬菜之一。

【食　谱】

(1)肾癌食谱:番茄海带汤

原料:番茄 2 个,水发海带 30 克,鸡脯肉 40 克,荠菜 50 克,葱花、姜末、食盐、料酒、胡椒粉、香油各适量。

制作:将以上食材洗净,番茄切成片,海带切成丝,鸡脯肉切成薄片。所有食材入锅内,加适量水,用大火煮沸,撇去浮沫,改为小火,放入葱花、姜末、料酒、食盐、胡椒粉,煮 30 分钟,淋入香油即成。

功效:清热利湿,软坚散结。适用于湿毒蕴结型肾癌患者。

(2)乳腺癌食谱:橘皮番茄粥

原料:橘皮、橘叶、橘核各 20 克,薏苡仁、小米各 50 克,番茄 2 个,蜂蜜适量。

制作:将以上食材洗净,番茄切成小块,锅内加适量水,放入橘皮、橘叶、橘核,用大火煮沸,改为小火,煮 20 分钟,捞出橘皮、橘叶、橘核,下入薏苡仁、小米、番茄块,煮至米熟烂,加入适量蜂蜜调味即成。

功效:行气散结,活血化瘀。适用于瘀毒内阻的乳腺癌患者。

15. 洋葱——菜中皇后

洋葱为百合科葱属二年生草本植物,又名葱头、球葱、圆葱,原产于西亚,现在我国各地均有种植。洋葱是做西餐的必需原料。美国一位美食家曾说:"没有洋葱,就会使西餐失去诱人的魅力。"洋葱所含的洋葱素是一种植物杀菌剂,对多种病菌有杀灭作用。美国南北战争时军中暴发急性肠道传染病,许多官兵病倒,北伐军总司令格特向陆军总部告急:"没有洋葱,军队将失去战斗力……"陆军总部火速运去 3 列车洋葱,解了燃眉之急,使官兵转危为安。

洋葱营养丰富,每 100 克洋葱含蛋白质 1.1 克,脂肪 0.2 克,碳水化合物 7.7 克,钾 166 毫克,镁 21 毫克,钙 41 毫克,维生素 C 22 毫克,烟酸 1.1 克。

洋葱性平,味辛,入肺、脾、胃经。具有健脾和胃,温中散寒,利尿解毒,止咳化痰,降低血糖等功能。适用于食欲不振、消化不良、感冒咳嗽、小便不利等症。

洋葱对心脑血管系统有良好影响,它所含的前列腺素,在蔬菜中实属罕见,能使血管舒张,减低外周血管的阻力,从而达到降低血压的效果。

【防癌奥秘】

(1)奥秘一:洋葱所含的烯丙基硫醚化合物,具有明显的防癌作用,实验表明,它能抑制苯丙芘诱导的小鼠胃癌,抑制硝甲基苯胺诱导的小鼠食管癌。

(2)奥秘二:洋葱所含的槲皮素是一种强力抗氧化物质,是最有潜力的防癌利器。

(3)奥秘三:洋葱所含的谷胱甘肽,具有抗氧化、抗自由基和清除致癌物的功能,因此人们把它称为"抗氧化之王"。

(4)奥秘四:洋葱所含的硫化物在动物实验中发现,能阻止亚硝胺形成,阻止其致癌进程,抑制致突变剂损伤细胞,因此起到防癌作用。

(5)奥秘五:洋葱所含的低聚糖具有增强免疫功能、抗肿瘤的生物活性。低聚糖能促进双歧杆菌增殖,双歧杆菌能阻断肠道内致癌物生成,因此能有效地预防癌症。

(6)奥秘六:红皮及紫皮洋葱中的花色苷能增强机体免疫力,促进癌细胞凋亡。

(7)奥秘七:洋葱中的烯丙基硫醚化合物,可抑制黄曲霉素的致癌作用,从而能预防肝癌、胃癌及肺癌。

(8)奥秘八:洋葱中的槲皮素抑制人体内雌激素依赖性肿瘤细胞的生长,因此能有效地预防乳腺癌及宫颈癌。

(9)奥秘九:洋葱中的莱菔硫烷具有抗氧化、抗自由基及防癌功能。

【保健作用】

(1)保护心血管:美国哈佛大学心血管病专家维克特研究证明,每日吃半个洋葱,2个月后,可使冠心病患者血液中高密度脂蛋白胆固醇(HDL-C)升高30%,使低密度脂蛋白胆固醇(LDL-C)明显降低,从而使心血管得到有效保护。

(2)降低血压:洋葱是唯一含前列腺素 A 的蔬菜,它能使外周动脉血管舒张,减低其阻力,从而使血压下降。

(3)稀释血液:洋葱能提高纤维蛋白原酶的活性,抑制血小板凝集,稀释血液,因此能可靠地对抗血栓形成。

(4)降低血糖:洋葱含有类似甲苯磺丁脲样有机物,这种物质能促进胰岛素的合成及分泌,从而使血糖降低。

(5)促进睡眠:紫皮及黄皮洋葱所含的槲皮素,不仅是一种抗氧化剂,而且是温和的镇静剂,实验证明,槲皮素可作用于中枢神经系统,促进睡眠。

(6)缓解哮喘:洋葱所含的二苯基硫化亚磺酸盐,具有明显的抗哮喘效果,实验证明,让豚鼠吸入组胺,组胺会导致哮喘。如果用洋葱的提取物喂饲豚鼠,它吸入组胺后,哮喘的程度明显减轻。洋葱对人也有相似的作用,让受试者在接受刺激之前喝些洋葱汁,结果引起哮喘的概率下降了50%。

【应　用】

(1)高血压病:洋葱150克,洗净榨成汁,加适量蜂蜜调味,分3次饮用,30日为1个疗程。

(2)降低血糖:洋葱150克,苦瓜150克,洗净切成块,榨成汁,分3次饮用,30日为1个疗程。

(3)血液黏稠:洋葱100克,水发黑木耳(切丝)20克,姜丝10克,豆腐(切块)100克,加入葱花、姜末、料酒、食盐、胡椒粉煮熟即成。

(4)高血脂:洋葱(洗净并切丝)50克,水发海带丝(洗净控净水)50克,蒜泥6克,以上食材放入碗里,加入适量食盐、香醋、香油拌匀即成。

【提　示】　美国《时代杂志》曾评选出十大抗衰老蔬菜和水果,其中包括洋葱。洋葱加热后其活性物质遭到破坏,生吃最合乎营养要求。

【食　谱】

(1)胃癌食谱:洋葱拌海带丝

原料:洋葱100克,水发海带100克,豆腐丝60克,食盐、香醋、蒜泥、花椒油各适量。

制作:将洋葱洗净,切成丝;海带洗净,切成丝,煮熟,捞出沥净水;豆腐丝在沸水中烫透,捞出沥净水。以上食材装入大碗里,加入食盐、香醋、蒜泥、花椒油,拌匀即成。

功效:清热解毒,软坚散结。适用于食欲减退的胃癌患者。

(2)前列腺癌食谱:洋葱海参汤

原料:紫皮洋葱1个,海参(水发)5个,丝瓜1个,葱花、姜末、料酒、食盐、胡椒粉、香油、植物油、淀粉各适量。

制作:将以上食材洗净,洋葱和丝瓜切成丝,海参一切两半。炒锅烧热,放入植物油少许,油热后加入葱花、姜末炒出香味,放入洋葱和丝瓜略煸炒后盛出。锅内放入鲜汤、料酒、食盐、胡椒粉、海参后用大火煮沸,改为小火,煮至海参熟透,放入洋葱和丝瓜,再煮沸,用湿淀粉勾芡,调好口味,盛入碗里即成。

功效:补肾益精,养血润燥。适用于精血亏损的前列腺癌患者。

16. 大蒜——济世良药

大蒜为百合科葱属植物蒜,呈扁球形,外面有灰白色膜质鳞皮,剥去鳞叶,内有6~10个蒜瓣,轮生于花茎的周围,又名蒜头、胡蒜、独蒜,相传是汉代张骞出使西域时引进的。

大蒜奇特的功能受到全球许多国家的重视,对它进行深入的研究,取得了满意效果。

大蒜性温,味辛,入脾、胃经。具有温中除湿,消炎止痛,驱虫杀菌,健胃消食的功效。适用于饮食积滞、脘腹疼痛、泄泻痢疾等症。

古埃及建造举世瞩目的金字塔时,国王下令民工每日必须食用大蒜,借以健身防病,确保工程顺利进行。第二次世界大战期间,英军药品奇缺,大批患者无法医治,后来英国政府购买了几千吨大蒜,治疗士兵的战地创伤及肠道传染病,取得了明显疗效,成为替代抗生素的救命药。

在我国,民间把大蒜视为济世良药,应用极其广泛,用大蒜治病验方多达800余种。

【防癌奥秘】

(1)奥秘一:大蒜可增强免疫功能,提高天然杀伤细胞(NK细胞)的活性,它是人体内的特种兵,在人体内巡逻监视,发现癌细胞后就地杀灭。

(2)奥秘二:大蒜能阻断强致癌物亚硝胺的合成,从而起到预防胃癌、食管癌和其他癌症的效果。

(3)奥秘三:大蒜富含有机锗,它能诱导人体内分泌干扰素,干扰素具有抗癌抗病毒的功能。

（4）奥秘四：大蒜的防癌物质是大蒜素及烯丙基硫醚等有机硫化合物。从大蒜中提取的各种烯丙基硫醚化合物，对多种致癌物诱导的实验动物的癌症均有明显的抑制作用。其中包括硝基甲苯胺诱导的小鼠食管癌，苯并芘诱导的小鼠胃癌，3-甲基胆蒽诱导的宫颈癌等。

（5）奥秘五：大蒜是一种广谱防癌抗癌食物，大蒜的提取物对大鼠腹水癌、肝癌、S-180肉瘤、乳腺癌、结肠癌、淋巴肉瘤、网织细胞癌、宫颈癌细胞均有显著的抑制功能。美国宾夕法尼亚大学的研究人员实验研究证明，大蒜能防止在所有组织中发生癌症。

（6）奥秘六：大蒜是癌症的克星，在实验室研究中发现大蒜素可以通过直接杀伤或诱导癌细胞凋亡。

（7）奥秘七：大蒜富含有机硫化合物，其中有二烯丙基一硫化物，二烯丙基二硫化物等，这些含硫化合物具有广泛的抑制癌症的作用。有机硫化合物对癌细胞的抑制作用，是通过影响肿瘤细胞的信号传递途径诱导其凋亡。

（8）奥秘八：大蒜富含黄酮醇及有机硫化合物。动物实验与体外实验提示，这些植物化合物能抑制胃癌细胞的生长和增殖。

（9）奥秘九：美国癌症研究院的研究证明，大蒜对胃癌有突出的预防效果，其主要原因是大蒜素具有超强的杀菌作用，能有效地抑制幽门螺杆菌，它是导致胃癌的危险因素之一。

（10）奥秘十：我国学者研究证明，大蒜防癌尤其是防胃癌有确凿的实验及流行病学证据。山东省的苍山县和栖霞县相邻，这两个县的居民都喜食泡菜，泡菜中的亚硝酸盐在人体内可形成强致癌物亚硝胺，是引起胃癌的主要原因之一。吃大蒜防胃癌有科学依据，吃大蒜者胃中亚硝酸盐的含量明显低于不吃大蒜者。体外实验也证实，大蒜可阻断亚硝酸盐及胺类形成亚硝胺。苍山县是著名的大蒜种植区，当地居民习惯吃大蒜，胃癌的死亡率仅为少吃大蒜的栖霞县居民的1/12。

（11）奥秘十一：大蒜以其富含多种防癌抗癌物质及显著的防癌功效，受到研究者的高度关注。在美国国立癌症研究院列出的抗癌食物排名榜上，大蒜居于榜首。

（12）奥秘十二：大蒜能促进人体分泌谷胱甘肽，谷胱甘肽是致癌物的天敌，它能捕捉到致癌物，使其变成无害的物质排出体外。

（13）奥秘十三：大蒜所含的烯丙基硫醚及S-烯丙基-L-半胱胺酸，能使肝脏和直肠中谷胱甘肽-S-转移酶的含量增高，此酶是人体内重要的脱毒酶，它能将致癌物氧化成无害的代谢产物排出体外。

（14）奥秘十四：大蒜中所含的寡糖又称低聚糖，它具有增强免疫功能和防癌抗癌的生物活性。

【保健作用】

（1）延缓大脑衰老：日本学者赛特曾进行过令人瞩目的研究，结果显示，大蒜是延缓大脑衰老的神奇珍品。大蒜能恢复高龄大鼠的大脑功能，在学习及记忆的测试中，喂饲以大蒜的大鼠比一般大鼠的表现优异。更为奇妙的是，大蒜能使衰老的大脑神经细胞长出新的树突,树突就像树枝的分枝一样。树突越多,与其他神经细胞的接触面就越大,从而使神经细胞之间的信息传递更加畅通快捷,使大脑重现往日的良好状态。

(2)抑制血小板凝集:大蒜所含的阿霍烯能有效地抑制血小板凝集,降低血液黏稠度,稀释血液,从而对抗动脉血栓形成,抑制血栓形成对预防心脑血管疾病具有重要意义,因为80%以上的心脏病和脑卒中的急性发作都与动脉血栓形成有关。阿霍烯还能减少纤维蛋白原的数量,增强纤溶系统的功能,这些作用对抑制血栓形成非常有利。

(3)降低胆固醇:实验证明,每日吃3瓣大蒜,1个月后血液中胆固醇含量可降低9%左右,经常吃大蒜能使肝脏中合成胆固醇的数量明显减少。

(4)升高有益胆固醇:大蒜能使血液中高密度脂蛋白胆固醇(HDL-C)含量升高,使低密度脂蛋白胆固醇(LDL-C)含量降低,因此起到预防动脉粥样硬化及心脑血管系统疾病的效果。

(5)逆转动脉粥样硬化:大蒜是真正的血管"清道夫",它能使粥样动脉硬化的血管出现逆转。印度著名学者伯迪亚曾对兔子进行过实验,首先让它们吃富含胆固醇的饲料,当这些兔子体内胆固醇日益增高,80%的动脉血管出现狭窄时,在饲料里加入大蒜,3个月后动脉硬化的程度减轻,随着时间的推移,有些动脉则完全恢复正常,如此奇特的作用令人惊叹!

(6)降低血压:德国学者曾对高血压病患者进行过试验,把他们分为两组,第一组患者的食物加入2瓣大蒜,第二组患者的食物中不加大蒜。3个月后第一组患者的血压从平均22.8/13.6千帕(171/102毫米汞柱),下降到20.2/11.9千帕(152/89毫米汞柱),第二组患者的血压依然如故,还处于高血压状态。大蒜能使血管平滑肌扩张,降低周围小动脉及毛细血管的阻力,因此使血压下降。

(7)杀灭细菌:大蒜具有惊人的杀菌作用,是名副其实的"广谱抗生素"。把1瓣大蒜放在嘴里嚼碎,5分钟后口腔中的所有细菌全部被杀死。大蒜对多种病菌如痢疾杆菌、结核杆菌、大肠埃希菌、伤寒杆菌、霍乱弧菌等均有明显的抑制及杀灭作用。大蒜素是杀菌的有效成分,把它稀释12万倍仍然有很强的杀菌力。

(8)改善情绪:德国汉诺威大学的研究人员发现,吃大蒜后会产生幸福感,消除焦虑、易怒及烦躁等不良情绪。在德国,大蒜制品十分畅销,人们把大蒜当成无不良反应的抗抑郁的良药。

(9)延长寿命:实验提示,在大鼠的饲料里加入大蒜,可延长其寿命,大蒜所以有如此功效,是因为它能提高机体内过氧化氢酶(CAT)及谷胱甘肽过氧化物酶(GSH-Px)的活性,这两种强大的脱毒酶能有效地清除体内的垃圾——自由基,从源头上预防疾病,增进健康。

对于人类来说,大蒜也是益寿良药。我国著名书法家孙墨佛享年109岁,他长寿的秘诀之一就是一日三餐必吃大蒜。美国的德莱尼姐妹俩都是年逾百岁的寿星,当人们向她们询问长寿的秘密时,她们爽朗地回答:"练瑜伽功,每日吃1头大蒜。"

【应 用】

(1)痢疾:紫皮大蒜1头,去皮捣碎,加适量蜂蜜或白糖,用温开水冲饮。

(2)腹泻:大蒜 2 头,生姜 10 克,石榴皮 20 克,水煎饮用,每日 2 次。

(3)高血压病:大蒜(去皮并捣泥)1 头,海带(煮熟后切丝)50 克,芹菜(切段)100 克,在沸水里焯一下取出沥净水。海带丝和芹菜放在碗里,加入蒜泥、食盐、香醋、香油拌匀即成。

(4)感冒:大蒜 20 克,葱白 30 克,生姜 10 克,水煎后温饮,每日 2 次。

(5)水肿:大蒜 20 克,葱白 15 克,黄豆、花生各 30 克,冬瓜(切块)100 克,加入食盐、胡椒粉煮熟即成。

(6)毒虫叮咬:紫皮蒜(去皮)1 头,马齿苋 50 克,共捣为泥,敷于患处。

(7)防癌:养成生吃大蒜的习惯,做凉拌菜时加些蒜泥。

【提 示】 ①生吃大蒜一定要捣碎,因为大蒜被捣碎后,蒜氨酸在蒜酶的作用下产生大蒜素,才能起到防治疾病的效果。②吃大蒜后,大蒜中的二唑三硫化物会引起令人生厌的臭蒜味。为了消除臭蒜味,作者曾用多种方法进行实验,结果表明,白萝卜、猕猴桃、番茄除臭作用最佳,橙子、红枣、柚子、山竹也有较好效果。③大蒜能抑制血小板凝集,延长出血时间,因此内脏出血、流鼻血、痔疮等患者不宜吃大蒜。④与人近距离接触的职业人员,如医生、美容师、理发师、翻译等工作时不要吃大蒜。

【食 谱】

(1)鼻咽癌食谱:炒蒜苗豆腐丝

原料:蒜苗 100 克,豆腐丝 80 克,鸡脯肉 50 克,葱花、姜末、食盐、料酒、胡椒粉、香油、鸡精、湿淀粉、酱油、白糖、香油、植物油各适量。

制作:将以上食材洗净,蒜苗和豆腐丝切成段,鸡脯肉切成丝,放入锅内,加入湿淀粉、食盐、酱油、白糖、葱花、姜末拌匀。炒锅上火,放入植物油烧至七成热,放入鸡脯肉翻炒至变色时,放入蒜苗和豆腐丝翻炒几下,放入鲜汤,用小火焖 3 分钟,汤汁收浓放入鸡精和香油出锅即成。

功效:健脾和中,解毒散结。适用于脾失健运的鼻咽癌患者。

(2)食管癌食谱:炒蒜薹鹅血

原料:蒜薹 100 克,鹅血 80 克,豆腐干 60 克,水发黑木耳 10 克,葱花、姜末、食盐、料酒、胡椒粉、香油、植物油、味精、鲜汤各适量。

制作:将以上食材洗净,鹅血切成块,蒜薹切成段,豆腐切成条。锅烧热放入植物油,油六成热放入蒜薹煸炒,再放入鹅血及豆腐条,炒煎 3～4 分钟,加入葱花、姜末、食盐、料酒、胡椒粉后炒几下,加入鲜汤、味精适量,再烧焖 3～4 分钟,淋入香油出锅即成。

功效:健脾和胃,益气消肿。适用于噎嗝反胃的食管癌患者。

17. 大葱——驱寒通阳奇药

大葱为百合科葱属二年生草本植物,又名菜伯、和事草、鹿胎,相传神农尝百草时发现了它,逐渐推广种植,成为药食兼用的佳品。大葱清香辛辣,去腥除膻,提味增鲜,是制作各种美味佳肴的必需调味品。

现代研究证明,大葱所含的葱辣素对痢疾杆菌、链球菌、白喉杆菌、阴道滴虫等有抑制和杀灭作用。

大葱性温,味辛平,入肺、胃二经。具有发汗解表,散寒通阳,解毒散凝的功能。适用于风寒感冒、寒凝腹痛、小便不利等症。

【防癌奥秘】

(1)奥秘一:大葱是防癌佳蔬,它所含的葱辣素和二烯丙基硫醚,对癌细胞有抑制作用。

(2)奥秘二:大葱所含的有机硫化合物能降低胃内亚硝胺的含量,从而有效地预防消化道癌症。

(3)奥秘三:大葱的绿叶是其宝贵部分,每100克葱叶含维生素C达31毫克。维生素C具有抗氧化、清除机体内自由基的作用。流行病学的研究证明,从食物中摄入丰富的维生素C,可降低胃癌、口腔癌、食管癌、肺癌、胰腺癌和宫颈癌的发病率。

【保健作用】

(1)增进食欲:大葱的清香辛辣味能促进唾液和胃液分泌,从而增进食欲,帮助消化。

(2)止咳祛痰:大葱所含的挥发油对上呼吸道有温和刺激作用,促进痰液排出,达到止咳祛痰的作用。

(3)舒张微血管:大葱含有前列腺素A,能使微血管舒张,从而使血压下降。

(4)通络活血:大葱味辛,性温,能发表和里,通络活血,对感冒引起的头痛、阴寒腹痛有良好疗效。

(5)通脉下乳:大葱具有通脉下乳的作用,与鲤鱼一同煮汤食用,可促进乳汁分泌。

【应　用】

(1)风寒感冒:葱白、生姜各30克,白萝卜100克,红糖10克,水煎饮用,每日2次。

(2)咳嗽痰多:葱白30克,甜杏仁、陈皮、生姜各15克,白萝卜100克,水煎饮用,每日2次。

(3)产后缺乳:葱白50克,猪蹄1个,生姜10克,红枣6枚,以上食材入锅内,加适量水,用大火煮沸,撇去浮沫,改为小火,放入料酒、食盐、胡椒粉,煮至猪蹄熟烂即成。

(4)补肾壮阳:羊肉(切成薄片)200克,葱白(切丝)100克,食盐3克,酱油20毫升,料酒15毫升,姜丝、蒜末各5克,白糖15克,香油15毫升,植物油、湿淀粉各适量。锅内放植物油,用中火烧至七成熟,放入姜丝、蒜末,煸炒出香味时,放入羊肉和葱丝,用大火快速煸炒,羊肉发白时,放入酱油、料酒、白糖翻炒,用湿淀粉勾芡,淋入香油出锅即成(葱爆羊肉)。

(5)痈疽疮疖:葱白50克,蒲公英30克,共捣如泥,加适量蜂蜜调和后敷患处,每日1次。

【提　示】　葱叶中胡萝卜素的含量比葱白多100多倍,还含有叶绿素及叶酸等营养成分。葱叶易变质,最好冷藏。

【食　谱】

(1)甲状腺癌食谱:大葱鸡肉汤

原料:大葱、熟鸡肉各 50 克,水发海参 3 个,玉兰片 20 克,鲜贝肉 30 克,食盐、料酒、味精、葱花、姜末、香油各适量。

制作:将海参、熟鸡肉、玉兰片切成片,大葱切成丝。锅内放入鸡汤、海参、熟鸡肉、玉兰片、葱丝,用大火煮沸,撇去浮沫,改为小火,煮 30 分钟,淋入香油出锅即成。

功效:补肾益精,补气养血。适用于体虚消瘦、精血亏损的甲状腺癌患者。

(2)食管癌食谱:大葱猴头菇汤

原料:大葱 30 克,猴头菇、水发海带丝、水发黑木耳各 40 克,鲫鱼 1 尾(约 200 克),食盐、料酒、姜丝、胡椒粉、香油各适量。

制作:将葱及猴头菇切成丝,海带丝切成段,鲫鱼宰杀后去鳞及内脏。以上食材入锅内,加适量水,用大火煮沸,撇去浮沫,调入食盐、料酒、姜丝、胡椒粉,改为小火,煮 30 分钟,淋入香油即成。

功效:养气补血,软坚化结。适用于气血不足、胃脾虚弱的食管癌患者。

18.　生姜——健胃消炎的调味品

生姜为姜科姜属多年生宿根草本植物,又名干姜、姜皮,我国各地均有种植。生姜不仅是调味佳品,而且是治病的良药,早在春秋时代,人们就知道生姜对身体有益。民间有“冬天吃姜,不怕风霜”和“冬吃萝卜夏吃姜,不劳医生开药方”的养生法则。自古以来,中医和民间有“生姜治百病”之说。

生姜的挥发油中含有 20 多种生化成分,其中多数具有明显的抗氧化作用,防止脂质过氧化,延缓衰老。据《东坡杂记》记载,在钱塘净慈寺中有位僧人年逾 80 岁,面如童颜,目光炯炯,身轻如燕,一派道骨仙风的神态,问起长寿的秘诀,他就:“服食生姜 40 年,身强体壮,故不显老。”

生姜性温,味辛,入肺、胃经。具有解表发汗,温中止吐,祛痰下气的功能。适用于风寒感冒、呕吐痰涎、胃脘冷痛等症。

【防癌奥秘】

(1)奥秘一:生姜是最佳的防癌蔬菜之一,它所含的牻儿醇是一种强力抗癌化合物,这种化合物还能增强其他抗癌药物的效果。

(2)奥秘二:生姜所含的多元酸人参萜三醇,具有良好的防癌作用,抑制癌细胞增殖,抑制癌细胞扩散。

(3)奥秘三:生姜所含的姜黄酮能增强巨噬细胞的吞食能力,促进 T 淋巴细胞的增殖,从而增强防癌能力。

(4)奥秘四:生姜中的姜烯酚能抑制乳腺癌细胞的增殖;姜烯酚还能干扰肿瘤细胞增殖周期,抑制肿瘤生长。

【保健作用】

(1)消炎止痛:生姜具有温经散寒和消炎止痛的作用。丹麦学者斯瓦特曾用生姜治疗风湿性关节炎,3个月后大多数患者的症状明显减轻,关节疼痛、肿胀和僵硬等反应基本消失。

(2)祛风散寒:生姜所含的姜辣素能促进血液循环,使全身产生温热感,祛风散寒,使头痛、鼻塞、身冷、畏寒等症状明显减轻。

(3)预防眩晕:生姜有防治晕车和晕船的作用。实验证明,晕船者口服1克生姜粉,可有效地预防乘船时的头晕、恶心、呕吐等反应,口服30分钟内生效,持续时间达4个多小时。

(4)抑制血小板凝聚:生姜所含的姜烯酚、姜油酮等成分能抑制血小板凝聚,对抗血栓形成,从而有效地预防心脑血管疾病的急性发作。

(5)健胃消食:生姜中的姜辣素能增强胃肠内脂肪酶的活性,具有健胃消食和促进食欲的效果。

【应　用】

(1)风寒感冒:生姜、紫苏各30克,白萝卜100克,水煎饮用,每日2次。

(2)风寒咳嗽:生姜30克,川贝母6克,鸭梨(切片)1个,红糖10克,水煎饮用,每日2次。

(3)受寒胃痛:生姜30克,小茴香15克,红糖15克,水煎饮用,每日2次。

(4)恶心呕吐:生姜30克,紫苏10克,水煎饮用,每日2次。

(5)风湿性关节炎:鲜姜丝5克,加适量食盐和香油佐餐,每日3次,10日为1个疗程。

【提　示】　阴虚内热、口干舌燥、咽喉疼痛、大便干燥者不宜食用生姜。腐烂的生姜不能吃,因为腐烂的生姜产生的黄樟素是一种致癌物。吸烟者要多吃生姜,实验证明,生姜对肺有保护作用。

【食　谱】

(1)肺癌食谱:生姜百合粥

原料:生姜、百合、水发银耳、薏苡仁、红小豆、糯米、小米各30克,蜂蜜适量。

制作:将生姜切成丝,与洗净的其余食材同入锅内,加适量水,用大火煮沸,撇去浮沫,改为小火,煮至豆熟烂,加入蜂蜜调味即成。

功效:清热解毒,润肺止咳。适用于身体虚弱、心烦乏力的肺癌患者。

(2)鼻咽癌食谱:生姜鸡肉汤

原料:生姜20克,鸡脯肉50克,海米10克,白萝卜、胡萝卜各50克,食盐、料酒、葱花、姜末、胡椒粉、香油各适量。

制作:将鸡脯肉及生姜切成丝,白萝卜及胡萝卜切成块。以上食材洗净后共入锅内,加适量水,用大火煮沸,撇去浮沫,改为小火,放入葱花、姜末、料酒、食盐、胡椒粉,煮30分钟,淋入香油出锅即成。

功效:补气养血,润肺止咳。适用于咳嗽痰多、食欲不振的鼻咽癌患者。

19. 菠菜——十大抗衰老食品

菠菜为黎科菠菜属一年生或二年生草本植物,又名赤根果、波斯草、鹦鹉菜。菠菜原产于伊朗,唐代初期引入我国,现在全国各地均有种植。菠菜富含胡萝卜素,每100克菠菜含胡萝卜素高达13.32毫克,居群蔬之冠;菠菜还含有丰富的叶黄素、叶酸、维生素C等营养成分。

人们把菠菜称为"蔬菜之王"是实事求是的赞誉,它所含的叶酸不仅能挽救退化的智力,而且能有效地预防心脏病与癌症。据英国《医学杂志》报道,菠菜是预防老年人白内障的最佳蔬菜。

菠菜性凉,味甘、辛,入肠、胃经。具有滋阴平肝,止渴润肠等功能。适用于头晕目眩、风火赤眼等症。

【防癌奥秘】

(1)奥秘一:菠菜富含叶酸,叶酸能使脱氧核糖核酸(DNA)受到保护,从而有效的预防癌症。

(2)奥秘二:菠菜富含胡萝卜素,胡萝卜素在机体内可转变成维生素A,动物实验表明,维生素A对亚硝胺及多环芳烃诱导的小鼠胃癌、膀胱癌、结肠癌、乳腺癌等均有明显的抑制作用。

(3)奥秘三:菠菜所含的β-胡萝卜素、叶黄素、维生素C、叶酸,构成强大的抗氧化体系,能有效地清除自由基和致癌物。

【保健作用】

(1)预防心脏病:血液中同型高半胱氨酸含量升高是引起心脏病急性发作的危险因素,菠菜所含的叶酸能迅速将高半胱氨酸驱逐出体外。

(2)保护视力:菠菜所含的β-胡萝卜素和叶黄素具有抗氧化、清除自由基的功能,从而有效地保护视力,预防白内障和黄斑退化。

(3)改善情绪:德国学者研究证明,食物中缺乏叶酸会出现心情不宁、注意力不集中。摄取富含叶酸的菠菜之后,其情绪和精神状态会得到明显改善。

(4)维持健康:菠菜中的胡萝卜素在人体内会转变成维生素A,维生素A能促进机体生长,维持上皮组织的正常功能,增强胸腺功能,激活T淋巴细胞,从而增强对传染病的抵抗力。

(5)保护孕妇健康:菠菜富含叶酸,孕妇应多摄取,缺乏叶酸会引起早产及产后出血。

【应　用】

(1)夜盲症:菠菜、胡萝卜(洗净切好)各100克,鸡肝(切片)80克。以上食材入锅内,加适量水,用大火煮沸,撇去浮沫,改为中火,放入葱花、姜末、食盐、胡椒粉,煮30分钟即成。每日1次,10次为1个疗程。

(2)便秘:菠菜(洗净并切段)150克,水发海带丝(切段)100克。海带丝在沸水中煮 15 分钟,捞出沥净水;菠菜在沸水中焯一下捞出沥净水。将海带丝与菠菜装入大盘里,加入适量食盐、香醋、花椒油、香油拌匀即成。

(3)糖尿病:鲜菠菜根 80 克,鸡内金 12 克,苦瓜(切成片)100 克,水煎饮用,每日 1 次,10 次为 1 个疗程。

(4)产后虚弱:菠菜(洗净并切段)100 克,鸡中翼(洗净)4 个,鲜贝肉 50 克。以上食材入锅内,加适量水,用大火煮沸,撇去浮沫,改为中火,放入葱花、姜末、食盐、料酒、胡椒粉煮至肉熟烂,淋入香油即成。

【提　示】　①菠菜含草酸,与钙结合形成草酸钙,影响人体对钙的吸收,如果将菠菜在沸水中焯一下,80% 以上的草酸都溶解于水中。②菠菜含有类胰岛素样物质,具有降低血糖的作用,是糖尿病患者的理想食物。③菠菜被美国《时代杂志》评选为十大抗衰老食物之一。④菠菜含铁量很低,因此没有防治贫血的作用。

【食　谱】

(1)膀胱癌食谱:五彩菠菜

原料:菠菜、胡萝卜各 100 克,水发海带、水发玉兰片各 30 克,水发黑木耳 15 克,食盐、葱花、姜丝、酱油、香油各适量。

制作:将菠菜洗净,在沸水中焯一下,捞出切成段;胡萝卜、玉兰片、海带、黑木耳洗净,切成丝。锅上火放植物油烧热,加入葱花和姜丝出香味后,随即放入胡萝卜丝、玉兰片丝、海带丝和黑木耳丝翻炒几下,再放入菠菜翻炒,放入食盐、酱油炒几下,淋入香油出锅即成。

功效:补肾益气,散结消肿。适用于排尿困难、湿热瘀毒的膀胱癌患者。

(2)甲状腺癌食谱:菠菜牡蛎汤

原料:菠菜 100 克,水发海带丝、豆腐丝各 50 克,牡蛎肉 60 克,食盐、料酒、葱花、姜末、胡椒粉、香油各适量。

制作:将菠菜、海带丝、豆腐丝洗净,切成段,共入锅内,加适量水,用大火煮沸,撇去浮沫,改为小火,放入葱花、姜末、食盐、料酒、胡椒粉,煮 30 分钟,淋入香油出锅即成。

功效:滋阴养血,软坚化结。适用于气血两亏、食欲不振的甲状腺癌患者。

20. 韭菜——胡萝卜素的载体

韭菜为百合科葱属多年生草本植物,又名起阳草、扁菜、懒人菜,在我国已有 4 000 多年的栽培史。韭菜的生命力极强,易于栽培,四季均能生长。它碧绿秀美,素雅可爱,芳香四溢,色、香、味俱佳,深受人们喜爱。元代诗人许有壬曾写出赞美韭菜的佳句:"气较荤菜媚,功于肉食多,浓香跨姜桂,余味及瓜茄。"

韭菜营养丰富,富含胡萝卜素、膳食纤维、钾、铁、钙、维生素 C,它所含的胡萝卜素不仅高于一般蔬菜,而且高于胡萝卜,每 100 克韭菜含胡萝卜素 7.99 毫克,而同重量的胡萝卜只含胡萝卜素 4.81 毫克。

韭菜性温,味辛、微甘,入心、肝、胃经。具有补肾助阳,温中行气,活血散瘀,调和脏腑等功能。适用于肾阳衰弱、阳痿遗精、腰膝酸软、噎嗝反胃、胸痹作痛等症。

【防癌奥秘】

(1)奥秘一:韭菜所含的β-胡萝卜素能使人体内天然杀伤细胞及 T 淋巴细胞的数量增加,活性增强,从而提高人体对癌症的抵抗力。

(2)奥秘二:韭菜富含胡萝卜素,它在人体内能转变成维生素 A,维生素 A 在人体内氧化转变为视黄酸,视黄酸能诱导肺癌细胞及乳腺癌细胞凋亡。

(3)奥秘三:韭菜富含多元酸人参萜三醇,这种化合物具有良好的防癌功能,它能阻断多种致癌物的形成,抑制癌细胞增殖。

(4)奥秘四:韭菜富含膳食纤维,促进肠蠕动,保持大便通畅,加速致癌物排出,从而有效地预防结肠癌。

【保健作用】

(1)降低血脂:韭菜所含的挥发油精和硫化物,具有降低血脂的作用,从而有效地预防动脉粥样硬化。

(2)防止夜盲症:韭菜富含胡萝卜素,胡萝卜素在人体内能转变成维生素 A,维生素 A 是合成视紫红质的必需原料。视紫红质是存在于视网膜内的一种感光物质,这种物质合成减少时,暗适应能力差,进而引起夜盲症。

(3)增进食欲:韭菜具有独特的辛香味,味美可口,促进食欲,增强消化。

(4)行气理血:韭菜具有散瘀活血和行气导滞的作用,是跌打损伤、肝郁不疏患者的理想食品。

(5)补肾壮阳:韭菜具有补肾助阳和温中行气的功能,适用于阳痿、遗精、腰膝酸软等症。

【应　用】

(1)肾虚阳痿:韭菜(洗净并切碎)100 克,鲜虾仁(切碎)50 克,鸡蛋(打入碗里)2个,放入韭菜、虾、食盐、料酒、胡椒粉、味精搅匀。锅上火放植物油烧热,放入制备好的菜糊炒熟即成。

(2)便秘:韭菜(洗净并切碎)200 克,豆腐干(切条)100 克,加入食盐炒熟即成。

(3)恶心反胃:韭菜(洗净并切碎)100 克,生姜丝 20 克,一同榨成汁,加入适量蜂蜜调味饮用,每日 2 次。

(4)夜盲症:韭菜(洗净并切碎)100 克,鸡肝(切片)60 克。锅内上放植物油烧热,入葱花炒出香味后,放入鸡肝煸炒,放入姜末、食盐、味精、胡椒粉、韭菜,用湿淀粉勾芡,再翻炒几下,淋入香油出锅即成。

(5)肺虚久咳:韭菜(洗净并切碎)100 克,核桃仁 50 克,杏仁 10 克。共入锅内,加适量水,用大火煮沸,改为小火,放入葱花、姜末、食盐煮 10 分钟,淋入香油即成。

【提　示】　胃热炽盛,胃及十二指肠溃疡者不宜多食韭菜。

【食　谱】

(1)食管癌食谱:韭菜番茄汁。

原料:韭菜 500 克,胡萝卜、番茄各 100 克,蜂蜜 60 克。

制作:将以上食材洗净切碎,压榨成汁,加入蜂蜜调味,分 3 次饮用,所剩下的菜汁要放入冰箱,饮用时适当加温。

功效:健脾和胃,活血散瘀。适用于饮食不下、倦怠无力的食管癌患者。

(2)恶性淋巴癌食谱:韭菜鲜贝汤

原料:韭菜 100 克,水发海带 50 克,黑木耳 10 克,洋葱 50 克,鲜贝肉 50 克,食盐、料酒、葱花、姜丝、胡椒粉、香油各品量。

制作:将以上食材洗净,韭菜切成段,海带、洋葱切成丝。锅内加适量水,放入海带丝、洋葱丝、鲜贝肉、黑木耳,用大火煮沸,撇去浮沫,放入葱花、姜末、料酒、食盐、胡椒粉,煮 30 分钟,放入韭菜再煮 2 分钟,淋入香油出锅即成。

功效:软坚化结,温中益气。适用于久病体虚、腰膝酸软的恶性淋巴癌患者。

21. 紫苋菜——天然硒库

紫苋菜为苋科苋属一年生草本植物,又名苋菜、雁来红、老来少、三色苋。苋菜有粉绿色、红色、暗紫色或带紫斑色等品种,全国各地均有种植。

紫苋菜营养丰富,含硒量雄居群蔬之首,每 100 克紫苋菜含硒量高达 436 微克,委实令人惊叹!硒是人体必需的微量元素,缺硒会引起心脑血管疾病、肿瘤、克山病、大骨节疾病。摄取含硒丰富的食物,对预防疾病,增进健康具有重要意义。

紫苋菜富含钙,每 100 克紫苋菜含钙量达 228 毫克,比大白菜的含钙量高 4 倍多。紫苋菜富含钾,而钠的含量却很低,是心血管疾病患者的理想食品。

紫苋菜性凉,味微甘,入肺、大肠经。具有清热利湿和止痢通便等功效。适用于二便不畅、目赤咽痛等症。

【防癌奥秘】

(1)奥秘一:紫苋菜富含硒,硒是谷胱甘肽过氧化物酶的必需成分,可增强其活性,提高抗氧化、清除自由基、抑制致癌物的能力,从而有效地预防癌症。

(2)奥秘二:紫苋菜富含膳食纤维,膳食纤维中的木质醇和多聚糖,是人体重要的免疫功能激活因子,可有效地增强免疫系统的功能,增强对癌症的抵抗力。

(3)奥秘三:紫苋菜富含镁,镁是人体必需的宏量元素,它能稳定 DNA 及 RNA 的结构,防止基因突变而产生癌症。

【保健作用】

(1)预防白内障:紫苋菜富含硒,硒是谷胱甘肽过氧化物酶(GSH-Px)的核心成分,GSH-Px 能有效地清除眼晶状体内的自由基,使其保持良好的透明度,从而起到预防白内障的作用。

(2)预防冠心病:紫苋菜富含硒,硒能有效地预防动脉粥样硬化和冠心病。流行病学调查证明,缺硒地区冠心病的死亡率比富含硒地区高 3 倍。

(3)提高免疫功能:紫苋菜富含维生素 C,维生素 C 能清除体内自由基,提高机体的免疫功能。

（4）益寿延年：经常食用紫苋菜、黄花菜及海洋鱼类，源源不断地补充硒，不仅能预防多种疾病，而且可延长寿命，百岁老人居住地区的土壤、水源、粮食、肉、鱼中的硒含量比一般地区高 2～3 倍。

【应　用】

（1）痢疾：紫苋菜、马齿苋各 100 克，粳米 120 克。紫苋菜、马齿苋洗净，切成段，与洗净的粳米共入锅中，加适量水，用大火煮沸，加入食盐、味精，煮成粥即成。每日 2 次，直至痊愈。

（2）甲状腺肿大：紫苋菜（洗净并切段）100 克，水发海带丝（洗净并切段）50 克，鲜贝肉 30 克。以上食材共入锅内，加适量水，用大火煮沸，撇去浮沫，改为小火，放入葱花、姜末、食盐、胡椒粉，煮 20 分钟，淋入香油即成。每日 1 次，10 次为 1 个疗程。

（3）身体虚弱：紫苋菜、白萝卜各 100 克，鸡脯肉 120 克，牡蛎肉 50 克。将紫苋菜洗净，切成段；白萝卜切成块；鸡脯肉切成丝。共入锅内，加适量水，用大火煮沸，撇去浮沫，改为小火，放入葱花、姜末、料酒、食盐、胡椒粉，煮 30 分钟，淋入香油即成。每日 1 次，连用数日。

【提　示】　紫苋菜性凉，胃脾虚弱及慢性腹泻者不宜大量食用。紫苋菜富含硒，可作为保健品经常食之。

【食　谱】

（1）宫颈癌食谱：紫苋菜黑木耳汤

原料：紫苋菜、绿菜花、芦笋各 50 克，黑木耳 10 克，扇贝肉 30 克，食盐、料酒、葱花、姜末、胡椒粉、香油各适量。

制作：将蔬菜切好，黑木耳水发后洗净。所有食材入锅内，加适量水，用大火煮沸，撇去浮沫，改为小火，放入葱花、姜末、料酒、食盐、胡椒粉，煮 20 分钟，淋入香油即成。

功效：清热解毒，益气健脾。适用于食欲不振、怠倦虚弱的宫颈癌患者。

（2）恶性淋巴瘤食谱：紫苋菜牡蛎汤

原料：紫苋菜、丝瓜各 100 克，水发黑木耳 15 克，水发海带丝 50 克，鲜牡蛎肉 60 克，食盐、料酒、葱花、姜末、胡椒粉、香油各适量。

制作：将所有食材洗净，切好，共入锅内，加适量水，用大火煮沸，撇去浮沫，改为小火，放入葱花、姜末、料酒、食盐、胡椒粉，煮 20 分钟，淋入香油即成。

功效：软坚化结，解毒通便。适用于久病体虚、腰腿无力的恶性淋巴瘤患者。

22. 马齿苋——天然抗生素

马齿苋为马齿苋科一年生草本植物，又名长命菜、长寿菜、安乐菜、酸米菜，因为它根白、茎赤、叶绿、花黄、子黑，故称五行菜。马齿苋是一种野生蔬菜，主要生长在田间地头、沟边山坡等地方。

马齿苋对痢疾杆菌、大肠埃希菌、伤寒杆菌等有明显的抑制作用。在我国民间常用它治疗痢疾及急性肠炎，所以人们把它称为"天然抗生素"。马齿苋富含钙、镁、钾、维生素 C、胡萝卜素等。

马齿苋性寒,味酸,入心、肝、脾、大肠经。具有清热解毒,利水祛湿,散瘀消肿等功能。适用于痢疾肠炎、疮疖痈肿等症。

【防癌奥秘】

(1)奥秘一:马齿苋所含的欧米伽(ω)-3-脂肪酸能抑制癌细胞生长,使肿瘤缩小。

(2)奥秘二:马齿苋富含维生素 C,它对细胞有明显的保护作用,能有效地清除自由基和活性氧,防止细胞内的 DNA 氧化损伤,从而起到防癌的效果。

(3)奥秘三:马齿苋富含黄体素,它属于类胡萝卜素中的一种化合物,具有抗氧化、保护细胞膜的功能,因而具有防癌作用。

【保健作用】

(1)稀释血液:马齿苋所含的 ω-3-脂肪酸,能抑制血小板凝集,稀释血液,从而起到对抗血栓形成的效果。

(2)治疗痢疾:马齿苋具有清热解毒和凉血止痢的功能,是治疗痢疾最简便有效的方法。

(3)利水消肿:马齿苋富含钾,钾具有排钠的作用,减少体内水分潴留,因此起到防治水肿的功效。

(4)保护智力:马齿苋富含叶酸,叶酸能使老年人保持正常智力和良好的精神状态。缺乏叶酸会引起记忆力减退、抑郁和痴呆。因此,老年人每日必须摄入充足的绿叶蔬菜和柑橘类水果。

【应用】

(1)痢疾:马齿苋 200 克,紫皮蒜 5 瓣。马齿苋洗净,切成段,在沸水中焯一下捞出,沥净水;紫皮蒜捣碎后加入马齿苋里,放入适量食盐和香油,拌匀后即成。每日 3 次,直至痊愈。

(2)痔疮出血:马齿苋 100 克,槐花 20 克,地榆 10 克,水煎饮用,每日 2 次。

(3)小便不利:马齿苋、冬瓜皮、玉米须各 30 克,水煎饮用。

(4)肛门肿痛:马齿苋 100 克,大葱 50 克。水煎后熏洗患处,每日 1 次,连用数日。

(5)夜盲症:马齿苋 100 克,鸡肝 60 克。马齿苋洗净,切成段;鸡肝、马齿苋入锅内,加适量水,放入食盐、胡椒粉,用大火煮沸,改为中火,煮 20 分钟即成。

(6)水肿:马齿苋、冬瓜皮、白萝卜各 60 克,水煎饮用,每日 1 次。

【提 示】 马齿苋是一种野菜,是没有受到农药污染的 A 级绿色食品。马齿苋能引起子宫收缩,孕妇禁用。

【食 谱】

(1)结肠癌食谱:马齿苋扇贝汤

原料:马齿苋 100 克,扇贝肉 50 克,水发玉兰片 30 克,水发黑木耳 15 克,食盐、料酒、葱花、姜丝、胡椒粉、香油各适量。

制作:将以上食材洗净,马齿苋切成段,玉兰片切成丝。共入锅内,加适量水,用大火煮沸,撇去浮沫,改为小火,放入葱花、姜末、料酒、食盐、胡椒粉,煮 30 分钟,淋入香油即成。

功效:补气养胃,利尿解毒。适用于脾胃虚弱、消化不良的结肠癌患者。

(2)膀胱癌食谱:马齿苋胡萝卜汤

原料:马齿苋、胡萝卜、芦笋各 50 克,豆腐丝、牡蛎肉各 40 克,食盐、料酒、葱花、姜末、胡椒粉、香油各适量。

制作:将以上食材洗净,马齿苋、芦笋、豆腐丝切成段,胡萝卜切成丝。共入锅内,加适量水,用大火煮沸,撇去浮沫,改为小火,放入葱花、姜末、料酒、食盐、胡椒粉,煮 20 分钟,淋入香油出锅即成。

功效:清热解毒,滋阴养胃。适用于胸腹胀满、小便不利的膀胱癌患者。

23. 生菜——防癌之宝

生菜为菊科莴苣属一年生草本植物,又名千金菜、莴笋菜,原产于地中海沿岸,远在 2 500 年前希腊和意大利就种植这种蔬菜,16 世纪欧洲培育出球形包心生菜,类似卷心菜。在我国松散形和球形生菜均有栽培,产量逐年增多。生菜营养丰富,脆嫩爽口,清香宜人,被誉为"蔬菜皇后"。

生菜含微量脂肪和糖类,是典型的低热能食物。它富含钾、铁、镁、烟酸、维生素 C 等营养成分。

生菜性凉,味微甘,入肝、小肠经。具有清热解毒,凉血利尿等功能。适用于头痛眩晕、小便不利等症。

【防癌奥秘】

(1)奥秘一:生菜富含维生素 K,它具有抑制肿瘤的活性。维生素 K 抑制肿瘤的机制是它的细胞毒作用,即干扰细胞的氧化还原代谢,从而使癌细胞凋亡。

(2)奥秘二:球形生菜所含的原儿茶酸具有防癌作用,对胰腺癌有明显的抑制功能,对胃癌、肝癌、直肠癌、膀胱癌、舌癌等均有一定的抑制作用。

(3)奥秘三:生菜富含叶酸。美国学者巴特沃思研究证明,缺乏叶酸染色体就会在脆弱的部位断裂,这样病毒及致癌物就会乘虚而入,损伤 DNA 而引发癌症。多摄取富含叶酸的生菜、圆白菜、菠菜、油菜等绿叶蔬菜,能有效地预防肺癌、食管癌、宫颈癌、结肠癌及大肠息肉。

【保健作用】

(1)减肥:生菜是低糖、低脂肪、低热能食物,具有良好的减肥作用。生菜是糖尿病、肥胖症、高血压病、冠心病患者的理想食物。

(2)防止动脉粥样硬化:生菜富含膳食纤维,能抑制胆固醇和三酰甘油吸收,从而有效地预防动脉粥样硬化。

(3)净化血液:生菜所含的微量元素和纤维素,具有清除血液毒素及肠道垃圾的作用,从而达到养生保健的功能。

(4)防止脑卒中:生菜富含叶酸,能使血液中同型半胱氨酸的含量减少,抑制血小板凝集,对抗血栓形成,可有效地预防脑卒中和心肌梗死。

【应　用】

(1)肥胖症:球形生菜、紫甘蓝、黄瓜、番茄各100克。以上食材洗净后切好,加适量橄榄油和食盐拌匀即成。

(2)血液黏稠:球形生菜100克,紫皮洋葱、番茄各1个。以上食材洗净后切好,放入适量食盐和香油拌匀即成。

(3)高血压病:球形生菜、芹菜各300克,紫皮蒜1头。以上食材洗净后压榨成汁,加入适量蜂蜜调味即成。分2次饮用,10日为1个疗程。

(4)冠心病:球形生菜、海带丝、豆腐丝(洗净后切好)各50克,扇贝肉(洗净)40克。共入锅内,加适量水,用大火煮沸,撇去浮沫,改为小火,放入食盐、胡椒粉,煮20分钟,淋入香油出锅即成。

【提　示】　生菜富含水分,不宜烹炒,可做汤或火锅配料。

【食　谱】

(1)甲状腺癌食谱:生菜海带汤

原料:生菜150克,水发海带50克,豆腐丝80克,牡蛎肉60克,水发黑木耳15克,葱花、姜末、料酒、食盐、胡椒粉、香油各适量。

制作:将生菜洗净并切片,海带切成丝,豆腐丝切成段,牡蛎肉洗净。锅内加适量水,放入海带丝、黑木耳、豆腐丝、牡蛎肉,用大火煮沸,撇去浮沫,改为中火,煮20分钟,放入葱花、姜末、料酒、食盐、胡椒粉、生菜,再煮2分钟,淋入香油即成。

功效:清热解毒,软坚化结。适用于体虚瘦弱、中虚食少的甲状腺癌患者。

(2)胰腺癌食谱:生菜洋葱汤

原料:生菜150克,洋葱、芹菜、芦笋、扇贝肉各50克,食盐、料酒、葱花、姜末、胡椒粉、香油各适量。

制作:将以上食材洗净,生菜、洋葱切成丝,芹菜、芦笋切成段。锅内加适量水,放入所有食材,用大火煮沸,撇去浮沫,改为小火,放入葱花、姜末、料酒、食盐、胡椒粉,煮20分钟,淋入香油即成。

功效:健脾理气,平肝润肠。适用于食欲不振、烦躁不安的胰腺癌患者。

24. 黄花菜——解闷安神的忘忧草

黄花菜为百合科萱草属多年生草本植物的花蕾,又名金针菜、萱草、忘忧草,在我国已有2 000多年的栽培史,各地均可见到它美丽的身姿。黄花菜不仅是一种美食,而且具有良好的观赏价值,它色彩艳丽,气味清香,深受人们喜爱。传说在古代的时候,人们不管有多大的忧愁和烦恼,只要看到黄花菜就会笑逐颜开,乐以忘忧,因此人们把它称为忘忧草。唐代伟大诗人白居易曾有赞美黄花菜的诗句:"杜康能解闷,萱草能忘忧。"它与香菇、木耳、冬笋被称为"四大山珍"。

黄花菜富含蛋白质、维生素、无机盐,说它是珍品并非言过其实,它所含的微量元素一般食物望尘莫及。黄花菜的含铁量比南瓜高 42 倍,锌含量比番茄高 39 倍,铜含量比大葱高 49 倍,它还富含视黄醇、胡萝卜素、维生素 C 和烟酸。由此可见,黄花菜是富集微量元素的能手。

黄花菜含硒量十分可观,每 100 克黄花菜含硒量高达 173 微克,比菠菜的含量高 289 倍,比大白菜高 468 倍,而许多蔬菜只含微量的硒,每 100 克不足 1 微克,可谓沧海一粟。

黄花菜性凉,味甘、咸,入肝、胃经。具有清利湿热、宽胸利膈等功能。适用于忧思过度、夜寐不安、胸膈胀满等症。

【防癌奥秘】

(1)奥秘一:黄花菜富含硒,硒是名副其实的抗癌之王,它不仅能抑制癌细胞的生长,而且可直接杀灭机体内的癌细胞,经常摄取富含硒的黄花菜、紫苋菜及海洋鱼类对预防癌症具有积极意义。

(2)奥秘二:黄花菜富含膳食纤维,膳食纤维与癌症呈负相关,摄入的膳食纤维越多,癌症的发病率越低。膳食纤维在结肠内经细菌酵解产生短链脂肪酸,短链脂肪酸可正相调节细胞凋亡,发挥防止癌症的效果。

(3)奥秘三:黄花菜富含锰,锰是超氧化物歧化酶(SOD)的核心成分,SOD 具有抗氧化、抗自由基、延缓衰老、预防癌症的作用。

【保健作用】

(1)抗忧郁症:黄花菜富含硒,硒能有效地改善人的情绪,美国学者曾对 50 名情绪不良者进行了试验,让他们每日口服 100 微克硒,结果表明,补硒后他们的心情明显改善,精神愉快,心情愉悦。

(2)预防贫血:黄花菜富含铁,每 100 克含铁高达 12.6 毫克,比一般蔬菜高 10 多倍。铁是人体必需的微量元素,是血红蛋白的重要成分。缺铁会引起缺铁性贫血,经常食用黄花菜是防治贫血的方法之一。

(3)降胆固醇:黄花菜富含膳食纤维,膳食纤维与肠道内的胆固醇相结合,使其排出体外。

【应 用】

(1)烦躁失眠:黄花菜 20 克,酸枣仁 10 克,水煎后加适量蜂蜜调味即成。

(2)产后缺乳:黄花菜(洗净切成段)30 克,猪蹄(切成块)1 个。共入锅内,加适量水,用大火煮沸,放入葱花、姜末、料酒、食盐、胡椒粉,煮至猪蹄熟烂,淋入香油即成。

(3)贫血:黄花菜(洗净并切段)50 克,水发黑木耳 10 克,豆腐(切块)60 克,猪肝(切片)50 克。共入锅内,加适量水,用大火煮沸,撇去浮沫,改为小火,放入食盐、胡椒粉,煮 30 分钟,淋入香油即成。

(4)风湿性关节炎:黄花菜(洗净并切段)30 克,生姜丝 20 克,胡萝卜(切段)100 克。共入锅内,加适量水,用大火煮沸,改为小火,煮 10 分钟,放入食盐、胡椒粉、香油调味后出锅即成。

(5)声音嘶哑:黄花菜(切段)30 克,鸭梨(切块)1 个,水煎饮用,每日 2 次,连用数日。

【提　示】　新鲜黄花菜含有毒物质——秋水仙碱,误食后会导致瞳孔散大、失明等症状。但加热到100℃时,秋水仙碱就会被破坏,可放心食用。

【食谱】

(1)结肠癌食谱:黄花菜扇贝汤

原料:黄花菜50克,紫菜5克,水发海带丝60克,芦笋10克,扇贝肉50克,食盐、料酒、葱花、姜末、胡椒粉、香油各适量。

制作:将黄花菜、海带丝、芦笋分别洗净切成段,共入锅内,加适量水,用大火煮沸,撇去浮沫,改为小火,放入食盐、葱花、姜末、胡椒粉,煮30分钟,淋入香油即成。

功效:健脾宽中,润燥利水。适用于脾虚气弱、消化不良的结肠癌患者。

(2)骨癌食谱:黄花菜枸杞子汤

原料:黄花菜30克,枸杞子10克,红枣6枚,桂圆肉10克,核桃仁15克,蜂蜜适量。

制作:将黄花菜洗净切成段,所有食材入锅内,加适量水,用大火煮沸,改为小火,煮20分钟,放入适量蜂蜜调味即成。

功效:补肾固精,滋阴养血。适用于腰膝酸软、头晕目暗的骨癌患者。

25. 茼蒿——清热养心良蔬

茼蒿为菊科茼蒿属一年生草本植物,又名蓬蒿菜、蒿子秆、菊衣菜、茼笋,原产于我国。它有蒿之清气,菊之芳香,春天开黄花,花形似菊,又称菊花菜。

茼蒿的叶及茎均可食用,含有丰富的营养成分。每100克茼蒿含钾460微克,比青口大白菜的含量高4倍多;茼蒿还富含维生素C、胡萝卜素、α-蒎烯、叶绿素等营养物质。

茼蒿性温,味甘,入肝、肾经。具有平补肝肾,宽中理气等功能。适用于心悸怔忡、心烦不安等症。

【防癌奥秘】

(1)奥秘一:茼蒿富含β-胡萝卜素,它能使人体内的天然杀伤细胞(NK细胞)的数量增多,活性增强,从而增强防癌功能。

(2)奥秘二:澳大利亚的学者研究证明,乳腺癌患者服用β-胡萝卜素能明显提高存活期。

(3)奥秘三:茼蒿富含叶酸,叶酸对染色体及DNA有保护作用,从而起到防癌效果。大量的研究证明,人类患结肠癌、前列腺癌、宫颈癌与膳食中叶酸摄入量不足有十分密切的关系。

【保健作用】

(1)健脾开胃:茼蒿所含的α-蒎烯和苯甲醛等精油成分,能刺激胃肠蠕动,促进消化液分泌,从而增强消化和食欲。

(2)预防白内障:茼蒿富含β-胡萝卜素,它不仅能抑制自由基,延缓衰老,而且能有效地预防白内障。研究证明,饮食中富含β-胡萝卜素的妇女,患白内障的概率明显减少。

（3）防止蝴蝶斑：茼蒿富含维生素C，它能抑制多巴醌的氧化，减少黑色素的形成，从而起到防止蝴蝶斑的效果。

（4）通利小便：茼蒿富含钾，钾能调节体内水盐代谢，具有消除水肿和通利小便的作用。

【应　用】

（1）高血压病：茼蒿、芹菜各300克，洗净后压榨成汁，加入适量蜂蜜调味即成。分2次饮用，10次为1个疗程。

（2）白内障：茼蒿（洗净并切碎）300克，番茄（切块）3个，胡萝卜（切块）2个，洗净后切碎，压榨成汁，加适量蜂蜜调味即成。分2次饮用，10次为1个疗程。

（3）蝴蝶斑：茼蒿300克，橙子2个，柠檬1个，洗净后切碎，压榨成汁即成。分2次饮用，10次为1个疗程。

（4）口腔溃疡：茼蒿300克，番茄3个，猕猴桃3个，洗净后压榨成汁即成。分2次饮用，直至痊愈。

（5）贫血：茼蒿（洗净并切段）100克，水发黑木耳10克，猪肝（切片）100克，豆腐（切块）100克。以上食材入锅内，加适量水，用大火煮沸，撇去浮沫，改为小火，放入葱花、姜末、料酒、食盐、胡椒粉，煮至豆熟烂，淋入香油出锅即成。

【提　示】　茼蒿对肠胃有刺激作用，便溏及腹泻者不宜多食。

【食　谱】

（1）鼻咽癌食谱：茼蒿金针菇汤

原料：茼蒿150克，金针菇50克，芦笋40克，番茄2个，扇贝肉60克，食盐、料酒、葱花、姜末、胡椒粉、香油各适量。

制作：将以上食材洗净，切好，共入锅内，加适量水，用大火煮沸，撇去浮沫，改为小火，放入葱花、姜末、料酒、食盐、胡椒粉，煮30分钟，淋入香油出锅即成。

功效：清热解毒，软坚化结。适用于咽喉疼痛、心神不宁的鼻咽癌患者。

（2）食管癌食谱：茼蒿番茄汁

原料：茼蒿300克，番茄5个，草莓200克，西瓜500克。

制作：将茼蒿洗净，切成段；番茄洗净，切成块；草莓洗净，去蒂；西瓜去子取瓤；共压榨成汁，代茶饮用。

功效：生津止渴，清热解毒。适用于口舌干燥、口腔溃疡的食管癌患者。

26. 紫苏——抗菌防腐之菜

紫苏为唇形科紫苏属一年生草本植物，又名荏桂、赤苏、红苏、水壮元，药食兼用，全国各地均有栽培。

紫苏营养丰富，富含铁、钙、钾、锌、膳食纤维、胡萝卜素、紫苏醛、β-谷固醇。紫苏具有抗菌作用，能抑制葡萄球菌、大肠埃希菌、痢疾杆菌。它所含的挥发油有明显的防腐功能。

紫苏性温,味辛,入肝脾、胃经。具有祛风散寒,宣肺化痰等功能。适用于外感风寒、头痛发热、骨节疼痛等症。

【防癌奥秘】

(1)奥秘一:紫苏所含的乌苏酸是一种三萜类化合物,具有明显的防癌作用。

(2)奥秘二:紫苏富含膳食纤维,每 100 克紫苏含膳食纤维 7.3 克,比大白菜的含量高 9 倍多。膳食纤维在肠道内能减少脱氧胆酸等致癌物的生成,促进其他致癌物快速排出体外。

(3)奥秘三:紫苏富含钙,每 100 克紫苏含钙量高达 230 毫克。钙具有防癌作用,美国底特律学者研究指出,每日摄入 1 250 毫克钙,7 日后受试者结肠中促癌酶的活性下降了 50%。

【保健作用】

(1)降低血压:紫苏富含钾,每 100 克紫苏含钾量达 500 毫克,比圆白菜的含量高 12 倍多。钾能使人体内多余的钠排出体外,由于小动脉壁内钠含量减少,使小动脉平滑肌对去甲肾上腺素等升压物质反应减弱,从而使血压下降。

(2)增进食欲:紫苏富含紫苏醛,它能刺激嗅觉神经,促进胃液分泌和胃肠蠕动,从而增进食欲。

(3)祛风散寒:紫苏能使皮肤血管扩张,刺激汗腺神经而发汗,从而达到解表散寒的功能。

(4)宣肺化痰:紫苏能缓解支气管痉挛,减少支气管分泌物,进而起到宣肺化痰的效果。

(5)防止便秘:紫苏富含膳食纤维,能促进肠蠕动,使粪便快速排出,因而能预防便秘。

【应 用】

(1)高血压病:紫苏 20 克,白菊花、槐花各 10 克。水煮后代茶饮用。

(2)风寒感冒:紫苏 20 克,生姜、大葱白、红糖各 15 克。水煎饮用,每日 2 次。

(3)风寒咳嗽:紫苏、白萝卜、生姜各 20 克,杏仁 15 克。水煎饮用,每日 2 次。

(4)食欲不振:紫苏、山楂、陈皮各 20 克。水煎饮用,每日 2 次。

(5)慢性胃炎:紫苏、陈皮、生姜、玫瑰花各 20 克,红枣 5 枚。水煎饮用,每日 2 次,10 次为 1 个疗程。

(6)血液黏稠:紫苏、洋葱、黑木耳、生姜各 20 克。水煎饮用,每日 2 次,10 次为 1 个疗程。

【提 示】 用油烹炒紫苏能提高胡萝卜素的吸收率。

【食 谱】

(1)宫颈癌食谱:紫苏扇贝汤

原料:紫苏 50 克,扇贝肉、水发海带各 50 克,水发黑木耳 15 克,芦笋 50 克,食盐、料酒、葱花、姜末、胡椒粉、香油各适量。

制作:将以上食材洗净,紫苏、芦笋切成段,海带切成丝。共入锅内,加适量水,用大火煮沸,撇去浮沫,改为小火,加入食盐、料酒、葱花、姜末、胡椒粉,煮 20 分钟,淋入香油出锅即成。

功效:清热解毒,益气健脾。适用于消化不良、体质虚弱的宫颈癌患者。

(2)乳腺癌食谱:紫苏香菇汤

原料:紫苏 100 克,香菇、水发羊栖菜各 50 克,水发海参 3 个,食盐、料酒、葱花、姜末、胡椒粉、香油各适量。

制作:将以上食材洗净,海参一分为二,紫苏切成段,香菇、羊栖菜切成丝。共入锅内,加适量水,用大火煮沸,撇去浮沫,改为小火,加入食盐、料酒、葱花、姜末、胡椒粉,煮 30 分钟,淋入香油出锅即成。

功效:滋阴补血,补脾益气。适用于脾胃虚弱,少气乏力的乳腺癌患者。

27. 蕹菜——消除口臭的奇菜

蕹菜为旋花科甘薯属草本植物,又名藤菜、通菜、竹叶菜,因其梗是空的,故又称为空心菜。蕹菜具有旺盛的生命力,水陆皆可栽培生长。它与肉类同烹不仅使肉味不变,而且使肉味鲜嫩,因而被称为"南方奇菜"。

蕹菜营养丰富,蛋白质含量比同重量的大白菜高 2 倍,钙含量比大白菜高 8 倍,铁、钾、镁、硒、β-胡萝卜素、烟酸的含量也比一般蔬菜高。蕹菜还含有丰富的纤维素和木质素。

蕹菜性寒,味甘,入胃、大肠经。具有清热解毒和消肿止痛的功能。适用于疮痈疔疖、大便秘结等症。

【防癌奥秘】

(1)奥秘一:蕹菜富含木质素,能使巨噬细胞吞噬癌细胞的能力明显增强,从而有效地预防癌症。

(2)奥秘二:蕹菜富含叶酸、钙、黄酮化合物。钙可与肠道里的胆酸结合,形成胆酸钙排出体外,从而有效地阻止其进一步衍变为促癌物质。

【保健作用】

(1)补充营养:蕹菜富含维生素、微量元素、无机盐。适量摄取蕹菜,可增加营养,促进健康。

(2)增强骨骼功能:蕹菜富含钙,钙是骨骼的重要成分,缺钙会引起骨骼变细变脆,进而导致骨质疏松症。蕹菜与鱼类一起烹调可增加钙的吸收,因为鱼类富含维生素 D,没有维生素 D 参与,钙的吸收利用会严重受阻。

(3)润肠通便:蕹菜富含膳食纤维,能促进肠蠕动,促进排便,从而有效地防止便秘。

(4)降低血糖:紫色蕹菜中含有一种类胰岛素样物质,其作用与胰岛素相似,具有稳定血糖的作用。因此,蕹菜是糖尿病患者的理想食品。

(5)杀菌消炎:蕹菜富含木质素,木质素能增强白细胞的杀菌功能,从而达到消炎止痛的功效。

【应　用】

(1)便秘:蕹菜(洗净并切段)300克。锅内加适量水,用大火煮沸,放入蕹菜,煮2分钟捞出,沥净水,放入食盐和香油拌匀即成。

(2)高血糖:蕹菜(洗净并切段)200克,紫皮洋葱(切丝)1个。锅上火,放入植物油烧至七成热,放入葱花炒出香味,放入蕹菜和洋葱翻炒,加入食盐和味精,炒熟后出锅即成。

(3)骨质疏松症:蕹菜(洗净并切段)200克,水发海带丝(切段)50克,豆腐(切块)60克,海鲈鱼(切块)100克。锅内加适量水,用大火煮沸,放入食材,改为小火,放入葱花、姜丝、食盐、料酒、胡椒粉,煮30分钟,淋入香油即成。

(4)疗疮痈疖:蕹菜150克,蒲公英50克,水煎饮用,每日2次。

(5)食欲不振:蕹菜(洗净并切段)100克,山楂50克,大麦芽15克,白萝卜30克。锅内加适量水,用大火煮沸,改为小火,煮20分钟,放入食盐、味精调味即成。

【提　示】　蕹菜性寒,胃脾虚弱、便溏腹泻者不宜多食。

【食　谱】

(1)前列腺癌食谱:蕹菜口蘑汤

原料:蕹菜100克,口蘑50克,水发黑木耳10克,丝瓜30克,海参2个,葱花、姜丝、食盐、料酒、胡椒粉、香油各适量。

制作:将以上食材洗净,蕹菜切成段,口蘑及丝瓜切成片,海参一分为二。锅内加适量水,放入食材,用大火煮沸,撇去浮沫,改为小火,放入葱花、姜丝、食盐、料酒、胡椒粉,煮30分钟,淋入香油出锅即成。

功效:补肾益精,养血润燥。适用于精血亏损、虚弱劳怯的前列腺癌患者。

(2)胰腺癌食谱:蕹菜番茄汤

原料:蕹菜100克,番茄2个,豆腐丝50克,芦笋50克,紫皮洋葱1个,扇贝肉50克,葱花、姜末、食盐、料酒、胡椒粉、香油各适量。

制作:将以上食材洗净,蕹菜、豆腐丝、芦笋切成段,番茄切成片,洋葱切成丝,共入锅内,加适量水,用大火煮沸,撇去浮沫,放入葱花、姜末、料酒、食盐、胡椒粉,煮30分钟,淋入香油即成。

功效:清热解毒,养胃调中。适用于食欲不振、心神不宁的胰腺癌患者。

28. 香椿——健胃理气珍蔬

香椿为楝科多年生植物香椿春天生长的嫩芽叶,又名红椿,山椿,大眼桐,全国各地均有栽培。每逢春暖花开之际,它便长出嫩芽,从古至今被当作时令名品。香椿气味芳香,独具风味,具有良好的营养和药用价值。

香椿营养丰富,每100克香椿含蛋白质9.8克,居群蔬前列,含维生素C 120毫克,比等量的大白菜高5倍,它还富含钙、镁、钾、铁、胡萝卜素、烟酸、维生素B_1等营养成分。

香椿性凉,味苦平,入肺、胃、大肠经。具有清热解毒和健胃理气等功能。适用于肺热咳嗽、疮疡目赤等症。

【防癌奥秘】

(1)奥秘一:香椿富含维生素 C,能阻断致癌物的形成,防止自由基对脱氧核糖核酸(DNA)的损害,抗氧化,保护细胞膜,从而起到预防癌症的效果。

(2)奥秘二:香椿富含叶酸,叶酸在 DNA 合成及复制中起重要作用。缺乏叶酸时染色体就会在脆弱的部位断裂,病毒及致癌物就会乘虚而入,重创 DNA 而引发癌症。

【保健作用】

(1)防止坏血病:香椿富含维生素 C,它参与胶原蛋白合成,增强毛细血管的韧性和强度,从而有效地防止因坏血病而引发的皮下出血、牙龈出血、面色黯黑、关节疼痛、小便带脓等。

(2)强壮骨骼:香椿富含钙和镁,这两种元素是构建骨骼的基石,可防止骨骼变细及变脆,骨架变形。

(3)预防贫血:香椿富含铁,铁是人体必需的微量元素,它参与血红蛋白的合成,从而起到防止缺铁性贫血的效果。

(4)祛风散寒:香椿具有祛风散寒和止痛的作用,对外感风寒、风湿性关节炎有一定疗效。

(5)益气和中:香椿具有益气和中,生津润燥的功能,适用于胃脘胀满、目赤、口舌生疮等症。

(6)护肤美容:香椿富含维生素 C、胡萝卜素、烟酸、蛋白质,具有滋阴润燥和护肤美容的效果。

【应　用】

(1)风湿性关节炎:香椿(洗净并切碎)50 克,黑豆、薏苡仁各 30 克,红枣 6 枚,扇贝肉 40 克。以上食材共入锅内,加适量水,用大火煮沸,撇去浮沫,改为小火,放入葱花、姜末、料酒、食盐、胡椒粉,煮 30 分钟,淋入香油出锅即成。

(2)贫血:香椿(洗净并切段)50 克,猪肝(切片)100 克,大米(洗净)100 克。以上食材共入锅内,加适量水,用大火煮沸,撇去浮沫,改为小火,放入葱花、姜末、料酒、食盐、胡椒粉,煮至米熟烂,淋入香油即成。

(3)疝气痛:香椿 50 克,小茴香 15 克。水煎饮用,每日 2 次。

(4)痢疾:香椿 50 克,马齿苋 300 克。香椿、马齿苋洗净,切碎,共捣如泥,加入适量温开水及白糖调味即成。分 3 次饮用,直至痊愈。

(5)疮痈疔疖:香椿 30 克,紫皮蒜 1 头。共捣如泥,敷于患处,每日 1 次。

【提　示】　香椿性寒,脾胃虚弱者不宜多食。

【食　谱】

(1)鼻咽癌食谱:香椿牡蛎汤

原料:香椿、水发海带、香菇各 30 克,芦笋、牡蛎肉各 50 克,食盐、料酒、葱花、姜末、胡椒粉、香油各适量。

制作:将以上食材洗净,香椿、芦笋切成段,海带、香菇切成丝。共入锅内,加适量水,用中火煮沸,撇去浮沫,放入葱花、姜末、料酒、食盐、胡椒粉,煮30分钟,淋入香油即成。

功效:清热解毒,软坚化结。适用于毒热蕴结、鼻流浊涕的鼻咽癌患者。

(2)脑癌食谱:香椿茯苓汤

原料:香椿50克,茯苓、薏苡仁、当归各20克,贻贝肉50克,食盐、料酒、葱花、姜末、胡椒粉、香油各适量。

制作:将茯苓、当归入锅内,加适量水,用中火煮20分钟,去渣后,放入香椿、薏苡仁、贻贝肉煮沸,撇去浮沫,放入葱花、姜末、料酒、食盐、胡椒粉,煮至薏苡仁熟烂,淋入香油出锅即成。

功效:活血行气,散风止痛。适用于头痛头晕、恶心呕吐的脑癌患者。

29. 莴笋——利尿通乳之品

莴笋为菊科植物,又名莴苣、藤菜、千金菜、青笋,原产于地中海一带,2 000多年前引进我国,现在全国各地广为种植。

莴笋是典型的低脂肪食物,每100克莴笋含脂肪0.1克,糖类的含量为2.1%,是肥胖者理想的食物。莴笋的叶所含的营养成分明显高于其茎。莴笋叶维生素C的含量比茎高4倍,维生素B_2的含量比茎高5倍,莴笋叶含有维生素E,而茎部不含维生素E,莴笋叶中钾、钙、镁、锌的含量也高于茎。

莴笋肉质细嫩,清香爽口,既可素炒凉拌,也可与肉类搭配做出多种菜肴。

莴笋性微寒,味甘、苦,入脾、胃、肺经。具有消积下气,利尿通乳,宽肠通便等功能。适用于脘腹胀满、食欲不振、大便秘结等症。

【防癌奥秘】

(1)奥秘一:莴笋能增强人体内芳烃羟化酶的活性,此酶活性增强标志着对抗致癌物多环芳烃的能力得到提高。烧烤肉类是多环芳烃的重要来源,为防止癌症,要少吃或不吃烧烤肉类。如果经不住这种美食的诱惑,那么食用时要搭配大蒜、洋葱、洋白菜、莴笋等防癌食物。

(2)奥秘二:莴笋叶富含膳食纤维,膳食纤维往往与黄酮类物质结合在一起,具有雌激素的功能,可调节人体内的激素代谢,从而避免乳腺癌、宫颈癌等激素依赖性癌的发生。

【保健作用】

(1)降低血压:莴笋富含钾,钾是优良的降压剂,钾能促进人体内钠的排出,清除动脉血管的强力收缩,从而使血压下降。

(2)镇静安眠:莴笋叶富含菊糖类物质,具有良好的镇静安眠作用。

(3)保护心脑血管:莴笋富含氟,氟能防止动脉粥样硬化,从而使心脑血管得到有效保护。

(4)防止便秘:莴笋叶富含膳食纤维,促进肠蠕动,使粪便及时排出,从而有效地预防便秘。

(5)增进食欲:莴笋清香爽口,略有苦味,能刺激胃液与胆汁分泌,促进消化,增进食欲。

【应 用】

(1)失眠:莴笋叶(洗净并切段)50 克,桂圆肉 12 克,红枣 6 枚,枸杞子 8 克。以上食材共入锅内,加适量水,用大火煮沸,撇去浮沫,改为小火,煮 20 分钟即成。

(2)乳汁不足:莴笋(切块)150 克,猪蹄(切块)1 个。以上食材共入锅内,加适量水,用大火煮沸,撇去浮沫,改为中火,放入葱花、姜末、料酒、食盐、胡椒粉,煮至猪蹄熟烂,淋入香油即成。

(3)小便不利:莴笋(洗净去皮并切块)150 克,玉米须、冬瓜皮各 30 克,水煎饮用。

(4)咳嗽痰多:莴笋叶(洗净并切段)100 克,白萝卜(切块)80 克,葱白(切段)2 根,陈皮 10 克。水煎饮用,每日 2 次,直至痊愈。

(5)便秘:莴笋叶(洗净并切段)150 克,胡萝卜、水发海带丝(洗净并切段)各 50 克。以上食材共入锅内,加适量水,用大火煮沸,改为小火,放入食盐、胡椒粉,煮 30 分钟,淋入香油即成。

【提 示】 莴笋性微寒,脾胃虚弱,产妇不宜多食。

【食 谱】

(1)甲状腺癌食谱:莴笋海带汤

原料:莴笋 100 克,水发海带 50 克,水发黑木耳 10 克,豆腐丝 60 克,鸡脯肉 80 克,食盐、料酒、葱花、姜丝、胡椒粉、香油各适量。

制作:将以上食材洗净,莴笋、鸡脯肉、海带切成片,豆腐丝切成段。所有食材入锅内,加适量水,用大火煮沸,撇去浮沫,改为小火,放入葱花、姜末、料酒、食盐、胡椒粉,煮 30 分钟,淋入香油出锅即成。

功效:滋阴养血,软坚化结。适用于身体虚弱、营养不良的甲状腺癌患者。

(2)胃癌食谱:莴笋扇贝汤

原料:莴笋 100 克,羊栖菜、黄花菜各 30 克,扇贝肉 60 克,食盐、料酒、葱花、姜丝、胡椒粉、香油各适量。

制作:将以上食材洗净,莴笋、羊栖菜切成片、黄花菜切成段。所有食材入锅内,加适量水,用大火煮沸,撇去浮沫,改为小火,放入葱花、姜末、料酒、食盐、胡椒粉,煮 30 分钟,淋入香油出锅即成。

功效:补气养胃,清热生津。适用于胃脘满闷、不思饮食的胃癌患者。

四、薯芋类

1. 白薯——益寿延年地瓜

白薯为旋花科一年生蔓生草本植物，又名红薯、甘薯、地瓜，我国各地均有种植。白薯富含维生素、矿物质及碳水化合物。每 100 克白薯含维生素 C 30 毫克，比同重量的苹果高 15 倍，它还富含钾和膳食纤维。日本学者近藤博士研究证明，白薯含有丰富的胶原和黏液多糖类物质，这类物质对人体有特殊的保护作用，能使消化道、呼吸道、关节腔、浆膜腔保持润滑状态，防止肾脏和肝脏结缔组织萎缩，维持其正常生理功能。

白薯具有良好的通便作用，相传，清代乾隆皇帝在晚年患了习惯性便秘，太医们采用多种药物为其调治，结果疗效不佳，急得他们如坐针毡。早春的一天，乾隆在宫中散步时路过小太监居住的地方，从屋内飘出一股诱人的香味，他好奇地走进屋内，看见几个小太监正围着炭火盆吃烤白薯，他也拿起一个津津有味地吃起来，从此之后，白薯便登上这位皇帝的餐桌。自从吃白薯之后，他的病情逐渐好转，后来竟不治而愈，令其喜出望外。

白薯性平，味甘，入脾、胃、大肠经，具有补脾暖胃，益气生津，润肺滑肠的功能。适用于脾胃气虚、营养不良、产妇习惯性便秘、慢性肝病、慢性肾病、癌症等症。

【防癌奥秘】

(1)奥秘一：白薯含有一种独特的活性物质——脱氢异雄固酮，它对癌细胞有明显的抑制作用，实验证明，患结肠癌的小鼠注射这种物质之后癌细胞奇迹般地消失了。

(2)奥秘二：白薯富含胡萝卜素，它在人体内能转变成维生素 A。实验证明，将癌变前的鳞状上皮细胞置于含有维生素 A 的培养基中，结果发现那些癌变前细胞转变成正常细胞，奇特的功效委实令人惊叹！

(3)奥秘三：白薯富含维生素 C，它能有效地清除诱导畸变的活性氧，防止细胞内 DNA 的氧化损伤，从而起到防癌的作用。

【保健作用】

(1)润肠通便：在白薯的切口处流出的树脂状白色液体，名为紫茉莉苷，具有软化大便的功能，它与白薯中的膳食纤维共同作用，能有效地防止便秘。

(2)降低胆固醇：白薯所含的黏液多糖类物质，能促进胆固醇从人体内排出，从而有效地预防动脉粥样硬化。

(3)减肥：白薯所含的碳水化合物明显低于大米、面粉等粮食作物。白薯含大量水分，体积大，容易产生饱腹感，是理想的减肥食品。

(4)美容：白薯含有类似雌激素样物质，对皮肤有保护作用，使皮肤光洁细嫩，色泽靓丽。

(5)消除疲劳:白薯富含胡萝卜素,橘子富含维生素 C,两者合用能快速消除疲劳。

(6)防止雀斑:白薯所含的绿原酸能抑制黑色素产生,从而起到防止雀斑及蝴蝶斑的作用。

(7)益寿延年:广西巴马县是闻名遐迩的长寿之乡,是世界五大长寿区之首。那里盛产白薯,当地居民长年以白薯为主食。流行病学调查证明,凡是长寿的地区,白薯是必备的食物。

(8)促进生长发育:白薯富含胶原和黏液多糖类物质,与矿物质共同参与骨骼的构建,促进青少年骨骼的生长发育。

(9)增强体力:白薯含有多种人体所需的营养物质,能增进健康,增强体力。早在明代,著名医学家李时珍就把白薯列为长寿食物。《本草纲目》记载,白薯具有"补虚乏,益气力,健脾胃,强肾阴"的功能。

【应　用】

(1)便秘:白薯 300 克,蒸熟后食之。每日 2 次,持续数日。

(2)慢性肾炎:白薯(切小块)200 克,红小豆 50 克,黑豆 30 克,冬瓜(切块)100 克。以上食材共入锅内,加适量水,用大火煮沸,改为小火,煮至豆熟烂即成。每日 1 次,10 次为 1 个疗程。

(3)夜盲症:鲜白薯叶 100 克,猪肝(切片)60 克。以上食材入锅内,加适量水,用大火煮沸,撇去浮沫,改为小火,放入葱花、姜末、料酒、食盐、胡椒粉,煮 30 分钟,淋入香油出锅即成。

(4)消化不良:白薯叶 50 克,山楂 30 克,麦芽 20 克,鸡内金 5 克。水煎饮用,每日 1 次,连用数日。

(5)高脂血症:鲜白薯叶 50 克,山楂、洋葱、大葱各 15 克。水煎饮用,每日 2 次,10 次为 1 个疗程。

【提　示】　生黑斑的白薯有毒,不可食用,白薯能引起胃酸过多,胃及十二指肠溃疡患者不宜多食。

【食　谱】

(1)肾癌食谱:白薯薏苡仁粥

原料:白薯 100 克,薏苡仁、小米、桂圆肉、枸杞子各 15 克,大米 80 克。

制作:将以上食材洗净,白薯切成块。所有食材入锅内,加适量水,用大火煮沸,改为小火,煮至米熟烂即成。

功效:补肾滋阴,除湿利水。适用于四肢无力、脾肾亏虚的肾癌患者。

(2)胃癌食谱:白薯百合粥

原料:白薯 100 克,百合、菱角、无花果、枸杞子各 20 克,小米、紫米各 50 克。

制作:将以上食材洗净,白薯切成块,共入锅内,加适量水,用大火煮沸,改为小火,煮至米熟烂即成。

功效:益脾和胃,滋阴养肾。适用于脾胃虚弱、消化不良的胃癌患者。

2. 山药——固肾益精补品

山药为薯蓣科薯蓣属一年生植物，又名薯蓣、山芋，全国各地均有栽培，河南沁阳、博爱、温县等地产品最佳，习称怀山药。山药不仅是营养丰富的食物，而且是一味良药。早在 2 000 多年前医圣张仲景就用山药治病。近代研究发现，山药具有降血糖的作用，是糖尿病患者的理想食品。

山药全身是宝，含有多种微量元素，富含钾、黏蛋白，还含有淀粉酶、淀粉糖化酶、皂苷、游离氨基酸、植酸等。

山药性平，味甘，入肺、脾、肾经。具有健脾补肺，固肾益精，聪耳明目等功能。适用于脾胃虚弱、怠倦无力、腰膝酸软等症。

【防癌奥秘】

(1)奥秘一：山药含有一种干扰素的诱导物质，能促进干扰素的分泌，从而增强机体的免疫力，提高防癌功能。

(2)奥秘二：山药所含的多糖能促进细胞因子生成，激活补体系统，增进抗体产生，从而增强人体的防癌功能。

【保健作用】

(1)健胃补脾：山药所含的淀粉酶及淀粉糖化酶，可使淀粉转化为糊精及麦芽糖，糊精可以帮助消化，消化不良者适量摄取山药可以减轻病情。

(2)保护动脉：山药所含的黏蛋白能阻止脂肪和胆固醇沉积在动脉血管里，从而有效地预防动脉粥样硬化。

(3)增强免疫力：山药含有干扰素诱生物，能促进干扰素的分泌，从而增强人体的免疫力，提高抗病毒及防肿瘤的能力。

(4)预防脂肪肝：山药所含的胆碱能阻止脂肪在肝脏内沉积，因此能有效地预防脂肪肝。实验证明，大鼠如果缺乏胆碱，在几个小时内脂肪就开始在肝细胞内聚集，继而导致肝细胞肿大和发炎，使肝脏严重受损。

(5)降低血糖：山药中的黏蛋白能使血糖降低，效果可靠，食用山药是糖尿病患者的最佳选择之一。

(6)强壮骨骼：山药所含的黏液多糖物质与矿物质相结合，能够生成骨质，从而促进骨骼的正常生长，使骨骼具有良好的抗压能力，使软骨保持良好弹性。

(7)养肺止咳：山药具有补肺气和益肺阴的作用，有良好的止咳平喘效果，经常食用山药能改善呼吸系统的功能。

(8)护肤美容：山药能改善微循环，使皮肤和毛发得到丰富的营养物质，从而使皮肤细嫩靓丽，毛发柔顺飘逸。

(9)益寿延年：山药能增加大脑和冠脉血流量，使其保持良好的生理状态，有效地预防多种疾病，久食山药能达到强筋壮骨、精力充沛、益寿延年的效果。

【应　用】

(1)消化不良:怀山药50克,麦芽10克,山楂30克。水煎饮用,每日2次。

(2)干咳无痰:山药50克,鸭梨(切块)1个,贝母粉6克。水煎饮用,每日2次。

(3)糖尿病:山药50克,南瓜100克。煮熟后吃瓜饮汤,每日2次,长期坚持才有良效。

(4)护肤美容:山药50克,核桃仁、黑芝麻、枸杞子、松子仁、桂圆肉、莲子各10克,红枣6枚。以上食材入锅内,加适量水,用大火煮沸,煮至莲子熟烂,加入适量蜂蜜调味即成。

(5)高血糖:山药50克,洋葱、大蒜、黑木耳各10克。水煎饮用,每日2次。

(6)高脂血症:山药50克,绿豆、山楂各30克。以上食材入锅内,加适量水,用大火煮沸,改为小火,煮至豆熟烂,每日2次,10次为1个疗程。

(7)关节炎:山药50克,薏苡仁30克,生姜、红花、陈皮、宣木瓜各10克。水煎饮用,每日2次,10次为1个疗程。

【提　示】　山药有收敛作用,大便干燥者不宜食用。常年食用山药能达到健身益寿的效果。

【食　谱】

(1)胰腺癌食谱:山药枸杞子粥

原料:山药50克,枸杞子、核桃仁、芡实、红小豆、葡萄干各10克,红枣6枚。

制作:将以上食材洗净后入锅内,加适量水,用大火煮沸,改为小火,煮至豆熟烂,加入适量蜂蜜调味即可。

功效:健脾益胃,利水消肿。适用于腹部胀满、体虚乏力的胰腺癌患者。

(2)乳腺癌食谱:山药黑豆粥

原料:山药50克,黑豆、枸杞子、莲子、小米、紫米各20克,大米50克。

制作:将以上食材洗净后入锅内,加适量水,用大火煮沸,改为小火,煮至豆熟烂即成。

功效:疏肝和胃,行气止痛。适用于肝郁气滞、乳房肿块的乳腺癌患者。

3. 魔芋——天赐良药

魔芋为天南星科芋属多年生长块茎植物,又名蒟蒻、星芋、黑芋头、磨芋、蛇头草,原产于印度。我国南方和西南地区广为种植。

魔芋富含蛋白质、甘露糖苷、黏蛋白、多种不饱和脂肪酸、维生素、微量元素,还有50%的葡甘聚糖,这种物质具有十分奇特的作用,有极强的吸水膨胀魔力,50%的魔芋粉竟然能做出5000克的魔芋糕。

魔芋以其奇特的功效日益受到人们的关注,20世纪70年代,世界卫生组织认定它是一种"宝贵的天然保健品"。日本人对它推崇备至,称其为"天赐良药"。

魔芋性温,味甘、辛,入心、脾经。具有活血化瘀和解毒消肿的功能。适用于瘰疬痰核、便秘腹胀等症。

【防癌奥秘】

(1)奥秘一:魔芋所含的蒟蒻甘露糖苷对癌细胞代谢有干扰作用,其热水提取物对小鼠 S-180 肉瘤的抑制率达 49.8%。

(2)奥秘二:魔芋所含的凝胶在消化道内衬上有一层防护膜,抵抗致癌物的侵害,从而有效地预防消化道癌症。

(3)奥秘三:研究证明,魔芋对结肠癌、胃癌、甲状腺癌、鼻咽癌等有一定的食疗效果。

【保健作用】

(1)减肥健身:魔芋中的葡甘聚糖在肠道里不被淀粉酶分解,不产生热能,因此食用魔芋虽有饱腹感,却不会增加体重,是难得的减肥食品。

(2)防止动脉粥样硬化:魔芋中的葡甘聚糖能抑制脂肪及胆固醇吸收,从而有效地预防动脉粥样硬化。

(3)防止便秘:魔芋富含膳食纤维,可刺激肠蠕动,宽肠通便,及时排出消化道里的有害物质,确保身体健康。

(4)活血化瘀:魔芋性味温辛,能促进血液循环,从而起到活血化瘀的效果。

(5)解毒消肿:魔芋具有活血化瘀的作用,适用于外伤瘀血、疔疮痈疖、咽喉肿痛、牙龈肿痛等症。

【应 用】

(1)便秘:魔芋(切块)10 克,白薯(切块)200 克。两味入锅内,加适量水,用大火煮沸,改为小火,煮 15 分钟即成。

(2)咳嗽痰多:魔芋(切块)20 克,杏仁、核桃仁、生姜、葱白各 10 克。水煎饮用,每日 2 次。

(3)风湿性关节炎:魔芋(切块)20 克,生姜、葱白、红花、茯苓、宣木瓜、薏苡仁各 10 克。水煎饮用,每日 2 次,10 次为 1 个疗程。

(4)疔疮痈疖:魔芋 20 克,金银花、菊花、陈皮、蒲公英、当归各 10 克。水煎饮用,每日 2 次。

(5)冻疮:魔芋 20 克,大蒜、辣椒各 10 克。共捣如泥敷患处,每日 1 次。皮肤破溃者禁用。

【提 示】 魔芋有毒,必须煮熟煮透。魔芋有强力吸水作用导致膨胀,不宜多食,以免引起腹胀、腹痛。

【食 谱】

(1)肺癌食谱:魔芋百合粥

原料:魔芋 10 克,百合、桂圆肉、枸杞子、银耳、甜杏仁、红小豆各 10 克,小米、大米各 50 克。

制作:将以上食材洗净后入锅内,加适量水,用大火煮沸,改为小火,煮至豆熟烂即成。

功效:清热解毒,润肺止咳。适用于肺燥咳嗽、身体虚弱的肺癌患者。

(2)食管癌食谱:魔芋猴头菇汤

原料:魔芋 20 克,猴头菇、水发海带丝、核桃仁、黑木耳各 10 克,食盐、胡椒粉、香油各适量。

制作:将以上食材洗净,魔芋、猴头菇切成片,海带丝切成丝。锅内加适量水,放入以上食材,用大火煮沸,改为小火,煮至魔芋熟透,放入食盐、胡椒粉,淋入香油即成。

功效:养气补血,软坚化结。适用于气血不足、脾胃虚弱的食管癌患者。

4. 百合——养阴润肺上品

百合为百合科百合属多年生草本球根植物,又名百合蒜,因为它根如大蒜,味如山薯,所以又称蒜脑薯。它原产于我国,有 60 多个品种,全球有 100 多个品种,我国东北、西北、华北盛产百合。入药以野生百合为佳,食用以栽培为优。百合洁白如玉,肉质嫩,香甜可口,风味独特。

百合富含蛋白质、碳水化合物、钾、镁、钙、铁、锌、锰、维生素 B_1、维生素 B_2、烟酸等营养成分。

百合是优良的滋补佳品,以百合做羹和煮粥,加入莲子有养阴清心之效,加入银耳有滋阴润肺之功,加入绿豆有清热解毒之妙。

百合性微寒,味甘,入心、肺、肝经。具有健脑强身和养阴润肺的功能。适用于肺燥咳嗽、心烦失眠等症。

【防癌奥秘】

(1)奥秘一:百合所含的秋水仙碱能抑制癌细胞的有丝分裂,阻止癌细胞增殖。具有良好的防癌效果。

(2)奥秘二:药理研究证明,百合对小鼠 S-180 肉瘤、宫颈癌-14 有抑制作用。

(3)奥秘三:百合与银耳、莲子、薏苡仁、红枣配伍相得益彰,其防癌作用更佳,它们能有效地增强巨噬细胞的活性,增强其吞噬癌细胞的能力。

【保健作用】

(1)镇咳祛痰:实验证明,百合的水和醇提取物有良好的镇咳祛痰作用,对于组胺所引起的哮喘也有一定作用。

(2)减轻化疗及放疗反应:百合与银耳、红枣、枸杞子、薏苡仁、莲子配伍食用能减轻化疗及放疗引起的身体虚弱、恶心呕吐、心情烦躁、夜不安枕等不良反应。

(3)保护骨骼:百合所含的秋水仙碱具有雌激素样作用,对绝经后的妇女有保护作用,能防止骨质丢失,预防骨质疏松症。

(4)宁心安神:百合入心经,具有清心除烦和宁心安神的作用,适用于精神恍惚、心情不宁、夜不安枕的患者。

(5)护肤美容:百合富含蛋白质、维生素及微量元素,对皮肤有滋养作用,从而起到护肤美容的效果。

【应　用】

(1)肺燥咳嗽:百合 30 克,麦冬、玄参、川贝母各 10 克,水煎饮用。

(2)失眠:百合 20 克,桂圆肉 10 克,红枣 5 枚。水煎,睡前饮用。

(3)水肿:百合 30 克,红小豆 50 克,冬瓜 100 克,红枣 6 枚。以上食材入锅内,加适量水,用大火煮沸,改为小火,煮至豆熟烂即成。每日 1 次,10 次为 1 个疗程。

(4)养颜健身:百合 30 克,桂圆肉、核桃仁、松子仁、花生仁、枸杞子、紫米、小米各 10 克,红枣 6 枚。以上食材洗净后共入锅内,加适量水,用大火煮沸,改为小火,煮至米熟烂,放入蜂蜜调味即成。

(5)小便少利:百合 30 克,红小豆 50 克,冬瓜 100 克。以上食材洗净后共入锅内,加适量水,用大火煮沸,改为小火,煮至豆熟烂即成。

【提　示】　百合性微寒,味甘,风寒咳嗽、中寒便溏者不宜食用。

【食　谱】

(1)胃癌食谱:百合桂花粥

原料:百合 30 克,薏苡仁、紫米各 20 克,小米 50 克,枸杞子、核桃仁各 10 克,桂花 2 克,玫瑰花 1 克,蜂蜜适量。

制作:将以上食材洗净后共入锅内,加适量水,用大火煮沸,改为小火,煮至米熟烂,放入蜂蜜调味即成。

功效:养胃健脾,拔毒散瘀。适用于食后胃痛、食欲不振的胃癌患者。

(2)肝癌食谱:百合鸡肝粥

原料:百合 30 克,紫米、小米各 50 克,胡萝卜 60 克,鸡肝 80 克,葱花、姜末、食盐、胡椒粉、香菜末、味精、香油各适量。

制作:将以上食材洗净,胡萝卜切成丝,鸡肝切成片,锅内加适量水,放入食材,用大火煮沸,撇去浮沫,改为小火,放入葱花、姜末、料酒、食盐、胡椒粉,煮至豆熟烂,淋入香油即成。

功效:养肝补肾,宽中下气。适用于肝气郁结、胸闷腹胀的肝癌患者。

5. 菱角——滋补五脏之物

菱角是菱科属一年生水生植物,生长在河沼池塘中,是我国江南水乡的特产,浙江嘉兴等地盛产菱角,质量优良,其营养价值可与栗子相媲美,故有"水栗"之称。据《名医别录》记载,菱角具有"安中,补五脏,常食可令人不知饥,轻身"的功能。

菱角富含蛋白质、碳水化合物,维生素 C 的含量比相同重量的桃、香葱、西瓜高 3～17 倍,还含有钙、钾、镁、铁、锌、硒、维生素 B_1、维生素 B_2 等。

菱角性凉,味甘,入肺、胃经。具有清热解毒和除烦止渴等功能。适用于心烦口渴、积食不化等症。

【防癌奥秘】

(1)奥秘一:菱角有较好的防癌作用,实验证明,四角菱角热水浸液对小鼠 S-180

肉瘤的抑制率达 60％,对小鼠的艾氏腹水瘤也有一定疗效。

(2)奥秘二:用四角菱角煎取浓汁治疗胃癌、子宫癌有良好效果,在日本民间用此方治疗这两种癌症也获得满意效果。

(3)奥秘三:菱角富含有机锗,它能诱导机体生成干扰素,增强天然杀伤细胞(NK细胞)的活性,从而起到防癌的功效。

(4)奥秘四:用菱角的叶、茎、根水煎且代茶饮用,可预防胃癌、食管癌、乳腺癌等。

(5)奥秘五:菱角与薏苡仁、红枣合用,相得益彰,它们都具有健脾益胃、增强免疫力及防癌的效果。

(6)奥秘六:动物实验证明,菱角能阻止细胞突变和组织异常增生。日本学者研究发现,菱角所含的麦角甾四烯与β-谷固醇具有良好的防癌效果,是肝癌、胃癌、子宫癌患者的食疗佳品。

【保健作用】

(1)益寿强身:菱角营养丰富,对心、肝、脾、肺、肾等器官具有滋补作用,经常食用菱角能起到益寿延年和祛病强身的功效。

(2)清暑解热:菱角性凉,具有清暑解热和除烦止渴的作用。

(3)预防糙皮病:菱角富含烟酸,它能有效地预防糙皮病、皮炎、舌炎等。

(4)保护视力:菱角为水生食品,性清凉甘润,善清虚热,降退阴火,从而起到明目清心的效果。

(5)醒酒消暑:菱角性凉滋润,具有消暑解热,生津止渴,除烦醒酒的功能。

【应　用】

(1)病后体虚:菱角(去壳并洗净)10 个,豆腐(切块)100 克,鸡脯肉(洗净并切丝)60 克,鲜海虾皮 50 克。以上食材入锅内,加适量水,用大火煮沸,撇去浮沫,改为小火,放入葱花、姜末、料酒、食盐、胡椒粉,煮至豆熟烂,淋入香油即成。

(2)心烦口渴:菱角(去壳后洗净)9 个,玉竹、天冬各 10 克,水煎饮用。

(3)食欲不振:菱角 6 个,山楂、怀山药各 30 克。以上食材入锅内,加适量水,用大火煮沸,改为小火,煮 20 分钟即成。

(4)醉酒:鲜红菱(去壳后洗净)300 克,橙子 500 克。共压榨成汁,频频饮用。

【提　示】　菱角性凉,脾胃虚弱、便溏者不宜食用。

【食　谱】

(1)食管癌食谱:菱角薏苡仁粥

原料:菱角 200 克,薏苡仁、枸杞子、核桃仁、桂圆肉各 20 克,红枣 6 枚,蜂蜜适量。

制作:将菱角去壳,以上食材洗净后入锅内,加适量水,用大火煮沸,撇去浮沫,改为小火,煮至米熟烂,加入蜂蜜调味即成。

功效:行气破瘀,健脾和胃。适用于身体虚弱、营养不良的食管癌患者。

(2)子宫癌食谱:菱角桂圆羹

原料:菱角 10 个,桂圆肉、核桃仁、莲子、玫瑰花各 2 克,湿芡实粉 15 克。

制作:将菱角去壳,以上食材洗净后入锅内,加适量水,用大火煮沸,撇去浮沫,改为小火,煮至莲子熟烂,用湿芡实粉勾芡,再煮3分钟,加入蜂蜜调味即成。

功效:健脾开胃,补益五脏。适用于食欲不振、气血亏损的子宫癌患者。

6. 莲藕——清心安神佳品

莲藕为睡莲科一年生或多年生植物,又名藕、藕菜、莲菜。原产于印度,现在我国广为栽培,尤其江南水乡、珠江三角洲及太湖沿岸为盛产之地。

莲藕药食兼用,它全身都是宝,荷叶、莲须、莲子、莲子心都是常用的中药。

荷叶具有清暑利湿和凉血止血的作用,是暑湿症的常用药。莲须具有清心固肾和收涩止血的功能。莲子具有健脾止泻和益肾固精的疗效。莲子心具有清心安神和敛肾固精的特性。

莲藕富含糖类、胡萝卜素、维生素C,还含有多酚化合物、绿原酸、天门冬素等成分。莲藕具有良好的经济价值,可以加工成藕粉、蜜饯和糖藕片等,是老弱体虚者的滋补佳品。八宝莲子粥是味美可口、风味独特的美食,白莲罐头是我国的著名畅销食品。

莲藕性平,味甘,入心、肺、脾、胃经。具有清热凉血和健脾止泻等功能。适用于肺热咳嗽、烦躁不安、脾虚泄泻等症。

【防癌奥秘】

(1)奥秘一:莲子所含的氧化黄心树宁碱具有防癌作用,能有效地抑制鼻咽癌细胞的生长。

(2)奥秘二:莲藕所含绿原酸及多酚类化合物,能有效地清除自由基,保护细胞膜,从而起到防癌效果。

【保健作用】

(1)止泻:莲藕富含鞣酸,鞣酸与肠黏膜表面的蛋白质形成一层薄膜,保护肠黏膜免受刺激,减少肠蠕动,从而起到止泻的作用。

(2)降低血压:莲子心所含的甲基莲心碱可使外周血管扩张,降低血管阻力,从而使血压下降。

(3)抗心律失常:莲子心所含的莲心碱、甲基莲心碱、异莲心碱能防止多种心律失常,莲心总碱具有抗心肌缺血的功能。

(4)止血祛瘀:莲藕含单宁酸,能使血管收缩,因而有止血效果。莲藕作用奇特,止血而不留瘀,令人叫绝!

(5)清热凉血:莲藕具有清热凉血之功效,适用于多种热病,对热病引起的口渴、鼻出血、便血有一定效果。

(6)滋养补虚:莲子具有补五脏不足,通利十二经气血的功能,是病后体弱和产后血虚者的滋补佳品。

【应 用】

(1)高血压病:莲子心3克,杭菊花、槐花各5克。水煎饮用,每日2次,10次为1个疗程。

(2)便血:莲藕(切片)100 克,槐花 10 克,白茅根 15 克。水煎饮用,每日 2 次,直至痊愈。

(3)消化不良:莲藕(切片)50 克,山楂 30 克,陈皮 15 克,鸡内金 6 克。水煎饮用,每日 2 次。

(4)痢疾:莲藕(切片)600 克,紫皮蒜 30 克。用榨汁机榨成汁,加适量白糖,分 3 次饭后饮用,直至痊愈。

(5)病后体弱:莲子 15 克,核桃仁、枸杞子、黑芝麻、紫米各 10 克,小米 50 克,糙米 60 克。以上食材洗净后入锅内,加适量水,用大火煮沸,撇去浮沫,改为小火,煮至米熟烂,加适量蜂蜜调味即成。

【提　示】　莲藕性凉,脾胃虚弱及便溏者不宜生食。

【食　谱】

(1)乳腺癌食谱:莲子薏苡仁粥

原料:莲子 15 克,薏苡仁、白果、枸杞子、桂圆肉、紫米、陈皮各 10 克,红枣 6 枚。

制作:将以上食材洗净后入锅内,加适量水,用大火煮沸,撇去浮沫,改为小火,煮至米熟烂即成。

功效:行气散结,补脾开胃。适用于气滞血凝、脾胃虚弱的乳腺癌患者。

(2)甲状腺癌食谱:莲藕海带汤

原料:莲藕 100 克,海带丝、陈皮、芦笋、百合、扇贝肉各 20 克,豆腐丝 50 克,食盐、料酒、葱花、姜末、胡椒粉、香油各适量。

制作:将以上食材洗净,莲藕切成片,海带丝、豆腐丝、芦笋切成段,陈皮切成丝。所有食材入锅内,加适量水,用大火煮沸,撇去浮沫,改为小火,放入葱花、姜末、料酒、食盐、胡椒粉,煮 30 分钟,淋入香油即成。

功效:清心安神,润肺止咳。适用于咳嗽气喘、血瘀气滞的甲状腺癌患者。

7. 茭白——江南三大名菜之一

茭白为禾本科菰属多年生宿根水生草本植物,又名茭笋、白菰、水笋、茭白笋。生长在湖沼水田里,原产于我国,春秋时期已有栽培。现在分布于全国各地,盛产于江南地区。茭白营养丰富,味道鲜美,备受人们喜爱。茭白、莼菜和鲈鱼被誉为江南三大名菜。明代有一首"咏茭"的诗:"翠叶森森剑有棱,柔柔松甚比轻冰,江湖岩假秋风便,如与鲈莼伴季鹰。"

茭白具有奇特的功能,相传武则天产后缺乳,皇宫内太医束手无策,一位民间医生献出一方,茭白豆腐炖泥鳅,食后竟获奇效。

茭白富含钾、镁、钙、硒、维生素 C、膳食纤维,还含有维生素 B_1、烟酸等。

茭白性凉,味甘,入肺、脾经。具有清热解毒,解酒除烦,催乳通便等功能。适用于烦热口渴、二便不通、乳汁不足等症。

【防癌奥秘】

(1)奥秘一:茭白富含硒,其含量比等量的莴笋高 22 倍,硒能使细胞中环腺苷酸的含量升高,从而抑制癌细胞中脱氧核糖核酸(DNA)的合成,阻止癌细胞分裂,从而起到防癌的效果。

(2)奥秘二:茭白富含维生素 C,维生素 C 具有防癌作用已得到国内外学者的肯定。它能抑制肿瘤细胞增殖,促进其周期阻滞及凋亡。

【保健作用】

(1)排钠降压:茭白富含钾,能促进钠的排出,从而使血压下降。钾的摄入量与血压成反比,缺钾会导致血压升高。

(2)维持酸碱平衡:茭白富含钾,能维持体内渗透压的稳定和体液的酸碱平衡,保持心脏、神经和肌肉的正常活动。

(3)促进伤口愈合:茭白富含维生素 C,它能增进胶原蛋白的合成,从而有效地促进伤口愈合。

(4)预防动脉粥样硬化:茭白富含镁,镁能增强谷胱甘肽过氧化物酶的活性,它能有效地清除过氧化脂质,从而起到预防动脉粥样硬化的效果。

【应　用】

(1)高血压病:茭白 50 克,芹菜 500 克,紫皮蒜(去皮)1 头。以上食材洗净后用榨汁机榨成汁,加适量蜂蜜调味即成。分 3 次饮用,10 次为 1 个疗程。

(2)乳汁不足:茭白(切片)100 克,泥鳅(去内脏后切段)100 克,豆腐(切块)150克。以上食材入锅内,加适量水,用大火煮沸,改为小火,放入葱花、姜末、料酒、食盐、胡椒粉,煮 30 分钟,淋入香油即成。

(3)便秘:茭白(切丝)150 克,菠菜(切段)100 克,猪血(切片)50 克。以上食材入锅内,加适量水,用大火煮沸,撇去浮沫,改为小火,放入葱花、姜末、料酒、食盐、胡椒粉,煮 20 分钟,淋入香油即成。

(4)食欲不振:茭白(切丝)100 克,胡萝卜(切丝)50 克,红辣椒(切块)2 个。锅置于火上,放入植物油烧至七成热,放入葱花炒出香味后,放入茭白、胡萝卜和红辣椒、食盐、味精翻炒几下,放少许清汤,再翻炒几下出锅即成。

【提　示】　茭白性凉,脾胃虚弱便溏及腹泻者不宜食用。

【食　谱】

(1)甲状腺癌食谱:茭白扇贝汤

原料:茭白 60 克,扇贝肉、水发海带丝、芦笋各 50 克,玉兰片、水发黑木耳各 20克,食盐、料酒、葱花、姜丝、胡椒粉、香油各适量。

制作:将以上食材洗净,茭白、玉兰片切成丝,芦笋、海带丝切成段。锅内加适量水,放入食材,用大火煮沸,撇去浮沫,改为小火,放入葱花、料酒、食盐、胡椒粉,煮 30 分钟,淋入香油即成。

功效:滋阴养血,软坚化结。适用于体质消瘦、血瘀气滞的甲状腺癌患者。

(2)膀胱癌食谱:茭白鸭血汤

原料:茭白 50 克,鸭血、茭菜、豆腐丝、苦瓜、洋葱各 30 克,食盐、料酒、葱花、姜末、胡椒粉、香油各适量。

制作:将以上食材洗净,苦瓜、鸭血切成片,洋葱切成丝,豆腐丝切成段。所有食材入锅内,加适量水,用大火煮沸,撇去浮沫,改为小火,放入食盐、料酒、葱花、姜末、胡椒粉,煮 20 分钟,淋入香油即成。

功效:清热解毒,祛瘀利湿。适用于湿热瘀毒、头晕目眩的膀胱癌患者。

8. 甜菜——强心健身良蔬

甜菜为藜科甜菜属二年生草本植物,又名糖萝卜、红甜菜。根部呈圆锥形、扁球形和楔形。它适合在低温区域生长,所以内蒙古和东北广为种植。提到甜菜人们自然想到它是榨糖的原料,而近年来的研究证明,甜菜不仅营养丰富,还有良好的医疗价值。

甜菜含蛋白质 1.7%,含糖量高达 11%;还含有维生素 B_1、维生素 B_2、泛酸、叶酸、钙、铁、锌、硒等。

甜菜性凉,味甘,入心、脾、胃经。具有和中养胃和强心健身等功能。适用于心神不宁、贫血体虚等症。

【防癌奥秘】

(1)奥秘一:甜菜所含的甜菜碱具有十分惊人的防癌功效。实验证明,给患癌症的大鼠饲喂甜菜碱后,肿瘤的体积明显缩小,生存期延长。甜菜的根及叶都含有丰富的甜菜碱。

(2)奥秘二:甜菜具有防癌作用,在人体试验中也得到验证。美国学者戴维丝曾对 22 名失去手术机会的癌症患者进行食疗,让他们每日大量食用甜菜,结果 6 个月后有 21 名癌症患者的肿瘤缩小,症状明显减轻。有 1 名白血病患者每日喝甜菜汁和吃脱水猪肝,结果痊愈。

【保健作用】

(1)预防贫血:甜菜富含钴,钴对铁的代谢、血红蛋白的合成、红细胞的发育和成熟具有不可替代的作用。钴能促进脾脏释放红细胞,促进造血功能,从而起到预防贫血的效果。

(2)预防高血压病:甜菜富含镁,它具有调解血压的作用,实验证明,血液中的镁含量与血压呈负相关。镁能使血管扩张,从而使血压下降。

(3)防止动脉硬化:甜菜富含果胶,果胶是一种可溶性纤维,能有效地结合胆固醇,将其排出体外,从而达到防止动脉粥样硬化的功效。

(4)保护牙齿:甜菜富含氟,氟是人体必需的微量元素,它能维持钙、磷的正常代谢,使骨骼保持正常状态。氟能促进牙齿健康,它在牙齿表面形成坚固的氟磷石灰保护层,增强牙齿的硬度和抗酸能力,从而起到预防龋齿的作用。

(5)促进造血:甜菜富含钴,钴是维生素 B_{12} 的重要成分,维生素 B_{12} 能治疗恶性贫血、营养性巨幼红细胞性贫血,因此人们把钴誉为"补血健体的天使"。

【应　用】

(1)贫血:甜菜根(洗净并切块)100克,桂圆肉10克,红枣6枚,核桃仁、花生仁各12克。以上食材洗净后共入锅内,加适量水,用大火煮沸,改为小火,煮20分钟即成。每日1～2次,10次为1个疗程。

(2)便秘:甜菜叶、菠菜各100克。洗净后入锅内,加适量水,用大火煮沸,2分钟后捞出沥净水,加入适量食盐、香油拌匀即成。每日2次。

(3)高血压病:甜菜根(洗净并切块)100克,山楂、荸荠(去皮并洗净)各5个。以上食材入锅内,加适量水,用大火煮沸,改为小火,煮20分钟即成。每日2次,10次为1个疗程。

(4)龋齿:甜菜根(洗净并切块)100克,丝瓜(切片)50克,海鲇鱼(洗净并切块)100克。以上食材洗净后入锅内,加适量水,用大火煮沸,改为小火,放入葱花、姜末、料酒、食盐、胡椒粉,煮至豆熟烂,淋入香油即成。

【提　示】　甜菜含糖量很高,糖尿病患者及肥胖者不宜食用。

【食　谱】

(1)鼻咽癌食谱:甜菜栗子粥

原料:甜菜100克,栗子、核桃仁、枸杞子、莲子各10克,小米、紫米各50克。

制作:将以上食材洗净,甜菜根切成块,共入锅内,加适量水,用大火煮沸,改为小火,煮至米熟烂即成。

功效:健脾补肾,清热润肺。适用于脾虚肾亏、四肢无力的鼻咽癌患者。

(2)肺癌食谱:甜菜枸杞子粥

原料:甜菜根100克,枸杞子、核桃仁、百合、桂圆肉各10克,红枣6枚,小米、粳米各50克。

制作:将以上食材洗净,甜菜根切成块,共入锅内,加适量水,用大火煮沸,改为小火,煮至米熟烂即成。

功效:益肺补肾,平喘止咳。适用于肺热燥咳、体质虚弱的肺癌患者。

五、瓜　类

1. 西瓜——水果之王

　　西瓜为葫芦科西瓜属一年生蔓生草本植物西瓜的果实,又名寒瓜、夏瓜。4 000 年前古埃及人首先在尼罗河畔栽培,1 000 多年前传入我国,现在全国各地均有种植。西瓜甘甜爽口,汁多味美,是盛夏解渴去暑的佳品。

　　西瓜是典型的低脂食品,不含胆固醇,含微量脂肪,而京欣一号西瓜则不含脂肪。西瓜含有瓜氨酸、丙氨酸、谷氨酸、精氨酸、果糖、葡萄糖、维生素 C、烟酸、钙、镁、钾等。西瓜所含的蛋白酶能把不溶的蛋白质转变成可溶性蛋白质,便于人体吸收利用。

　　西瓜性寒,味甘,入心、胃、膀胱经。具有清热解毒和除烦止渴等功能。适用于中暑烦渴、心火上炎、口舌生疮、咽喉疼痛等症。

　　【防癌奥秘】

　　(1)奥秘一:西瓜富含谷胱甘肽,其含量仅次于鳄梨和芦笋。谷胱甘肽是致癌物的天敌,当致癌物进入人体后,在谷胱甘肽过氧化物酶的催化下,谷胱甘肽便与致癌物进行生死搏斗,捕捉致癌物,并将其转化为无毒的物质排出体外。

　　(2)奥秘二:西瓜富含番茄红素,其含量超过番茄,番茄红素具有抗氧化及清除自由基的作用,因此具有良好的防癌功能。美国芝加哥伊利诺大学的研究者证明,血液中番茄红素含量低的妇女容易患宫颈癌。

　　【保健作用】

　　(1)降低血压:西瓜富含钾,它具有排钠的功能,缓解小动脉血管痉挛,从而使血压下降。西瓜所含的配糖体也具有显著的降压效果,西瓜是高血压病患者的食疗佳品。

　　(2)利尿:西瓜中的瓜氨酸及精氨酸能促进肝脏内尿素生成,因而有良好的利尿作用。慢性肾炎、心脏病、水肿等患者适量吃西瓜,有利于治疗及康复。

　　(3)预防雀斑:西瓜富含谷胱甘肽,它能抑制酪氨酸酶的活性,促进代谢,从而有效地阻止黑色素的生成。雀斑患者多食用西瓜,可使沉着的色素减退或消失。

　　(4)补充营养:盛夏季节,酷热难耐,食欲减退,大汗淋漓,致使大量营养物质丢失。食用西瓜不仅能生津解渴,补充水分,而且可得到丰富的营养物质,从而保持充沛的精力及体力。

　　(5)清热解毒:盛夏烈日炎炎,容易引起口舌生疮、风火牙痛、目赤肿痛等症。食用西瓜可清热解毒,减轻炎症,起到辅助治疗的作用。

　　(6)保护肺:吸烟会破坏大量番茄红素和其他营养物质,导致免疫功能下降,癌症尤其是肺癌就会乘虚而入。多吃西瓜能得到丰富的番茄红素,使肺部受到有效保护,由此可见,西瓜是吸烟者的最佳食品之一。

(7)预防白内障:西瓜富含谷胱甘肽,它能有效地清除晶状体的自由基,使其保持良好的透明状态,可防止白内障。

【应　用】

(1)咽喉疼痛:西瓜1 000克,橙子200克,去皮去子后共榨成汁,代茶频饮。

(2)肺燥咳嗽:西瓜(去皮、子)600克,雪梨(去皮和子)2个,共榨成汁,分3次饮用。

(3)高血压病:西瓜(去皮、子)900克,山楂(去子)60克,芹菜(洗净)300克,共榨成汁,分3次饮用,10次为1个疗程。

(4)慢性肾炎:西瓜皮(洗净并切条)300克,冬瓜皮(洗净)100克,玉米须50克,水煎后饮用,每日2次,10次为1个疗程。

(5)口舌生疮:西瓜(去皮、子)1 000克,番茄(洗净)5个,猕猴桃(去皮)3个,共榨成汁,代茶频饮。

(6)目赤肿痛:西瓜(去皮、子)1 000克,猕猴桃(去皮)3个,橙子(洗净)3个,共榨成汁,代茶频饮。

(7)醉酒:西瓜(去皮、子)1 000克,橙子(洗净后不去皮和子)3个,共榨成汁,代茶频饮。

【提　示】　①严重的肾炎患者不宜多食西瓜,以免增加肾脏负担。②西瓜性寒,脾胃虚弱者及孕妇不宜多食。

【食　谱】

(1)前列腺癌食谱:西瓜橙子汁

原料:西瓜1 000克,橙子2个,番茄3个,葡萄200克。

制作:将西瓜去皮、去子,所有食材洗净,用榨汁机榨成汁即成。

功效:清热解毒,和胃利尿。适用于烦热口渴、小便不利的前列腺癌患者。

(2)眼部恶性肿瘤:西瓜猕猴桃汁

原料:西瓜1 000克,猕猴桃3个,金橘10个,紫葡萄200克。

制作:将西瓜去皮和子,所有食材洗净,共榨成汁即成。

功效:补肾利尿,清热解毒。适用于伤津口渴、双目昏暗的眼部恶性肿瘤患者。

2. 甜瓜——生津润燥佳品

甜瓜为葫芦科甜瓜属一年蔓生植物甜瓜的果实,又名果瓜、甘瓜、香瓜等。原产于印度,现在全国各地均有种植。其品种繁多,外形长圆大小各异,外皮有黄、绿、青、白和花纹。新疆的哈密瓜、甘肃的白兰瓜、江西的梨瓜、浙江的黄金瓜都是闻名遐迩的优良品种。甜瓜芳香味甜,是盛夏消暑解渴的主要水果之一,深受人们的喜爱。

甜瓜富含糖类、钾、胡萝卜素,尤其是红瓤的甜瓜,所含胡萝卜素的数量每100克中高达3 600微克,位居群果前列。甜瓜所含的转化酶能把不溶性的蛋白质转变为可溶性蛋白质,这对肾病患者十分有益。据《本草纲目》记载,甜瓜能止渴、除烦热、利小便。

甜瓜性寒,味甘,入心、胃经。具有清热解毒和通利小便等功能。适用于暑热烦渴、二便不利、肺热咳嗽等症。

【防癌奥秘】

(1)奥秘一:甜瓜富含胡萝卜素,尤其是红瓤甜瓜其含量更为可观,它具有抗氧化和清除自由基的功能。美国和澳大利亚的研究人员指出,胡萝卜素能有效地预防消化道及呼吸道癌症。

(2)奥秘二:甜瓜富含维生素 C,它能促进干扰素的生成,干扰素能增强天然杀伤细胞(NK 细胞)的活性,从而起到防癌效果。

【保健作用】

(1)降低血压:甜瓜富含钾,它能将人体内多余的钠排出,缓解小动脉的收缩,从而起到降低血压的效果。

(2)清热解渴:甜瓜水分足,含水量达 91%。盛夏酷暑之际,大汗淋漓,口干舌燥,吃甜瓜可以及时补充水分,起到清热解渴的作用。

(3)预防血液黏稠:甜瓜含有抑制血小板凝集的物质,因而能对抗血栓形成,防止心肌梗死和脑卒中。

(4)补充营养:甜瓜富含容易被人体吸收的葡萄糖和果糖,及时补充热能。甜瓜所含的钾、钙、镁元素,可以维持人体的酸碱平衡;它所含的各种维生素及微量元素对人体也有大的好处。

【应　　用】

(1)牙龈出血:甜瓜(去皮和子)300 克,番茄(切块)3 个,橙子(切块)2 个。共榨成汁,分 3 次饮用,直至痊愈。

(2)蝴蝶斑:甜瓜(去皮和子)300 克,苹果 2 个,猕猴桃(洗净去皮)3 个。共榨成汁,分 3 次饮用,直至痊愈。

(3)心烦口渴:甜瓜 300 克,橘子(洗净)3 个,葡萄(洗净)200 克。共榨成汁,加适量凉开水,分 3 次饮用。

(4)小便不利:甜瓜(去皮和子)500 克,番茄(洗净)3 个,猕猴桃(洗净后去皮)5 个。共榨成汁,加适量凉开水,频频饮用。

(5)驱蛔虫:新鲜甜瓜子 30 克,白糖 50 克。甜瓜予捣碎,加 300 毫升水,共入锅内煮沸,改为小火,煮 10 分钟即成。每日 2 次,直至把蛔虫全部驱出。

【提　　示】　①甜瓜性寒,脾胃虚弱及便溏者不宜多食。②甜瓜含糖量高,糖尿病患者应少食。

【食　　谱】

(1)乳腺癌食谱:甜瓜苹果羹

原料:甜瓜(去皮、子并切小块)200 克,苹果(去皮并切小块)1 个,山楂 30 克,橘子(去皮分成小瓣)2 个,菱粉、蜂蜜各适量。

制作:锅内加适量水,放入甜瓜、苹果、山楂、橘子煮沸,放入调好的菱粉搅匀,加入蜂蜜调味即成。

功效:补中益气,养心安神。适用于头晕乏力、心情烦躁的乳腺癌患者。

(2)膀胱癌食谱:甜瓜橙子汁

原料:甜瓜 500 克,橙子 2 个,葡萄 200 克,猕猴桃 3 个。

制作:将甜瓜去皮、子,切成块;橙子洗净不去皮,切成块;葡萄洗净;猕猴桃去皮。以上食材共榨成汁,加入适量凉白开水,代茶饮用。

功效:滋阴生津,和胃健脾。适用于腰膝酸软、小便不利的膀胱癌患者。

3. 番木瓜——健胃消食良果

番木瓜是常绿小乔木的果实,原产于中南美洲,是一种原始水果,16 世纪被西班牙探险队发现,然后传遍全球。番木瓜的果肉呈黄色或橙红色,味美香甜,柔软适口,是颇受欢迎的水果。

番木瓜富含维生素 C,每 100 克番木瓜含维生素 C 达 50 毫克;还含有维生素 B_1、维生素 B_2、烟酸、钾、镁、钙、酒石酸、苹果酸、柠檬酸、膳食纤维等。

番木瓜性温,味甘,入心、胃、肺经。具有健脾和胃和润肺止咳等功能。适用于消化不良、肺燥咳嗽等症。

【防癌奥秘】

(1)奥秘一:番木瓜所含的木瓜皂苷具有抗氧化、清除自由基及防癌作用,对肺癌及白血病有较好的预防效果。

(2)奥秘二:番木瓜富含维生素 C,维生素 C 能刺激前列腺素 E_1(PGE_1)的合成,促进淋巴细胞的增殖及活性,从而增强对癌细胞的杀灭能力。

【保健作用】

(1)健胃消食:番木瓜所含的木瓜蛋白酶,能促进蛋白质的分解,帮助消化,增强消化道功能。

(2)防止胆结石:番木瓜富含果胶,它在肠道里与多余的胆固醇结合在一起,使其排出体外,从而有效地防止胆结石。

(3)缓解痉挛:番木瓜富含木瓜碱,它能缓解四肢肌肉痉挛和胃肠痉挛。

(4)增强呼吸功能:番木瓜富含菌脂色素,它能增强呼吸系统的功能,增强免疫力,可有效地预防多种呼吸道疾病。

(5)消除疲劳:番木瓜富含苹果酸、柠檬酸、酒石酸,这些有机酸能抑制疲劳物质乳酸生成,可有效地消除疲劳和肌肉酸痛。

(6)护肤美容:番木瓜富含多种营养成分,对皮肤有保养作用,分解角质,使面部皮肤光洁靓丽。

(7)防止贫血:番木瓜富含维生素 C,它能促进铁的吸收,从而起到防止缺铁性贫血的效果。

【应　用】

(1)腰膝酸痛:番木瓜(洗净并切块)100克,薏苡仁、生姜、黑豆、枸杞子各20克。以上食材入锅内,加适量水,用大火煮沸,改为小火,煮至豆熟烂即成。每日2次,10次为1个疗程。

(2)消化不良:番木瓜(切块)50克,生姜10克,山楂20克,鸡内金10克,麦芽15克。水煎饮用,每日2次。

(3)便秘:番木瓜(洗净并切块)100克,白薯(洗净并切块)120克,松子仁、甜杏仁、黑芝麻、花生仁各10克,小米100克。以上食材共入锅内,加适量水,用大火煮沸,改为小火,煮至豆熟烂即成。

(4)牙龈出血:番木瓜(去皮、子)300克,橙子(洗净后不去皮)2个,猕猴桃(去皮)2个。共榨为汁,分2次饮用,10次为1个疗程。

(5)体质虚弱:番木瓜(去皮、子)100克,桂圆肉、莲子、紫米、枸杞子各10克,小米100克,红枣6枚。以上食材共入锅内,加适量水,用大火煮沸,改为小火,煮至豆熟烂即成。

【提　示】　木瓜有两种,一种是番木瓜,是盛产于热带的水果;另一种是宣木瓜,产于安徽的宣城等地区,是一种祛风散寒的中药,味酸,不能当水果食用。

【食　谱】

(1)肾癌食谱:番木瓜薏苡仁粥

原料:番木瓜100克,薏苡仁、核桃仁、枸杞子、莲子各15克,小米100克,红枣6枚。

制作:将番木瓜去皮和子,切成块,所有食材洗净后入锅内,加适量水,用大火煮沸,改为小火,煮至米熟烂即成。

功效:清热利湿,活血化瘀。适用于体虚亏损、脾胃虚弱的肾癌患者。

(2)膀胱癌食谱:番木瓜红小豆粥

原料:番木瓜100克,红小豆、绿豆、枸杞子、核桃仁、黑芝麻各15克,小米100克。

制作:将番木瓜洗净,切成块,所有食材洗净后入锅内,加适量水,用大火煮沸,改为小火,煮至豆熟烂即成。

功效:清热解毒,补血活血。适用于小便不利、湿热瘀毒的膀胱癌患者。

4. 南瓜——全身是宝的果实

南瓜为葫芦科南瓜属一年生草本植物的果实,又名番瓜、倭瓜、麦瓜、北瓜,因为它能代粮充饥,所以又名"饭瓜"。南瓜全身是宝,其叶、花、根、须、蒂、瓤、子皆可治病,因此又被誉为"宝瓜"。南瓜富含钴,它是胰岛细胞的必需成分,能促使胰岛素正常分泌,从而有效地预防糖尿病。在日本的北海道有个村庄,当地居民以南瓜为主食,那里没有糖尿病和高血压患者,人人身强力壮,引起人们的关注,因而南瓜成为风靡日本的绿色食品。流行病学调查表明,长寿者大多喜欢吃蔬菜,尤其喜爱吃南瓜和胡萝卜。

南瓜富含胡萝卜素,含微量脂肪,不含胆固醇,是心脑血管疾病患者的理想食品。

南瓜性微寒,味甘,入肝、胃、肺经。具有补肝益肺和健脾利尿等功能。适用于胸膈满闷、小儿疳积等症。

【防癌奥秘】

(1)奥秘一:南瓜富含 β-胡萝卜素,它具有抗氧化、清除自由基及防癌作用。数以百计的研究证明,血液中 β-胡萝卜素含量高的人,患癌症的概率比含量低者少 50%。

(2)奥秘二:南瓜富含钼,钼参与醛氧化酶的合成,醛氧化酶能解除人体内醛类的毒害作用,清除自由基,抗氧化,从而起到防癌作用。流行病学调查表明,缺钼的地区食管癌的发病率增高。

【保健作用】

(1)预防糖尿病:南瓜所含的胡芦巴碱能促进胰岛供需分泌,具有显著地降糖作用,从而起到预防糖尿病的作用。

(2)预防心脑血管疾病:南瓜富含膳食纤维,可降低血清胆固醇,从而有效地预防动脉粥样硬化,起到保护心脑血管的作用。

(3)防止便秘:南瓜富含膳食纤维和甘露醇,能刺激肠蠕动,促进排便,从而有效地防止便秘。

(4)预防贫血:南瓜富含钴,钴是维生素 B_{12} 的重要成分,维生素 B_{12} 是治疗恶性贫血和失血性贫血的药物。

(5)防止前列腺肥大:南瓜子富含丙氨酸、甘氨酸和谷氨酸,这些营养成分可使前列腺肥大者的症状减轻,使夜尿次数减少 95%,尿急降低 81%。

(6)驱虫:南瓜子所含的南瓜氨酸能使绦虫及蛔虫发生瘫痪,使其失去生存能力,将其驱逐出体外。

(7)延缓衰老:南瓜子富含维生素 E、多种氨基酸、亚油酸、锌、铁、钴、硒等营养成分。这些营养成分具有增强免疫力,延缓衰老的效果。

【应　用】

(1)血糖过高:南瓜(切块)100 克,山药 30 克,银耳、玉竹各 10 克,煮熟后食用。

(2)便秘:南瓜、白薯(切块)各 150 克,小米 100 克。以上食材洗净后入锅内,加适量水,煮成粥,每日 2 次,直至痊愈。

(3)病后体弱:南瓜(切块)100 克,小米、红小豆各 50 克,核桃仁、桂圆肉、枸杞子各 10 克,红枣 6 枚。以上食材洗净后入锅内,加适量水,煮成粥,每日 1 次,直至康复。

(4)驱蛔虫:南瓜子 80 克,炒熟后去皮碾碎,用温开水调食,连食 3 日,早晨空腹食用,儿童减半。

(5)前列腺肥大:南瓜子 60 克,炒熟后去皮食用,每日 2 次,长期食用才能获得满意疗效。

【提　示】　①连续吃南瓜 2 个月后,皮肤可能出现黄色,这是因为胡萝卜素未经转化而由汗腺排出,把皮下脂肪染黄所致,对健康毫无损害。②胸腹满闷者不宜食用南瓜。

【食 谱】

(1)胃癌食谱:南瓜薏苡仁粥

原料:南瓜 100 克,薏苡仁、枸杞子、核桃仁、莲子、桂圆肉各 10 克,小米、紫米各 50 克,红枣 6 枚。

制作:将南瓜切成块,所有食材洗净后共入锅内,加适量水,用大火煮沸,改为小火,煮至米熟烂即成。

功效:健脾渗湿,补气养血。适用于食欲不振、体质虚弱的胃癌患者。

(2)结肠癌食谱:南瓜猴头菇汤

原料:南瓜 100 克,猴头菇、水发海带丝、芦笋、茭白、洋葱各 15 克,扇贝肉 50 克,食盐、葱花、姜末、胡椒粉、料酒、香油各适量。

制作:将南瓜切成块,猴头菇、茭白、洋葱切成丝,海带、芦笋切成段,共入锅内,加适量水,用大火煮沸,撇去浮沫,改为小火,煮 30 分钟,放入葱花、姜末、料酒、食盐、胡椒粉,再煮 5 分钟,淋入香油出锅即成。

功效:补气补血,健脾益胃。适用于气滞血瘀、体弱形瘦的结肠癌患者。

5. 冬瓜——天然利尿剂

冬瓜为葫芦科一年生草本植物,又名枕瓜、东瓜、地芝,起源于我国,各地均有种植。它肉质细嫩,清淡利口,是春秋季节的家常菜。冬瓜含微量蛋白质,不含脂肪与胆固醇,是心脑血管疾病患者的最佳食品之一。

冬瓜皮与冬瓜子都是中药。冬瓜皮是利水消肿良药,冬瓜子能清化热痰。经霜的冬瓜皮水煎后加入蜂蜜可治疗慢性气管炎。在盛夏酷暑之际,用冬瓜与鲜荷叶共煮,可制成生津解渴的清凉饮料。

冬瓜性微寒,味甘,入肺、大肠、小肠、膀胱经。具有清热利水,生津止渴,润肺化痰等功能。适用于水肿脚气、咳喘痰多、暑热烦闷等症。

【防癌奥秘】

(1)奥秘一:冬瓜所含的木质素能增强巨噬细胞吞噬癌细胞的能力,从而起到防癌的效果。

(2)奥秘二:冬瓜富含维生素 C,它能促进干扰素的合成,从而起到抑制癌细胞增殖的作用。维生素 C 还可降低癌细胞端粒酶的活性,因此起到诱导癌细胞凋亡的功效。

【保健作用】

(1)减肥:冬瓜不含脂肪,它所含的丙醇二酸能抑制糖类转化为脂肪,从而达到减肥健身和塑造优美体型的效果。

(2)降低血压:冬瓜是高钾低钠食品,钾能减少体内钠水潴留,减少血液中多余的水分,减轻血管的压力,从而使血压下降。

(3)消除水肿:冬瓜富含钾,钾能抑制肾小管中氢离子和钠离子的交换,能排出大量含有钠的尿,使细胞外液中的水分减少,从而起到消除水肿的作用。

(4)清热解毒:冬瓜性微寒,具有清热生津和解暑除烦的功能,是盛夏的理想食品。

【应 用】

(1)水肿:冬瓜皮 30 克,红小豆 60 克,玉米须 30 克,生姜 10 克,五加皮 10 克。水煎取汁,每日 1 剂,分 3 次温饮。

(2)高血压病:冬瓜皮 30 克,玉米须 20 克,芹菜 60 克,槐花 10 克,山楂 30 克。水煎取汁,每日 1 剂,分 3 次温饮。

(3)小便不利:冬瓜皮 30 克,西瓜皮 50 克,玉米须 20 克,白茅根 20 克。水煎取汁,每日 1 剂,分 3 次温饮。

(4)肺燥咳嗽:冬瓜 50 克,银耳 20 克,百合 30 克,雪梨 1 个。冬瓜和雪梨洗净,去皮切成块,所有食材一起入锅内,加适量水,用大火煮沸,改为小火,煮 20 分钟,加适量蜂蜜调味,分 2 次食用。

(5)肝硬化腹水:冬瓜皮 30 克,西瓜皮、白茅根各 20 克,红小豆 80 克。以上食材入锅内,加适量水,煮至豆熟烂,食豆饮汤,每日 2 次,10 次为 1 个疗程。

【提 示】 冬瓜性微寒,脾胃虚寒和慢性肠炎者不宜食用。

【食 谱】

(1)甲状腺癌食谱:冬瓜海带汤

原料:冬瓜 100 克,水发海带丝、水发黑木耳、香菇各 20 克,豆腐丝、扇贝肉各 30 克,食盐、料酒、葱花、姜末、胡椒粉各适量。

制作:将以上食材洗净,冬瓜切成块,海带丝、豆腐丝切成段,香菇切成片,共入锅内,加适量水,用大火煮沸,撇去浮沫,改为小火,放入葱花、姜末、料酒、食盐、胡椒粉,煮 30 分钟,淋入香油即成。

功效:益肺补脾,润燥消瘿。适用于食欲不振、瘿瘤肿大者。

(2)前列腺癌食谱:冬瓜红小豆粥

原料:冬瓜 100 克,红小豆 50 克,核桃仁、枸杞子、薏苡仁、莲子、桂圆肉各 15 克,小米 80 克,红枣 6 枚。

制作:将以上食材洗净,冬瓜切成块,共入锅内,加适量水,用大火煮沸,改为小火,煮至豆熟烂即成。

功效:清热解毒,利水消肿。适用于小便不利、湿热蕴结的前列腺癌患者。

6. 苦瓜——防癌的君子菜

苦瓜为葫芦科一年生草本植物,又名癞瓜、凉瓜、癞葡萄,原产于东印度热带地区,我国各地均有栽培。苦瓜有一个最鲜明的特性,它与鸡、鸭、鱼、肉一起烹调时,绝不会把苦味渗透到其他食物中,因此又有"君子菜"的雅号。在民间有一谚语:"人讲苦瓜苦,我说苦瓜甜,甘苦任君择,不苦哪有甜。"

苦瓜有很高的营养价值,它富含维生素 C,每 100 克苦瓜含维生素 C 达 125 毫克,位居群瓜之冠,它还富含胡萝卜素、纤维素、钙、钾等营养成分。

苦瓜性寒,味苦,入心、肝经。具有清热祛暑,明目解毒,利尿凉血等功能。适用于热病烦渴、中暑头晕、小便不利等症。

【防癌奥秘】

(1)奥秘一:苦瓜所含的苦瓜素是一种强力防癌物质。50 微克/毫升剂量的苦瓜素就可完全抑制鼻咽癌及口腔癌细胞的生长。

(2)奥秘二:苦瓜所含的脂蛋白,能激活人体的免疫系统,美国堪萨斯大学的学者研究发现,脂蛋白具有类似干扰素的作用,能增强巨噬细胞吞噬癌细胞的能力。给患有淋巴癌的小鼠注入此种蛋白,可以明显延长其存活期。

(3)奥秘三:20 世纪 80 年代,中国台湾大学的学者从苦瓜种子中提取出一种胰蛋白酶抑制剂,临床试验证明有极强的抗癌活性。

(4)奥秘四:苦瓜富含维生素 C,每 100 克苦瓜含维生素 C 达 125 毫克。一种名为"红姑娘"的苦瓜,每 100 克苦瓜含维生素 C 高达 344 毫克。维生素 C 对肿瘤细胞有杀伤作用,增强肿瘤宿主的免疫功能,抗炎及重建细胞间信号传递。

【保健作用】

(1)增进食欲:苦瓜所含的苦瓜苷能促进消化液的分泌,具有开胃健脾和增进食欲的作用,是盛夏佐餐的佳品。

(2)降低血糖:苦瓜含有类似胰岛素的物质,具有明显的降低血糖的作用,是糖尿病患者的上佳食品。

(3)促进伤口愈合:苦瓜富含维生素 C,它是胶原的重要成分,促进组织修复和伤口愈合。

(4)清热祛暑:苦瓜苦寒无毒,具有清热祛暑,明目解毒,凉血利尿等功能。适用于热病烦渴、中暑头痛、目赤痈肿、小便不利等症。

【应 用】

(1)食欲不振:苦瓜(去瓤后切丝)100 克,青椒(切丝)20 克,加入食盐、胡椒粉、味精炒熟即成。

(2)糖尿病:苦瓜(去瓤后切丝)100 克,香菇(切丝)20 克,洋葱 30 克,海鲈鱼 100克。以上食材共入锅内,加适量水,用大火煮沸,撇去浮沫,改为小火,放入葱花、姜末、料酒、食盐、胡椒粉,煮 30 分钟,淋入香油即成。

(3)头痛目赤:苦瓜(切片)200 克,槐花、菊花各 20 克。水煎取汁,每日 1 剂,分 3次温饮。

(4)消化不良:苦瓜(切片)200 克,山楂 60 克,鸡内金 10 克,麦芽 20 克。水煎取汁,每日 1 剂,分 3 次温饮。

(5)恶心呕吐:苦瓜(切片)200 克,姜片 30 克,陈皮 20 克。水煎取汁,每日 1 剂,分 3 次温饮。

(6)感冒:苦瓜 200 克,生姜、葱白各 30 克,白萝卜 120 克。水煎取汁,每日 1 剂,分 3 次温饮。

【提 示】 ①美国学者研究证明,苦瓜含有3种蛋白质类物质能杀灭艾滋病病毒。②苦瓜性寒,脾胃虚寒者不宜食用。③苦瓜不宜大量食用,以免引起腹泻。

【食 谱】

(1)食管癌食谱:苦瓜鹅血汤

原料:苦瓜100克,鹅血30克,韭菜50克,水发海带丝30克,香菇20克,食盐、料酒、葱花、姜末、胡椒粉、香油各适量。

制作:将苦瓜、鹅血切成块,韭菜、海带丝切成段,香菇切成丝,共入锅内,加适量水,用大火煮沸,撇去浮沫,改为小火,煮30分钟,放入葱花、姜末、料酒、食盐、胡椒粉,再煮3分钟,淋入香油出锅即成。

功效:清热解毒,健脾益胃。适用于噎嗝反胃、气滞咳痰的食管癌患者。

(2)胃癌食谱:苦瓜芦笋汤

原料:苦瓜100克,山慈姑、芦笋、猴头菇各20克,豆腐丝、扇贝肉各40克,葱花、姜末、料酒、食盐、胡椒粉、香油各适量。

制作:将苦瓜、山慈姑、猴头菇切成片,芦笋、豆腐丝切成段,锅内加适量水,放入所有食材,用大火煮沸,撇去浮沫,改为小火,放入葱花、姜末、料酒、食盐、胡椒粉,煮30分钟,淋入香油即成。

功效:清热解毒,软坚化结。适用于胃脘胀痛、吞咽困难的胃癌患者。

7. 黄瓜——减肥美容之蔬

黄瓜为葫芦科一年生草本植物,又名刺瓜、胡瓜,西汉时期由印度传入我国,现在全国各地广泛种植。黄瓜翠绿素雅,顶花带刺,清香爽口,是人们喜食的家常菜。

黄瓜是典型的低钠食品,不含脂肪及胆固醇,富含钾和维生素C,还含有钙、镁、铁、硒等营养成分。

黄瓜清香醒脾,风味独特,做成糖醋黄瓜、麻酱黄瓜、炝黄瓜、辣味黄瓜等,是佐餐开胃的佳品。

黄瓜性凉,味甘,入肺、胃、大肠经。具有清热利水,生津止渴,解毒消肿的功能。适用于热病烦渴、咽喉痛肿、小便不利等症。

【防癌奥秘】

(1)奥秘一:黄瓜所含的绿原酸和咖啡酸,能增强巨噬细胞的吞噬能力,具有良好的防癌效果。

(2)奥秘二:黄瓜所含的黄瓜酶具有很强的生物活性,能防止细胞突变。

(3)奥秘三:黄瓜所含的葫芦素C能增强人体的免疫功能,提高巨噬细胞的活性,具有明显的防癌作用。

【保健作用】

(1)润喉生津:黄瓜所含的绿原酸和咖啡酸,具有抗菌消炎作用,从而起到润喉生津、消炎止痛的效果。

(2)减肥:黄瓜的含糖量很低,只有 2%,不含脂肪。它所含的丙醇二酸具有奇特功能,能抑制糖类转化为脂肪,从而起到减肥健身的功效。

(3)稳定血糖:黄瓜所含的甘露糖和果糖的代谢不依赖胰岛素,也不会刺激胰岛素分泌,从而不引起血糖波动,是糖尿病患者的理想食品。

(4)美容:黄瓜所含的黄瓜酶具有很强的生物活性,能促进机体的新陈代谢,用黄瓜汁涂于面部皮肤,能起到滋润肌肤和减少皱纹的作用。

【应　用】

(1)咽喉疼痛:黄瓜(切块)1 根,甘草 6 克,杭菊花 5 克,桔梗 7 克。水煎取汁,每日 1 剂,分 3 次温饮。

(2)小便不利:黄瓜(切块)1 根,冬瓜(切块)50 克,西瓜皮(切块)100 克。水煎取汁,每日 1 剂,分 3 次温饮。

(3)高血压病:黄瓜(洗净并切块)1 根,苹果(洗净并切块)2 个,芹菜(洗净并切段)300 克,山楂(洗净后去核)10 枚。共压榨成汁,分 3 次饮用,10 次为 1 个疗程。

(4)食欲不振:黄瓜(洗净后切丝)1 根,洋葱(洗净后切丝)半个,大蒜(捣碎)3 瓣,姜丝 5 克,加入适量的醋、食盐、香油拌匀即成。

(5)糖尿病:黄瓜 2 根,洋葱 1 个,番茄 3 个。洗净后切块,共榨成汁,分 3 次饮用。

(6)护肤美容:黄瓜 1 根榨成汁,涂于面部,1 小时后用温水洗去。

(7)疔疮痈疖:黄瓜 1 根,大黄、黄柏、黄芩各 3 克,共捣为泥敷于患处。

【提　示】　①据检测,市场出售的黄瓜 70%有大肠埃希菌,还经常检测出痢疾杆菌。因此,生吃黄瓜一定要用蔬菜消毒液浸泡,洗净后切成丝,加入蒜泥、醋、食盐、香油,不仅酸辣可口,而且可以杀菌,预防消化道传染病。②黄瓜不宜与水果同时食用,因为黄瓜含有维生素 C 分解酶,它能破坏水果中的维生素 C。③黄瓜性凉,脾胃虚寒及便溏者不宜多食。

【食　谱】

(1)乳腺癌食谱:黄瓜香菇汤

原料:黄瓜 60 克,香菇、水发黑木耳各 10 克,豆腐丝 30 克,海鲈鱼 40 克,食盐、料酒、葱花、姜末、胡椒粉、香油各适量。

制作:将以上食材洗净,黄瓜、香菇切成丝,豆腐丝切成段,海鲈鱼切成块。锅内加适量水,放入食材,用大火煮沸,撇去浮沫,改为小火,放入葱花、姜末、料酒、食盐、胡椒粉,煮 30 分钟,淋入香油出锅即成。

功效:滋阴补血,消食下气。适用于倦怠无力、营养不良的乳腺癌患者。

(2)宫颈癌食谱:黄瓜陈皮饮

原料:黄瓜 60 克,陈皮 15 克,大蓟 15 克,丝瓜 40 克,青皮 15 克,麦芽 30 克。

制作:将以上食材洗净,黄瓜和丝瓜切成块。锅内加适量水,放入食材,用大火煮沸,改为小火,煮 20 分钟即成。每日 1 剂,分 3 次温饮。

功效:疏肝理气,散瘀消肿。适用于胸胁胀满、肝郁气滞的宫颈癌患者。

六、菌 藻 类

1. 竹笋——菜中第一品

竹笋为多年生常绿草本植物竹的嫩芽,又名笋、竹萌、竹胎、竹芽,盛产于我国南方各地。干制品即玉兰片,以色白、质嫩、肉丰为佳品。竹笋的种类繁多,有 150 多种。冬、春、夏三季均可吃到鲜笋,因此宋代诗人黄庭坚赞颂道:"韭黄照春盘,菰白媚秋菜,唯此苍竹苗,市上三时卖。"竹笋味美可口,营养丰富,自古就视为菜中珍品。宋代诗人杨万里对竹笋喜爱有加,曾有"顿顿食笋莫食肉"的表述。清代文人李笠翁则把竹笋誉为"蔬食中第一品"。

竹笋富含维生素和微量元素,膳食纤维含量 11.3%,比同重量的大白菜高 13 倍。竹笋蛋白质中的氨基酸多达 18 种,尤其可贵的是人体必需的赖氨酸、谷氨酸的含量较高。

竹笋性微寒,味甘,入胃、大肠经。具有开胃健脾,宽胸舒膈,通肠促便的功能。适用于食欲不振、大便秘结、身体肥胖等症。

【防癌奥秘】

(1)奥秘一:竹笋所含的多糖,可提高人体天然杀伤细胞(NK 细胞)的活性,诱导肿瘤坏死因子(TNF)的生成,从而增强防癌效果。

(2)奥秘二:实验证明,竹笋多糖对小鼠的 S-180 肉瘤及艾氏腹水瘤有明显地抑制作用。

(3)奥秘三:竹笋多糖能增强机体内多种酶的活性,因而具有逆转癌性恶病质和防止癌症恶化的功能。

【保健作用】

(1)降胆固醇:竹笋富含膳食纤维,大量的研究证明,膳食纤维带有很多活性基因,可能吸附、螯合胆固醇和胆汁酸之类的物质,从而降低血清胆固醇,有效地预防动脉粥样硬化和心脑血管疾病。

(2)减肥:竹笋是典型的低脂肪、低糖和低热能食物,是理想的减肥佳品。

(3)防止便秘:竹笋富含膳食纤维,在肠道里吸水膨胀,因此扩充肠道容积,刺激肠蠕动,促进大便快速排泄,减少有害物质,尤其是致癌物质对肠道的损害,从而有效地预防大肠癌。

(4)清热化痰:竹笋性微寒,具有清热消痰和宽胸利膈等功能,有防止咳喘的作用。

【应　用】

(1)水肿:竹笋、冬瓜皮各 60 克,玉米须 50 克,薏苡仁、赤小豆各 50 克。锅内加适量水,放入所有食材,用大火煮沸,改为小火,煮至豆熟烂,饮汁吃豆,分3次食用。

(2)慢性胃炎:竹笋60克,鸡内金9克,陈皮15克,小茴香10克。水煎取汁,每日1剂,分3次温饮,10次为1个疗程。

(3)咳嗽痰多:竹笋60克,白萝卜100克,生姜20克,葱白20克,杏仁15克。水煎取汁,每日1剂,分3次温饮。

(4)便秘:竹笋60克,水发海带丝50克,核桃仁、松子仁各30克,菠菜100克。以上食材洗净切碎,加入小米100克,共入锅内,加适量水,用大火煮沸,改为小火,煮至米熟烂,加入适量蜂蜜调味即成。

(5)慢性肾炎:竹笋60克,玉米须30克,茯苓15克,白术10克,大腹皮15克。水煎取汁,每日1剂,分3次温饮。

(6)病后体虚:竹笋60克,胡萝卜50克,鸡脯肉、海虾各30克。以上食材洗净切好,共入锅内,加适量水,用大火煮沸,撇去浮沫,改为小火,放入食盐、料酒、葱花、姜末、胡椒粉,煮30分钟,淋入香油即成。

【提　示】　竹笋含有草酸钙,泌尿道结石患者慎用。竹笋富含膳食纤维,严重的胃及十二指肠溃疡、肝硬化合并食管静脉曲张者不宜食用竹笋。

【食　谱】

(1)食管癌食谱:竹笋猴头菇汤

原料:竹笋30克,猴头菇、水发海带丝、核桃仁各20克,红花6克,扇贝肉30克。食盐、料酒、葱花、姜末、胡椒粉、香油各适量。

制作:将以上食材洗净,竹笋、猴头菇切成丝,海带切成段,共入锅内,加适量水,用大火煮沸,撇去浮沫,改为小火,加入食盐、料酒、葱花、姜末、胡椒粉,煮30分钟,淋入香油即成。

功效:补血养血,软坚化结。适用于脾胃虚弱、气血不足的食管癌患者。

(2)胃癌食谱:竹笋鲫鱼汤

原料:竹笋50克,豆腐丝60克,鲫鱼1尾(约150克),油菜100克,水发海带丝30克,葱花、姜末、食盐、料酒、胡椒粉、香油各适量。

制作:将以上食材洗净,鲫鱼宰杀后去鳞、内脏和腮,竹笋切成薄片,海带丝和豆腐丝切成段,所有食材共入锅内,加适量水,用大火煮沸,撇去浮沫,改为小火,放入食盐、料酒、葱花、姜末、胡椒粉,煮30分钟,淋入香油即成。

功效:健脾利湿,清热解毒。适用于反胃呕吐、体质虚弱的胃癌患者。

2. 芦笋——菜中之珍

芦笋为天门冬科多年生草本植物,又名龙须菜、石刁柏、门冬薯,食用部分为刚出土的嫩芽。芦笋原产于地中海沿岸一带,2 000多年前古希腊人进行了人工栽培。我国东北、华北、四川、新疆等地有野生芦笋。20世纪70年代初,我国从美国引进优良品种栽培成功,并向10多个省、市推广,现在芦笋已登上千家万户的餐桌。

芦笋不仅营养丰富,而且有惊人的医疗价值。20世纪70年代,人们发现它具有防癌的独特功能,从此身价倍增,成为风靡全球的神奇珍品。芦笋被列为世界十大名菜之一,是畅销欧美的高档菜,也是国际市场上的热门货。在欧美国家一般宴会不上芦笋,如果摆上一盘芦笋,那就意味着贵客临门了,由此可见,芦笋有不同凡响的身价。

芦笋富含维生素与蛋白质。其中维生素C和维生素B_1的含量比同重量的番茄高2～7倍。芦笋富含叶酸,这种B族维生素是公认的防癌维生素。

【防癌奥秘】

(1)奥秘一:实验证明,芦笋有防癌功能,体外实验显示,对癌细胞的抑制率达93.7％。据美国《癌症新闻月刊》报道,一位患严重淋巴癌的患者每日坚持食用芦笋,一年之后经医院全面检查癌症已经治愈,完全康复。

(2)奥秘二:芦笋所含的组织蛋白能有效地控制细胞异常生长,使其保持正常生长,从而起到防癌效果。

(3)奥秘三:芦笋所含的硒、叶酸及维生素C共同作用,筑起一道防癌屏障。美国有位名叫文塞尔的医生患了眼癌和淋巴癌,多方治疗无效,陷入极度的痛苦之中,一个偶然的机会他吃了芦笋,感觉不错,坚持每日吃,几个月后病情逐渐减轻,后来竟奇迹般的痊愈了,令其喜出望外。

【保健作用】

(1)增强免疫力:芦笋所含的天门冬酰胺能增强免疫功能,从而提高机体的抗病能力。

(2)预防贫血:芦笋富含叶酸,能促进造血功能,促进红细胞的发育成熟,从而有效地预防巨幼红细胞性贫血。

(3)预防胎儿畸形:芦笋富含叶酸,它能促进胎儿的正常生长和发育。孕妇缺乏叶酸会引起胎儿畸形。

(4)减轻化疗反应:芦笋能减轻化疗及放疗引起的恶心呕吐、食欲不振、口干舌燥等不良反应。

【应　用】

(1)高血压病:新鲜芦笋500克,芹菜500克,紫皮蒜5瓣,洗净后切碎,用榨汁机压榨成汁,加入适量蜂蜜调味,分3次温饮。

(2)病后体虚:芦笋(切段)100克,豆腐丝50克,水发黑木耳10克,胡萝卜(切丝)1个,扇贝肉50克,鸡脯肉(切丝)50克。锅内加适量水,放入所有食材,用大水煮沸,改为小火,撇去浮沫,放入食盐、料酒、葱花、姜末、胡椒粉,煮30分钟,淋入香油即成。

(3)贫血:芦笋(切段)100克,水发黑木耳10克,猪肝(切片)50克。以上食材入锅内,加适量水,用大火煮沸,撇去浮沫,改为小火,煮30分钟,放入食盐、料酒、葱花、姜末、胡椒粉,再煮3分钟,淋入香油即成。

【提　示】　①芦笋虽然对有些癌症有一定的食疗效果,但不能依赖它,只能作为一种辅助治疗手段。②治疗癌症一定要用新鲜芦笋,久存后其有效成分会受到破坏,降低疗效。③芦笋味美可口,既可素炒,也可与鸡、鸭、鱼、肉搭配烹炒炖煮。

【食　谱】

(1)前列腺癌食谱：芦笋海参汤

原料：芦笋 100 克，洋葱 30 克，绿菜花 50 克，水发海参 2 个，鸡脯 40 克，食盐、料酒、葱花、姜末、五香粉、香油各适量。

制作：将芦笋切成段，鸡脯肉、洋葱切成丝，绿菜花分成小瓣，海参一分为二，共入锅内，加适量水，用大火煮沸，撇去浮沫，放入食盐、料酒、葱花、姜末、胡椒粉，煮 30 分钟，淋入香油即成。

功效：补肾益精，养血润燥。适用于精血亏损、虚弱劳怯的前列腺癌患者。

(2)胰腺癌食谱：芦笋荠菜汤

原料：芦笋 100 克，荠菜 50 克，豆腐 60 克，水发海带丝 30 克，海米 10 克，食盐、料酒、葱花、姜末、胡椒粉、香油各适量。

制作：将芦笋、海带丝切成丝，豆腐切成块，锅内加适量水，放入所有食材，用大火煮沸，撇去浮沫，放入食盐、料酒、葱花、姜末、胡椒粉，煮 30 分钟，淋入香油即成。

功效：清热解毒，软坚化结。适用于腹部疼痛、食欲不振的胰腺癌患者。

3. 黑木耳——素食之王

黑木耳为木耳科植物，又名树鸡、木耳、木糯，是生长在阴湿朽木上的一种食用菌。分布广泛，全国各地均有栽培。因为它营养丰富，味道鲜美，故有"素食之王"的美誉。

黑木耳富含蛋白质、矿物质和微量元素。每 100 克黑木耳含铁 11.9 毫克，比同重量的菠菜高 6 倍，比胡萝卜高 29 倍。它所含的钙、镁、铜、锌、锰、硒比一般蔬菜高 2～3 倍。

20 世纪 80 年代初，美国明尼苏达医科大学医生哈默斯，在做体检时发现一份血液没有按正常的时间凝结，于是他找到这份血液的主人，了解到这位先生在体检前曾到中餐馆吃过黑木耳烧豆腐。为了揭开这个奥秘，哈默斯对 8 个人进行了试验，把他们分成两组，第一组 4 个人吃黑木耳烧豆腐，第二组 4 个人吃素炒豆腐。经过 8 小时之后，第一组 4 个人的血液依然凝结很慢，而第二组的 4 个人的血液在正常的时间内凝结。

血液凝集慢的奥秘是黑木耳含有一种名为腺嘌呤核苷的物质，它能抑制血小板凝集，对抗血栓形成，从而有效地预防脑卒中和心肌梗死。

黑木耳性平，味甘，入肝、脾、肾经。具有润肺补脑和生血养荣等功能。适用于肺热咳嗽、久病贫血等症。

【防癌奥秘】

(1)奥秘一：黑木耳所含的多糖能提高人体内超氧化物歧化酶(SOD)、谷胱甘肽过氧化物酶(GSH-Px)的活性，从而有效地清除自由基，保护细胞膜，起到防癌的效果。

(2)奥秘二：我国学者研究证明，黑木耳能提高人体的免疫功能，具有防癌抗癌作用，对宫颈癌有明显疗效。有一个治疗宫颈癌的验方中就有黑木耳，其他几味中药是黄芪、陈皮、甘草。

(3)奥秘三:黑木耳提取物能增强巨噬细胞的活性,从而起到防癌作用。

(4)奥秘四:黑木耳多糖对小白鼠 S-180 肉瘤有抑制作用,抑制率为 40%～50%。

【保健作用】

(1)防止血栓形成:黑木耳能抑制血栓素的生成,从而起到防止血小板凝集,对抗血栓形成的作用。相反,奶酪和牛排等食物能促进血小板凝集,加速血栓形成。

(2)降低血脂:黑木耳富含膳食纤维,每 100 克含膳食纤维高达 33.4 克。膳食纤维可抑制或减少胆固醇和三酰甘油的吸收,促进血脂和脂蛋白的代谢,从而有效地防止血脂升高。

(3)预防贫血:黑木耳富含铁,铁是造血及合成血红蛋白的重要元素,缺铁会引起缺铁性贫血、溶血性贫血及免疫功能低下,抵抗力降低。黑木耳与肉类和鱼类搭配相辅相成,是治疗贫血的上佳食品。

(4)提高免疫力:实验证明,黑木耳能增强机体的免疫力,提高抗病能力。

(5)排除有害物质:黑木耳富含纤维素和胶体物质,具有很强的吸附力,能吸附肠道内的毛发、色素、农药、添加剂、洗涤剂等有害物质,使其排出体外,保护人体健康。黑木耳是矿山、冶金、纺织、煤炭、理发等行业职工的保健食品。

【应　用】

(1)贫血:水发黑木耳 30 克,豆腐丝 50 克,猪肝 50 克,油菜 100 克。以上食材洗净切好,共入锅内,加适量水,用大火煮沸,撇去浮沫,放入食盐、料酒、葱花、姜末、胡椒粉,煮 30 分钟,淋入香油即成。

(2)高血压病:水发黑木耳 15 克,水发海带 30 克,豆腐丝 50 克,芹菜 100 克。以上食材洗净切好,锅内加适量水,放入黑木耳、海带丝、豆腐丝,用大火煮沸,改为小火,煮 20 分钟,放入芹菜和食盐、胡椒粉,再煮 3 分钟即成。

(3)冠心病:黑木耳(用热水泡 1 小时)10 克,豆腐(切块)100 克,海鲱鱼(切块)100 克。锅内加适量水,放入以上食材,用大火煮沸,撇去浮沫,改为小火,煮 30 分钟,放入食盐、料酒、葱花、姜末、胡椒粉,再煮 3 分钟,淋入香油出锅即成。

(4)血液黏稠:水发黑木耳(切丝)20 克,煮 20 分钟后捞出沥净水,豆腐丝(切段)50 克,在沸水中焯透捞出沥净水,紫皮洋葱(切丝)半个,在沸水中焯一下捞出,沥净水。所有食材放在一个大盘子里,加入蒜泥、香醋、香油、食盐拌匀即成。

【提　示】　黑木耳能抑制血小板凝集,延长出血时间,因此各种出血性疾病患者,如吐血、咯血、便血、痔疮出血、牙龈出血及妇女月经期等,均不能食用黑木耳,以免加重出血。

【食　谱】

(1)肾癌食谱:黑木耳海带汤

原料:黑木耳 10 克,海带丝 30 克,胡萝卜 1 个,洋葱半个,芦笋 30 克,鸡脯肉 50 克,食盐、料酒、葱花、姜末、胡椒粉、香油各适量。

制作:将海带丝、芦笋切成段,胡萝卜、鸡脯肉切成丝,洋葱切成丁。锅内加适量水,放入所有食材,用大火煮沸,撇去浮沫,改为小火,放入食盐、料酒、葱花、姜末、胡椒粉,煮30分钟,淋入香油即成。

功效:补气养血,软坚化结。适用于体质虚弱、湿毒蕴结的肾癌患者。

(2)膀胱癌食谱:黑木耳荠菜汤

原料:黑木耳10克,荠菜50克,冬笋30克,黄花菜20克,扇贝肉40克,食盐、料酒、葱花、姜末、胡椒粉、香油各适量。

制作:将以上食材洗净,冬笋切成片,黄花菜切成段。锅内加适量水,放入所有食材,用大火煮沸,撇去浮沫,改为小火,放入食盐、料酒、葱花、姜末、胡椒粉,煮30分钟,淋入香油即成。

功效:清热解毒,补肾益气。适用于湿热瘀毒、体质消瘦的膀胱癌患者。

4. 银耳——菌中明珠

银耳为银耳科植物,又名白木耳、雪耳,是寄生于朽木上的一种食用菌。因为它色泽如银,故称银耳,有"菌中之冠"的美称,全国各地均有栽培,以福建、广东、广西、江苏、浙江、云南、贵州等地的质量为优。银耳在中医学宝库中久负盛名,历代医学家都认可银耳具有良好的医疗价值,是一种珍贵的滋养性食物及补药。

银耳营养丰富,富含微量元素,它所含的锌、铁、钴、硒都高于蔬菜和水果。每100克银耳含膳食纤维高达33.7克,位居各种食物前列;每100克银耳含钾1254毫克,而钠的含量为79毫克,是典型的高钾低钠食品。适量摄取银耳是水肿病、高血压病、高脂血症、高胆固醇血症等患者的明智选择。

银耳性平,味甘,入心、肺、肾、胃经。具有滋阴润燥和益气养胃等功能。适用于肺胃阴虚、咽喉干燥、大便秘结等症。

【防癌奥秘】

(1)奥秘一:银耳所含的多糖能提高肿瘤细胞中环腺苷酸(cAMP)的含量,形成抑制癌细胞分裂和增殖的内环境,阻止癌症的发展和转移。

(2)奥秘二:银耳多糖能增强人体巨噬细胞的吞噬能力,提高对癌细胞的杀伤力。

(3)奥秘三:银耳多糖能增强机体的免疫功能。实验证明,银耳多糖对小鼠S-180肉瘤有抑制作用;银耳多糖还可显著地抑制肿瘤细胞中脱氧核糖核酸(DNA)的合成,从而起到防癌抗癌的效果。

【保健作用】

(1)延缓衰老:银耳所含的银耳多糖,是一种十分宝贵的物质,它能明显地降低小鼠体内脂褐素的含量,提高小鼠体内超氧化物歧化酶(SOD)的活性,SOD是抗衰老奇酶,它能有效地清除体内垃圾——自由基,防止脂质过氧化,从而起到抗疲劳、抗氧化、抗癌症及延缓衰老的作用。

(2)延长寿命:银耳多糖具有延长寿命的作用。实验证明,银耳多糖能使果蝇的寿命延长28%,效果之佳,令人惊叹!

(3)抗血栓形成:银耳多糖能降低血清胆固醇,降低血液黏稠度,抑制血小板凝集,具有显著地抗血栓形成的效果。

(4)防止动脉硬化:银耳富含膳食纤维,能有效地抑制胆固醇和三酰甘油的吸收,促进血脂及脂蛋白的正常代谢,使血液中胆固醇和低密度脂蛋白胆固醇(LDL-C)降低,从而有效地防止动脉粥样硬化,使心脑血管系统受到保护。

(5)增强免疫力:银耳多糖能刺激 B 细胞产生抗体,从而增强机体的免疫力。

【应　用】

(1)高血压病:水发黑木耳 15 克,荸荠、黄菊花各 10 克,山楂 30 克,桔梗 5 克,银耳 6 克,水煎取汁,每日 1 剂,分 3 次温饮。

(2)冠心病:水发银耳 20 克,山楂 30 克,桂圆肉 10 克,丹参 20 克,水煎取汁,每日 1 剂,分 3 次温饮。

(3)支气管炎:水发银耳 20 克,百合 30 克,甜杏仁 12 克,枇杷叶 6 克,红枣 6 枚,水煮 30 分钟,分 2 次食渣饮汤。

(4)病后体虚:水发银耳 20 克,核桃仁、桂圆肉、栗子、枸杞子各 15 克,小米、紫米各 50 克,煮成粥,每日 1 剂,分 2 次温食。

(5)便秘:水发银耳 40 克,白薯 100 克,红小豆、绿豆、小米各 50 克,煮成粥,加适量蜂蜜调味即成。

【提　示】　风寒咳嗽及湿痰咳嗽者不宜食用银耳。

【食　谱】

(1)食管癌食谱:银耳桂圆汤

原料:银耳(水发)20 克,甜杏仁 10 克,桂圆肉 15 克,核桃仁 25 克,枸杞子 10 克,冰糖 20 克。

制作:将以上食材洗净后入锅内,加适量水,用大火煮沸,改为小火,煮 30 分钟即成。

功效:滋阴养气,养血润燥。适用于气血不足、脾胃虚弱的食管癌患者。

(2)结肠癌食谱:银耳莲子羹

原料:水发银耳 20 克,莲子、枸杞子、薏苡仁各 15 克,女贞子 20 克,红枣 6 枚,芡实粉 20 克,蜂蜜适量。

制作:将以上食材洗净,芡实粉调成糊状,所有食材入锅内,加适量水,用大火煮沸,改为小火,煮至米熟烂,放入湿芡实粉糊,搅匀,再煮沸,加入蜂蜜调味即成。

功效:温肾益精,补虚厚肠。适用于脾肾两虚、畏寒腹痛的结肠癌患者。

5. 香菇——防癌利器

香菇为口蘑科香菇属植物,又名香蕈、原菇,是寄生于树干上的一种食用菌,群生、散生或草生,全国各地均有栽培,主产于浙江、江西、广东、广西、福建等地。在我国香菇已有 4 000 多年的食用史,到了明代它便成为宫廷菜肴,从此身价倍增。

香菇营养丰富,每100克香菇含蛋白质17.2克,比同重量的韭菜高6倍,锌含量比大葱高17倍。香菇含有30多种酶和18种氨基酸,人体必需的氨基酸有8种,而香菇就含有7种。

香菇性平,味甘,入肝、胃经。具有益胃和中和化痰理气等功能。适用于食欲不振、身体虚弱等症。

【防癌奥秘】

(1)奥秘一:香菇具有强大的抗癌能力,实验证明,移植癌细胞的小鼠,饲喂香菇浸出液150日后,体内的癌细胞已无影无踪,从而小鼠奇迹般地生存下来。

(2)奥秘二:香菇水煎液能显著增强机体内巨噬细胞的吞噬功能,促进白细胞介素-2(IL-2)的形成,IL-2能增强天然杀伤细胞的活性,诱导干扰素生成,从而增强杀伤肿瘤细胞的能力。

(3)奥秘三:香菇多糖能促进机体产生抗体,使荷瘤动物血清中总补体活性(CH_{50})及C_3显著提高,使整体免疫能力增强,从而增进机体防癌抗癌的功能。

(4)奥秘四:临床观察证明,肿瘤患者手术后每日吃10克干香菇或60克鲜香菇,可防止癌细胞转移。

(5)奥秘五:日本学者万田博士研究发现,香菇多糖对食管癌、胃癌、肝癌、肺癌、肠癌等有显著的疗效。由于香菇具有如此独特的功效,因此被人们誉为防癌抗癌的"核武器"。

(6)奥秘六:香菇多糖可诱导肿瘤坏死因子(TNF)的生成,激活T淋巴细胞,抑制肿瘤细胞的生长。

【保健作用】

(1)降低胆固醇:香菇所含的植物固醇具有降低胆固醇的作用,每日吃干香菇10克,7日后胆固醇降低10%左右,每日吃60克鲜香菇可获得同样效果。

(2)延缓大脑衰老:香菇所含的谷氨酸是大脑的必需营养物质。香菇所含的核酸分解酶可促进核酸的吸收,而核酸则可延缓大脑神经细胞的衰老。

(3)预防骨质疏松症:香菇富含麦角固醇,麦角固醇受到阳光中紫外线照射后转变成维生素D,维生素D能促进钙、磷代谢和吸收,维持骨骼的生长,从而有效地预防骨质疏松症及佝偻病。

(4)降低血脂:香菇富含膳食纤维,它具有降血脂、降低低密度脂蛋白胆固醇的作用,从而起到预防动脉粥样硬化的功效。

(5)抗病毒:香菇菌丝体水提取物可抑制细胞吸附疱疹,从而起到预防单纯疱疹病毒、巨细胞病毒及EB病毒引起的多种疾病。

(6)降低血压:香菇所含的胆碱、酪氨酸、甘露醇及核酸具有降血压、降血脂的功效,可预防动脉粥样硬化。

【应 用】

(1)高脂血症:水发香菇60克,紫皮洋葱半个,紫皮蒜6瓣,水发海带40克,豆腐100克。以上食材洗净切好,共入锅内,加适量水,用大火煮沸,改为小火,煮30分钟,放入食盐、胡椒粉，再煮 3 分钟即成。

(2)高血压病：水发香菇 60 克，荸荠(去皮)10 个，水发黑木耳 20 克，水发海带 50 克，芹菜 100 克。以上食材洗净切好，共入锅内，加适量水，用大火煮沸，改为小火，煮 30 分钟，放入食盐、胡椒粉，再煮 3 分钟即成。

(3)贫血：水发香菇 60 克，猪肝 50 克，扇贝肉 30 克，水发黑木耳 20 克，油菜 100 克。以上食材洗净切好，共入锅内，加适量水，用大火煮沸，撇去浮沫，改为小火，放入食盐、料酒、葱花、姜末、胡椒粉，煮 30 分钟，淋入香油即成。

(4)佝偻病：水发香菇 60 克，海鲇鱼 100 克，水发海带 30 克，胡萝卜 1 个，豆腐 60 克，油菜 100 克。以上食材洗净切好，共入锅内，加适量水，用大火煮沸，撇去浮沫，改为小火，放入食盐、料酒、葱花、姜末、胡椒粉，再煮 30 分钟即成。

(5)便秘：水发香菇 100 克，鲜冬笋 50 克，白萝卜 100 克，核桃 30 克，松子仁 20 克。以上食材洗净切好，共入锅内，加适量水，用大火煮沸，改为小火，放入食盐、胡椒粉，煮 30 分钟即成。

【提　示】　香菇性腻滞，气滞及脾胃虚弱者不宜食用。

【食　谱】

(1)甲状腺癌食谱：香菇昆布汤

原料：香菇 60 克，昆布 20 克，扇贝肉 50 克，芦笋 60 克，食盐、料酒、葱花、姜末、胡椒粉、香油各适量。

制作：将以上食材洗净，香菇、昆布切成丝，芦笋切成段，共入锅内，加适量水，用大火煮沸，撇去浮沫，改为小火，煮 30 分钟，放入食盐、料酒、葱花、姜末、胡椒粉，再煮 3 分钟，淋入香油出锅即成。

功效：补虚消肿，解毒利水。适用于体弱盗汗、食欲不振的甲状腺癌患者。

(2)肾癌食谱：香菇炖鸡翅

原料：水发香菇 60 克，鸡中翼 4 个，党参 30 克，红枣 6 枚，洋葱半个，油菜 50 克，食盐、料酒、葱花、姜末、胡椒粉、香油各适量。

制作：将以上食材洗净，香菇、洋葱切成丝，共入锅内，加适量水，用大火煮沸，撇去浮沫，改为小火，煮 30 分钟，放入食盐、料酒、葱花、姜末、胡椒粉，再煮 3 分钟，淋入香油出锅即成。

功效：补血益肾，健脾解毒。适用于气血亏损、腰膝酸软的肾癌患者。

6. 口蘑——健体防癌之菌

口蘑为口蘑科植物，又名白蘑，是全球栽培量最多的食用菌，我国的产量居世界首位。以生长在内蒙古草原上的一种白色伞菌属野生口蘑为优，美国和法国的产量也居全球前列。

口蘑的营养特别丰富，每 100 克口蘑含蛋白质高达 38.7 克，比同重量的牛肉高 1 倍，比同重量的海带高 9 倍。口蘑是天然钾库，每 100 克口蘑含钾 3 106 毫克，比同重量的香菇高 5 倍,比大白菜高 33 倍。口蘑富含铁,每 100 克口蘑含铁高达 19.4 毫克,比一般蔬菜高 7~20 倍。口蘑的含锌量也很高,每 100 克口蘑含锌达 9 毫克,远超过一般食品,比同重量的带鱼高 9 倍。锌是人体必需的微量元素,具有极其重要的生理功能,被人们称为"生命的火花"。它参与蛋白质和脱氧核糖核酸(DNA)的合成。人体有 200 多种含锌酶,缺锌时这些酶的活性就会降低,多食用口蘑补锌,可增强免疫功能,增强抗病能力。

口蘑的含硒量十分惊人,每 100 克口蘑含硒高达 113 毫克,比同重量的草鱼高 14 倍,硒具有防治肿瘤的独特功能,被人们誉为"抗癌之王"。

口蘑性平,味甘,入大肠、胃经。具有益神开胃和化痰理气等功能。适用于精神不振、食欲不振等症。

【防癌奥秘】

(1)奥秘一:口蘑富含硒,硒对癌细胞有极强的亲和力,能快速准确地捕捉人体内的癌细胞,将其杀灭。

(2)奥秘二:口蘑富含锌,锌参与超氧化物歧化酶(SOD)的形成,SOD 具有抗氧化、抗自由基、抗衰老、抗畸变及防癌功能。

【保健作用】

(1)降低血压:口蘑是典型的高钾低钠食品,非常适合高血压病患者。钾能使人体内多余的钠排出,钠能引起小动脉收缩,导致血压升高,排出多余的钠,血压自然下降。

(2)防治贫血:口蘑富含铁、铁是血红蛋白的重要成分,每个血红蛋白分子含有 4 个铁离子。缺铁会引起缺铁性贫血,多食用口蘑可有效地预防贫血。

(3)防治克山病:克山病主要发生在缺硒地带,该病的主要症状为胸闷、恶心、呕吐、呼吸困难、严重心律失常。补硒后红细胞硒含量和谷胱甘肽过氧化物酶的活性明显升高,从而使患者病情明显减轻。膳食补硒,多摄取富含硒的食物,如口蘑、黄花菜、紫苋菜及海洋产品,对预防克山病有重要的意义。

(4)增强免疫力:口蘑富含锌,锌能维持胸腺的正常功能。胸腺是人体的中枢免疫器官,对机体的免疫功能及状态具有调控作用,缺锌会引起胸腺萎缩,造成胸腺激素分泌减少,活性减低,导致机体的免疫功能降低。

(5)止咳化痰:实验证明,口蘑提取液具有明显的止咳化痰功能。

【应 用】

(1)高血压病:口蘑 50 克,水发海带 40 克,芹菜 100 克,洋葱半个。以上食材洗净切好,共入锅内,加适量水,用大火煮沸,改为小火,放入食盐、胡椒粉,煮 20 分钟即成。

(2)贫血:口蘑 60 克,猪肝 50 克,水发黑木耳 15 克,豆腐 60 克。以上食材洗净切好,共入锅内,加适量水,用大火煮沸,撇去浮沫,改为小火,放入食盐、料酒、葱花、姜末、胡椒粉,煮 30 分钟,淋入香油即成。

(3)预防克山病:口蘑、黄花菜、紫苋菜、豆腐各 100 克,海米 15 克。以上食材洗净切好,共入锅内,加适量水,用大火煮沸,撇去浮沫,改为小火,加入食盐、胡椒粉,煮 30 分钟,淋入香油即成。

(4)病后体虚:口蘑 60 克,扇贝肉 50 克,鸡脯肉 60 克,冬笋 30 克,油菜 80 克。以上食材洗净切好,共入锅内,加适量水,用大火煮沸,撇去浮沫,改为小火,放入食盐、料酒、葱花、姜末、胡椒粉,煮 30 分钟即成。

【提　示】　白色口蘑切开后立即变黑,加些柠檬汁可防止这种变化。

【食　谱】

(1)胰腺癌食谱:口蘑炖豆腐丝

原料:口蘑 60 克,水发黑木耳 15 克,紫菜 5 克,豆腐丝 30 克,海米 20 克,水发海带丝 40 克,食盐、料酒、葱花、姜末、胡椒粉、香油各适量。

制作:将以上食材洗净,口蘑切成丝,海带丝及豆腐丝切成段,共入锅内,加适量水,用大火煮沸,撇去浮沫,改为小火,放入食盐、料酒、葱花、姜末、胡椒粉,煮 30 分钟,淋入香油即成。

功效:补虚益脾,清热解毒。适用于食欲不振、体质消瘦的胰腺癌患者。

(2)乳腺癌食谱:口蘑鲫鱼汤

原料:口蘑 60 克,丝瓜、芦笋、绿菜花各 40 克,鲫鱼 1 尾(约 200 克),食盐、料酒、葱花、姜末、胡椒粉、香油各适量。

制作:将以上食材洗净,鲫鱼宰杀后去鳞及内脏,口蘑及丝瓜切成片,绿菜花分成小瓣,芦笋切成段,共入锅内,加适量水,用大火煮沸,撇去浮沫,改为小火,放入食盐、料酒、葱花、姜末、胡椒粉,煮 30 分钟,淋入香油即成。

功效:健脾柔肝,养血理气。适用于肝气郁结、气血运行不畅的乳腺癌患者。

7. 金针菇——胸腺的救星

金针菇为口蘑科植物,又名冬菇、金菇,是享有盛名的食用菌,因其干品形似金针菜,故名为金针菇。它主要生长在白杨树、柿子树上,呈金黄色或黄褐色。现在市场上出售的金针菇都是人工栽培,色泽洁白。

金针菇富含蛋白质、维生素 B_1、烟酸,还含有人体必需的 8 种氨基酸,其中赖氨酸及精氨酸的含量十分丰富。

现代医学研究证明,金针菇具有很高的医疗价值和养生保健功能。金针菇发酵液可使小鼠肝脏内过氧化脂质(LPO)含量下降 30%,使心肌脂褐素含量下降 53%,使红细胞内超氧化物歧化酶(SOD)活性增高 32%,这些结果表明,金针菇具有良好的抗衰老功能。

金针菇性寒,味甘、咸,入肝、胃经。具有补益气血和补肝益胃等功能。适用于体质虚弱、胃脘胀满等症。

【防癌奥秘】

(1)奥秘一:金针菇多糖可激活 T 淋巴细胞和巨噬细胞,诱导干扰素分泌,促进抗体生成,从而增强机体抗病毒和抗肿瘤的能力。

(2)奥秘二:金针菇能显著增强免疫系统的功能,是免疫细胞的激活剂。实验证明,每日让小鼠食用 5 克新鲜金针菇,同时吃正常的饲料,2 个月后小鼠胸腺的重量增加了 205%,巨噬细胞的吞噬率明显提高。

(3)奥秘三:从金针菇中提取的朴菇素,能有效地抑制肿瘤生长,具有显著的防癌抗癌功能。

(4)奥秘四:金针菇多糖对小鼠 S-180 肉瘤、肝癌 H_{22} 均有明显的抑制作用。

【保健作用】

(1)延缓衰老:摄入金针菇之后机体内超氧化物歧化酶(SOD)的活性显著提高,SOD 是一种强力抗氧化酶,能有效地清除体内垃圾——自由基,保护细胞膜,增进健康,延缓衰老。

(2)提高免疫力:金针菇对胸腺具有独特功能,食用后能使胸腺重量显著增加,功能增强。胸腺是中枢免疫器官,它所分泌的胸腺素、胸腺因子、胸腺生成素等具有高度的免疫活性,对维持人体的正常免疫功能具有重要作用。

(3)抗疲劳:小鼠食用金针菇 14 日后肌糖原增加 29%,肝糖原增加 69%。小鼠食用金针菇发酵液 28 日后,运动 50 分钟,血乳酸值明显低于对照组,血乳酸的恢复速度比对照组快 36%。这些结果充分表明,金针菇能提高机体对运动负荷的适应能力和抗疲劳的能力。

(4)提高智力:金针菇富含锌,它能促进脑细胞的分裂和增殖,是大脑必需的元素。锌能提高儿童的智力水平和学习成绩。缺锌会导致记忆力下降、反应迟钝、学习成绩下降,为此人们把锌称为"益智元素"。

(5)降低胆固醇:金针菇能促进血脂代谢,具有降胆固醇、降血脂的作用,从而有效地防止动脉粥样硬化。

【应 用】

(1)高胆固醇血症:金针菇 60 克,洋葱半个,豆腐 100 克。以上食材洗净切好,共入锅内,加适量水,用大火煮沸,改为小火,煮 20 分钟,放入食盐、胡椒粉,再煮 3 分钟,淋入香油即成。

(2)久病体虚:金针菇 30 克,洋葱半个,鸡中翼 3 个,油菜、豆腐各 50 克。以上食材洗净切好,共入锅内,加适量水,用大火煮沸,改为小火,放入食盐、料酒、葱花、姜末、胡椒粉,煮 30 分钟,淋入香油即成。

(3)味觉减退:金针菇 60 克,牡蛎肉 50 克,面筋 30 克,绿菜花 80 克。以上食材洗净切好,共入锅内,加适量水,用大火煮沸,撇去浮沫,改为小火,放入食盐、料酒、葱花、姜末、胡椒粉,煮 40 分钟即成。

(4)夜盲症:金针菇 60 克,猪肉 100 克,胡萝卜 1 个,水发黑木耳 15 克。以上食材洗净切好,共入锅内,加适量水,用大火煮沸,撇去浮沫,改为小火,放入食盐、料酒、葱花、姜末、胡椒粉,煮 40 分钟,淋入香油即成。

(5)记忆力减退:金针菇 60 克,扇贝肉 50 克,豆腐 100 克,油菜 60 克。以上食材洗净切好,共入锅内,加适量水,用大火煮沸,撇去浮沫,改为小火,放入食盐、料酒、葱花、姜末、胡椒粉,煮 30 分钟,淋入香油即成。

【提　示】　金针菇性寒,脾胃虚弱及便溏者不宜食用。金针菇具有良好的保健功能,年老体衰、病后虚弱、孕妇、幼儿应当经常摄取金针菇。

【食　谱】

(1)肺癌食谱:金针菇芦笋汤

原料:金针菇100克,芦笋、胡萝卜、洋葱各30克,鸡脯肉50克,食盐、料酒、葱花、姜末、胡椒粉、香油各适量。

制作:将以上食材洗净,芦笋切成段,胡萝卜、洋葱、鸡脯肉切成丝,共入锅内,加适量水,用大火煮沸,撇去浮沫,改为小火,放入食盐、料酒、葱花、姜末、胡椒粉,煮30分钟,淋入香油即成。

功效:润肺止咳,散瘀消积。适用于肺燥痰咳、体质虚弱的肺癌患者。

(2)食管癌食谱:金针菇海带汤

原料:金针菇60克,水发海带丝50克,冬笋30克,海米10克,鸡中翼2个,食盐、料酒、葱花、姜末、胡椒粉、香油各适量。

制作:将以上食材洗净,海带丝切成段,冬笋切成片,共入锅内,加适量水,用大火煮沸,撇去浮沫,改为小火,放入食盐、料酒、葱花、姜末、胡椒粉,煮30分钟,淋入香油即成。

功效:补气养血,软坚化结。适用于气血不足、脾胃虚弱的食管癌患者。

8. 海带——天然碘库

海带为大叶藻科植物,又名江白菜、海马兰、昆布,生长在海水中,叶呈扁带状,故得其名。我国盛产海带,遍布辽宁、山东、江苏、浙江、福建等沿海地区,大连养殖的海带质量最佳,享誉全国。

海带营养丰富,具有良好的医疗保健价值,海带富含碘,素有天然碘库之称,每100克海带含碘10.5毫克,成年人每日需碘量为0.15毫克。海带还富含钙、镁、铁、膳食纤维等。

碘是人体必需的微量元素,是合成甲状腺素的重要原料,缺碘会引起多种疾病,最明显的特征是甲状腺肿大,欲称粗脖子病。

碘是决定胎儿命运的元素,因此孕妇应食用富含碘的食品,以防胎儿的呆小症。孕妇缺碘对胎儿的危害极大,严重影响胎儿生长发育,尤其是大脑的发育。缺碘的婴儿智力低下,身材矮小,面容痴呆,表情淡漠,语言及听力障碍。婴儿的这些严重缺陷,补碘已无济于事,不可逆转。因此,孕妇应适量摄取含碘丰富的食品,从饮食中补碘是防止胎儿缺碘的最佳途径。

海带性寒,味咸,入肾、膀胱经。具有软坚散结,利水泄热,祛脂降压等功能。适用于瘿瘤瘰疬、血压增高等症。

【防癌奥秘】

(1)奥秘一:海带中所含的岩藻多糖是一种强力防癌物质,对 S-180 肉瘤、黑色素瘤有明显的抑制作用。

（2）奥秘二：从海带中提取的褐藻糖胶，能使实验小鼠的 T 淋巴细胞、天然杀伤细胞、巨噬细胞的活性增强，从而增强机体的防癌能力。

（3）奥秘三：海带富含钙，钙是一种防癌元素。大量研究证明，缺钙会引起消化道癌症。钙能与肠道内的胆酸结合，形成胆酸钙，然后排出体外。如果体内缺钙，胆酸就会变成脱氧胆酸和甲基胆酸，这两种物质进一步反应形成致癌物，从而引发结肠癌。

（4）奥秘四：实验证明，用致癌物甲基联苯胺诱导小鼠患大肠癌，患病率高达78％，如果在其饲料中加入岩藻多糖，患病率降低为43％，可见多食用富含岩藻多糖的海带，能起到防癌效果。

（5）奥秘五：流行病学调查发现，碘与乳腺癌的发生有密切关系。美国的五大湖地区是乳腺癌的高发区，而那里是典型的缺碘地区。日本妇女几乎每日都吃含碘丰富的海藻类食品，因此她们乳腺癌的发病率全球最低。实验证明，缺碘会引起大鼠乳腺增生，而补碘后可使乳腺上皮细胞恢复正常，从而有效地防止乳腺癌。

（6）奥秘六：海带的热水提取物对癌细胞有抑制作用，可杀灭50％以上的癌细胞。

【保健作用】

（1）降低血压：海带所含的褐藻酸钾具有良好的降低血压的作用。食用海带后褐藻酸钾在胃液的作用下分解为褐藻酸和钾，在十二指肠的碱性环境中，褐藻酸与钠结合，形成褐藻酸钠经粪便排出，小动脉内的钠含量也相应减少，从而使血压下降。

（2）预防甲状腺肿：海带富含碘，碘是维持甲状腺正常生理功能的必需元素，缺碘会引起甲状腺肿大。多食用含碘丰富的海带、紫菜、海洋产品、海鱼、贝类是预防甲状腺肿大最简便、最有效的方法。

（3）降低血脂：海带所含的藻胶酸和海带氨酸具有降血脂、降胆固醇的作用，从而有效地预防动脉粥样硬化，这对防止冠心病和脑卒中具有积极的意义。

（4）强壮骨骼：海带富含蛋白质、钙、镁、锰、铁等营养成分，可促进骨骼的正常生长，从而有效地预防骨质疏松症。

（5）排除毒素：海带富含可溶性纤维，它能吸附肠道中的胆固醇、三酰甘油。吸附随食物进入肠道内的防腐剂、农药、添加剂等有害物质，使其排出体外。

（6）益寿延年：在日本许多寺院的高僧大多精力充沛，步履稳健，身板硬朗，拳脚利落，安享健康长寿之乐，其奥秘在于他们喜欢吃海带炖豆腐，所以人们把海带称为"长寿菜"。

（7）利尿消肿：海带所含的甘露醇是一种疗效显著的利尿剂，具有利尿消肿的效果。

【应　用】

（1）高血压病：海带（水发）80 克，芹菜 100 克，豆腐 50 克，紫皮蒜 5 瓣。海带洗净，切成段，在沸水中煮 15 分钟，捞出沥净水；芹菜洗净，切成段，在沸水中焯一下捞出沥净水；豆腐丝切成段，在沸水中煮 3 分钟，捞出沥净水；紫皮蒜去皮，捣成泥。以上食材放入大碗里，加入食盐、香醋、蒜泥、香油拌匀即成。每日 1 次，10 次为 1 个疗程。

(2)冠心病:水发海带丝60克,水发海参(一切两半洗净)2个,洋葱(切丝)1个,水发黑木耳(洗净)10克,油菜(洗净)60克。以上食材入锅内,加适量水,用大火煮沸,撇去浮沫,改为小火,放入食盐、胡椒粉,煮30分钟,淋入香油即成。

(3)甲状腺肿大:水发海带丝(切成段在沸水中煮10分钟,捞出沥净水)60克,黄瓜(洗净并切丝)1个,洋葱(切丝)20克。以上食材装入大碗里,加入适量食盐、蒜泥、香醋、香油拌匀即成。

(4)贫血:水发海带丝50克,水发黑木耳15克,豆腐丝30克,猪肝50克,芦笋60克,胡萝卜1个。以上食材洗净切好,共入锅内,加适量水,用大火煮沸,撇去浮沫,改为小火,放入食盐、料酒、葱花、姜末、胡椒粉,煮30分钟,淋入香油即成。

(5)乳汁不足:水发海带丝(切段)60克,猪蹄(切块)1个。以上食材洗净后入锅内,加适量水,,用大火煮沸,撇去浮沫,改为小火,放入食盐、料酒、葱花、姜末、胡椒粉,煮至猪蹄熟烂即成。

(6)预防胎儿缺碘:孕妇应适量摄取海带和海产品,使胎儿得到所需的碘,促进其甲状腺的生长发育,可有效地预防呆小症。

(7)养生保健:水发海带丝、豆腐各50克,海鲈鱼100克,扇贝肉30克。以上食材洗净切好,共入锅内,加适量水,用大火煮沸,撇去浮沫,改为小火,放入食盐、料酒、葱花、姜末、胡椒粉,煮30分钟,淋入香油即成。

【提 示】 缺碘会引起甲状腺肿大,但是摄入碘过多也会导致甲状腺肿大,因此食用海带和其他海产品不宜过多。海带性寒,脾胃虚弱及便溏者不宜食用海带。

【食 谱】

(1)甲状腺癌食谱:海带鸡肉汤

原料:水发海带60克,陈皮2克,鸡脯肉50克,牡蛎肉30克,冬笋15克,莼菜50克,食盐、料酒、葱花、姜末、胡椒粉、香油各适量。

制作:将以上食材洗净,海带、冬笋切成丝,鸡脯肉切成片,共入锅内,加适量水,用大火煮沸,撇去浮沫,改为小火,放入食盐、料酒、葱花、姜末、胡椒粉,煮40分钟,淋入香油即成。

功效:滋阴理气,消肿散结。适用于肝郁气滞、心情不畅的甲状腺肿大患者。

(2)乳腺癌食谱:海带扇贝汤

原料:水发海带丝60克,芦笋50克,白萝卜80克,山慈姑30克,扇贝肉40克,菠菜100克,食盐、料酒、葱花、姜末、胡椒粉、香油各适量。

制作:将以上食材洗净切好,共入锅内,加适量水,用大火煮沸,撇去浮沫,改为小火,放入食盐、料酒、葱花、姜末、胡椒粉,煮30分钟,淋入香油即成。

功效:软坚散结,健脾益胃。适用于瘀毒内阻、凝聚成块的乳腺癌患者。

9. 羊栖菜——软坚散结上品

羊栖菜为马尾藻科植物,又名海大麦、海菜芽、王茜。藻体呈黄褐色,形状各种各样,主要分布于外海的岩礁地带,或生长在低潮带岩石上。

羊栖菜营养十分丰富,每100克羊栖菜含钙高达1400毫克,比同重量的海带高2倍。每100克羊栖菜含钾1520毫克。铁的含量位居海藻类食品之冠,每100克羊栖菜含铁高达55毫克。它还富含蛋白质、碘、膳食纤维等。

羊栖菜性寒,味咸,入肝、肾经。具有软坚化结和利水消肿等功能。适用于瘿瘤瘰疬、脚气水肿等症。

【防癌奥秘】

(1)奥秘一:近年来的研究证明,羊栖菜对多种癌症有抑制作用,羊栖菜多糖是抗肿瘤的活性物质。

(2)奥秘二:羊栖菜多糖能增强超氧化物歧化酶(SOD)的活性,使其清除自由基及防癌的能力明显提高。

(3)奥秘三:研究证明,羊栖菜多糖能显著降低小鼠血液中过氧化脂质(LPO)的含量,增强过氧化氢酶(CAT)和谷胱甘肽过氧化物酶(GSH-Px)的活性,这两种酶是机体内的重要脱毒酶,是抗氧化、清除自由基的主力军。

(4)奥秘四:研究证明,羊栖菜多糖对S-180肉瘤、腹水瘤有明显的抑制功能。

(5)奥秘五:羊栖菜多糖能抑制肿瘤细胞增殖,诱导分化,上调抑癌基因p53表达,从而达到抗肿瘤的作用。

【保健作用】

(1)强化骨骼:羊栖菜富含钙,钙是骨骼的基石,是强壮骨骼的必需元素,缺钙会导致钙代谢紊乱,引发骨质疏松症,这种病的特征是骨骼重量减轻,骨骼脆弱,容易发生骨折。因此,从饮食中补钙对防止骨质疏松具有重要意义。

(2)增强免疫力:羊栖菜富含铁,铁不仅具有造血功能,而且能增强免疫力。实验证明,缺铁时淋巴细胞功能降低,中性粒细胞的杀菌能力减弱,补铁后免疫功能又得到恢复。

(3)防止脑卒中:羊栖菜富含钾,钾对血管有保护作用,可有效地预防脑卒中。研究证明,65岁以上的老年人,如果食用低钾食品,可使脑卒中的发病率增加50%。

(4)保护机体:羊栖菜富含膳食纤维,膳食纤维不能被消化道的酶消化分解,因此不产生热能,所以羊栖菜是肥胖症、糖尿病、冠心病等患者的上佳食品。膳食纤维还具有降血糖、降血脂、降胆固醇的作用,从而使人体得到有效保护。

(5)合成甲状腺素:羊栖菜富含碘,碘与酪氨酸是人体合成甲状腺素的两种必需成分。甲状腺素是维持机体正常代谢与生长发育不可替代的激素。

(6)软坚散结:羊栖菜具有软坚散结,利水消肿,泄热化痰等功能。适用于甲状腺肿大、颈淋巴结肿大、乳腺增生等症。

【应用】

(1)骨质疏松症:水发羊栖菜60克,豆腐丝、油菜各50克,海鲥鱼100克。以上食材洗净切好,共入锅内,加适量水,用大火煮沸,撇去浮沫,改为小火,放入食盐、料酒、葱花、姜末、胡椒粉,煮30分钟,淋入香油即成。

（2）贫血：水发羊栖菜 60 克，猪肝 50 克，水发黑木耳 15 克，牡蛎肉 30 克，油菜 80 克。以上食材洗净切好，共入锅内，加适量水，用大火煮沸，撇去浮沫，改为小火，放入食盐、料酒、葱花、姜末、胡椒粉，煮 30 分钟，淋入香油即成。

（3）高血压病：水发羊栖菜 60 克，芹菜 100 克，豆腐丝 50 克，紫皮蒜 5 瓣。水发羊栖菜洗净，切丝，在沸水中煮 20 分钟，捞出控干水；芹菜切段，在沸水中焯一下，捞出控干水；豆腐丝切段，在沸水中煮 3 分钟，捞出控干水；紫皮蒜捣碎。以上食材共入大碗里，加入食盐、香醋、蒜泥、香油拌匀即成。

（4）缺碘性甲状腺肿大：水发羊栖菜 60 克，水发香菇 15 克，扇贝肉 50 克，菠菜 100 克。以上食材洗净切好，共入锅内，加适量水，用大火煮沸，撇去浮沫，改为小火，放入食盐、料酒、葱花、姜末、胡椒粉，煮 30 分钟，淋入香油即成。

（5）护肤美容：水发羊栖菜 60 克，豆腐、鸡脯肉、芦笋、胡萝卜各 50 克。以上食材洗净切好，共入锅内，加适量水，用大火煮沸，撇去浮沫，改为小火，放入食盐、料酒、葱花、姜末、胡椒粉，煮 30 分钟，淋入香油即成。

【提　示】　市场出售的羊栖菜大多是干品，水发后可膨胀 8～10 倍。脾胃虚寒、慢性腹泻者不宜食用。

【食　谱】

（1）胃癌食谱：羊栖菜猴头菇汤

原料：水发羊栖菜 80 克，猴头菇 20 克，番茄 1 个，洋葱半个，鸡脯肉 50 克，香菜 5 克，豆腐 50 克，食盐、料酒、葱花、姜末、胡椒粉、香油各适量。

制作：将以上食材洗净，羊栖菜、猴头菇、鸡脯肉切成丝，番茄切成片，香菜切碎。共入锅内，加适量水，用大火煮沸，撇去浮沫，改为小火，放入食盐、料酒、葱花、姜末、胡椒粉，煮 30 分钟，淋入香油即成。

功效：补气益血，消肿利尿。适用于气滞血瘀、脾胃虚弱的胃癌患者。

（2）结肠癌食谱：羊栖菜绿豆粥

原料：水发羊栖菜 60 克，绿豆 50 克，紫米、小米、枸杞子、核桃仁各 25 克，蜂蜜适量。

制作：将以上食材洗净，羊栖菜切碎，共入锅内，加适量水，用大火煮沸，改为小火，煮至豆熟烂，放入蜂蜜调味即成。

功效：健脾养血，补中益气。适用于气血不足、形体消瘦的结肠癌患者。

10. 裙带菜——甲状腺的卫士

裙带菜为翅藻科植物，又名海芥菜。我国自然生长的裙带菜主要分布在浙江的舟山群岛及嵊泗岛，现在青岛和大连地区也有裙带菜的分布，市场上出售的裙带菜多数是人工栽培。

裙带菜是一种营养全面的海藻类食品，它富含钙、镁、胡萝卜素、维生素 C。每 100 克裙带菜含膳食纤维 3.6 克，比同重量的莴笋高 4 倍。

我国沿海地区的居民、韩国和日本的居民也喜食裙带菜，一方面是因为它味美可口，另外是由于它具有特殊的养生保健功能。

裙带菜性寒，味咸，入肝、肾经。具有清热利水和破积软坚等功能。适用于瘿瘤瘰疬、噎膈水肿等症。

【防癌奥秘】

(1)奥秘一：裙带菜富含多糖，它能提高天然杀伤细胞的活性，诱导肿瘤坏死因子(TNF)形成，激活巨噬细胞，从而有效地预防癌症。

(2)奥秘二：裙带菜多糖能促进细胞因子生成，促进抗体产生，从而提高机体抗肿瘤能力。

【保健作用】

(1)降低血压：裙带菜所含的藻朊酸能与人体内的钠结合，将其排出体外，从而使血压下降。钠能引起动脉血管舒张功能降低，那些高盐饮食的老年人血管舒张功能下降了50%，而低盐饮食的老年人血管舒张功能与年轻人没有多大区别。动脉血管良好的舒张功能对维持正常的血压具有重要意义。

(2)利尿：裙带菜所含的甘露醇是一种优质利尿剂，它进入人体后可有效降低颅内压、眼内压、减轻脑水肿、脑肿胀，对乙型脑炎和急性青光眼有明显疗效。

(3)预防消化道疾病：裙带菜所含的海藻多糖，能阻止幽门螺杆菌附着在胃肠壁上，使其失去生存场所。幽门螺杆菌是引起胃及十二指肠溃疡、慢性胃炎的罪魁祸首。

(4)预防心脑血管疾病：裙带菜所含的褐藻氨酸具有降血压、降三酰甘油、降胆固醇的作用，从而有效地预防动脉粥样硬化、冠心病和脑卒中。

(5)防止肥胖：裙带菜富含纤维素，它能抑制脂肪吸收，防止肥胖，实验证明，大鼠和小鼠食用高纤维食物后，脂肪的排出量明显增加。

【应用】

(1)高血压病：水发裙带菜(洗净并切丝)60克，芹菜(洗净并切丝)100克，豆腐丝(切段)50克，紫皮洋葱(切丝)半个。锅上火，放植物油烧热，放入葱花炒出香味，所有食材放入锅内翻炒，放入姜末、食盐、味精翻炒，用湿淀粉勾芡，炒匀后淋入香油即成。

(2)水肿：水发裙带菜60克，冬瓜100克，豌豆苗80克。以上食材洗净切好，共入锅内，加适量水，用大火煮沸，撇去浮沫，改为小火，煮15分钟，放入食盐、味精、胡椒粉，再煮3分钟，淋入香油即成。

(3)冠心病：水发裙带菜60克，紫皮洋葱1个，水发黑木耳10克，海鲇鱼100克，油菜100克。以上食材洗净切好，共入锅内，加适量水，用大火煮沸，撇去浮沫，改为小火，放入食盐、料酒、葱花、姜末、胡椒粉，煮30分钟，淋入香油出锅即成。

(4)地方性甲状腺肿大：水发裙带菜60克，水发黑木耳15克，水发贻贝肉50克，白菜100克。以上食材洗净切好，共入锅内，加适量水，用大火煮沸，撇去浮沫，改为小火，放入食盐、料酒、葱花、姜末、胡椒粉，煮30分钟，淋入香油即成。

(5)贫血：水发裙带菜60克，鸡肝50克，金针菇30克，水发黑木耳15克，芦笋50克，胡萝卜1个。以上食材洗净切好，共入锅内，加适量水，用大火煮沸，撇去浮沫，改为小火，放入食盐、料酒、葱花、姜末、胡椒粉，煮30分钟，淋入香油即成。

（6）孕妇补碘：水发裙带菜60克，水发香菇20克，豆腐50克，洋葱半个，扇贝肉30克，紫甘蓝50克。以上食材洗净切好，共入锅内，加适量水，用大火煮沸，撇去浮沫，改为小火，放入食盐、料酒、葱花、姜末、胡椒粉，煮30分钟，淋入香油即成。

【提　示】　干裙带菜呈黑绿色，在水中浸泡后发开洗净，在热水中烫一下就变成鲜艳的绿色。裙带菜可以凉拌，也可与肉类搭配做出各种菜肴。脾胃虚寒者不宜多食。

【食　谱】

（1）宫颈癌食谱：裙带菜冬瓜汤

原料：水发裙带菜60克，冬瓜100克，薏苡仁50克，红小豆60克，陈皮10克，食盐、葱花、姜末、胡椒粉、香油各适量。

制作：将以上食材洗净，裙带菜切成丝，冬瓜切成块，共入锅内，加适量水，用大火煮沸，改为小火，煮至豆熟烂，放入食盐、料酒、葱花、姜末、胡椒粉，再煮3分钟，淋入香油即成。

功效：清热解毒，健脾利湿。适用于食欲不振、小腹疼痛的宫颈癌患者。

（2）膀胱癌食谱：裙带菜冬笋汤

原料：水发裙带菜60克，冬笋30克，胡萝卜1个，洋葱半个，牡蛎肉50克，食盐、料酒、葱花、姜末、胡椒粉、香油各适量。

制作：将以上食材洗净，裙带菜、冬笋、胡萝卜、洋葱切成丝，共入锅内，加适量水，用大火煮沸，撇去浮沫，改为小火，放入食盐、料酒、葱花、姜末、胡椒粉，煮30分钟，淋入香油即成。

功效：补肾益气，散结消肿。适用于湿热瘀毒、下腹肿块的膀胱癌患者。

11. 紫菜——天然钾库

紫菜为红毛菜科植物，又名紫英、索菜、子菜，生长在浅海岩石上，广泛分布于世界各地，以温热带为主。因为晒干后呈紫色，所以称其为紫菜。

紫菜的营养极其丰富，每100克含蛋白质28.2克，比同重量的蔬菜高10～20倍。紫菜是天然钾库，每100克紫菜含钾高达2083毫克，比同重量的海带高29倍。紫菜是铁的优良载体，每100克紫菜含铁46毫克，在各种食物中名列前茅。紫菜所含的锌、铜、锰、硒等也比一般果菜高10～20倍。紫菜富含碘，每100克紫菜含碘4500微克。紫菜还富含维生素U，比同重量的圆白菜高70倍。这种维生素，又名抗溃疡因子，实验证明，患胃溃疡的小鼠注射紫菜提取物后，对胃溃疡的抑制率达100%，其效之佳，令人惊叹！

紫菜性寒，味咸，入肺、脾、膀胱经。具有软坚化痰和利水消肿等功能。适用于瘿瘤瘰疬、烦躁失眠等症。

【防癌奥秘】

(1)奥秘一:紫菜富含硒,硒能够减少肿瘤细胞的 DNA 及蛋白质合成,抑制肿瘤细胞的增殖及能量代谢,从而起到防癌作用。

(2)奥秘二:紫菜富含膳食纤维,它在肠道内为益生菌提供营养,每日摄入充足的膳食纤维,能促进双歧杆菌生长,双歧杆菌能产生超氧化物歧化酶(SOD),SOD 具有抗氧化、抗自由基、抗畸变及防癌功能。

【保健作用】

(1)预防脂肪肝:紫菜富含胆碱,而胆碱对脂肪有明显的亲和力。使脂肪以磷脂形式由肝脏输送到血液,在机体的其他组织进行代谢,防止脂肪在肝脏内积累,从而有效地预防脂肪肝。

(2)预防贫血:紫菜富含铁,铁是血红蛋白、肌红蛋白的重要成分,具有十分重要的生理作用。铁缺乏会引起缺铁性贫血。

(3)防治胃病:紫菜富含维生素 U,它能促进胃肠道黏膜的修复,加快黏膜创面的愈合,是治疗胃及十二指肠溃疡的良药。

(4)预防甲状腺肿大:紫菜富含碘,它是甲状腺素的必需成分。缺碘会引起甲状腺肿大和呆小症,严重损害健康。

(5)防止乳腺增生:实验证明,性成熟期的大鼠如果饲料中缺碘会引起乳腺增生。如果在其饲料中加入碘,增生的乳腺会出现逆转,并逐步恢复正常。

【应 用】

(1)脂肪肝:紫菜 15 克,洋葱 1 个,豆腐 100 克,扇贝肉 30 克。以上食材洗净切好,共入锅内,加适量水,用大火煮沸,撇去浮沫,改为小火,放入食盐、料酒、葱花、姜末、胡椒粉,煮 30 分钟,淋入香油即成。

(2)贫血:紫菜 10 克,鸡肝 50 克,水发黑木耳 10 克,海虾 30 克,芦笋 80 克。以上食材洗净切好,共入锅内,加适量水,用大火煮沸,撇去浮沫,改为小火,放入食盐、料酒、葱花、姜末、胡椒粉,煮 30 分钟,淋入香油即成。

(3)缺碘性甲状腺肿大:紫菜 100 克,水发香菇 20 克,扇贝肉 50 克,胡萝卜 1 个,菠菜 60 克。以上食材洗净切好,共入锅内,加适量水,用大火煮沸,撇去浮沫,改为小火,放入食盐、料酒、葱花、姜末、胡椒粉,煮 30 分钟即成。

(4)乳腺增生:紫菜 10 克,海鲈鱼 100 克,豆腐丝 60 克,油菜 100 克。以上食材洗净切好,共入锅内,加适量水,用大火煮沸,撇去浮沫,改为小火,放入食盐、料酒、葱花、姜末、胡椒粉,煮 30 分钟,淋入香油即成。

(5)高血脂:紫菜 10 克,洋葱 1 个,豆腐 100 克,金针菇 20 克,油菜 100 克。以上食材洗净切好,共入锅内,加适量水,用大火煮沸,改为小火,放入食盐、料酒、葱花、姜末、胡椒粉,煮 30 分钟,淋入香油即成。

【提 示】 紫菜含有人体必需的多种营养成分,经常食用紫菜可增进健康,延缓衰老。据美国学者对日本长寿村的调查,寿星们几乎每日食用紫菜、海带等海藻类食品。

【食　谱】

（1）甲状腺癌食谱：五彩紫菜汤

原料：紫菜 20 克，水发香菇 30 克，胡萝卜 40 克，豌豆苗 60 克，鸡脯肉 50 克，水发玉兰片 30 克，食盐、料酒、葱花、姜末、胡椒粉各适量，鸡汤 800 毫升，熟鸡油 15 克。

制作：将以上食材洗净，香菇、胡萝卜、玉兰片、鸡脯肉切成丝，锅内放入鸡汤，用大火煮沸，放入所有食材，开锅后撇去浮沫，改为小火，放入食盐、料酒、葱花、姜末、胡椒粉和鸡油，煮 30 分钟即成。

功效：补脾益肺，润燥消瘿。适用于脾胃虚弱、瘿瘤肿大的甲状腺癌患者。

（2）膀胱癌食谱：紫菜冬笋汤

原料：紫菜 15 克，冬笋 30 克，荠菜 60 克，豆腐丝 50 克，洋葱 1 个，扇贝肉 40 克，食盐、料酒、葱花、姜末、胡椒粉、香油各适量。

制作：将以上食材洗净，冬笋、洋葱切成丝，豆腐丝切成段，共入锅内，加适量水，用大火煮沸，撇去浮沫，改为小火，放入食盐、料酒、葱花、姜末、胡椒粉，煮 30 分钟，淋入香油即成。

功效：清热解毒，健脾益胃。适用于下腹肿块、湿热瘀毒的膀胱癌患者。

七、鲜 果 类

1. 橘子——全身是宝之果

橘子为芸香科柑橘亚科植物的果实,盛产于我国江南,品种繁多,各具特色,以色泽艳丽、肉丰汁多、酸甜适度为佳品。橘子营养丰富,气味芳香,酸甜爽口,是深受人们喜爱的一种水果。橘子用途广泛,除生食外,还可制成罐头、果酱、果酒、果汁、果料点心等,是食品工业的重要原料。

橘子富含维生素C,每100克橘子含维生素C达33毫克,每日吃3～4个橘子就能满足人体的生理需要。橘子是典型的低脂肪食品,每100克橘子只含0.1克脂肪。而钾的含量较为丰富,是冠心病、高血压病、水肿等患者的理想食品。

橘子富含柠檬酸和苹果酸。它全身是宝,橘皮、橘核、橘叶、橘络都具有良好的医疗价值。橘皮所含的维生素养C、胡萝卜素、黄酮类化合物比果肉还要多。橘子含有多种防癌物质,如萜类化合物、黄酮类化合物、柠檬苦素、川陈皮素、β-隐黄素等。

橘子性微寒,味甘、酸,入肺、胃经。具有开胃理气和止咳化痰等功能。适用于消化不良、咳嗽气喘等症。

【防癌奥秘】

(1)奥秘一:橘子所含的黄酮类化合物、β-隐黄素具有抗氧化、抗畸变及防癌作用。

(2)奥秘二:橘子所含的柠檬苦素能抑制苯并芘等致癌物与脱氧核糖核酸(DNA)结合,从而起到防癌效果。

(3)奥秘三:橘子所含的川陈皮素及橘红素可抑制由苯并芘、亚硝胺诱导的小鼠皮肤癌及结肠癌。

【保健作用】

(1)消除疲劳:橘子所含的柠檬酸、苹果酸能抑制乳酸生成。乳酸是引起肌肉酸痛、身体疲劳的代谢产物。重体力劳动和大强度运动之后饮用橘子汁,能迅速消除疲劳。

(2)预防心脑血管疾病:橘子富含黄酮类化合物,它能有效地降低血脂和血清胆固醇,从而起到预防心脑血管疾病的功效。心脑血管疾病患者经常食用橘子对康复有促进作用。

(3)益寿延年:橘子富含维生素C,世界各地许多主流医学中心的研究发现,坚持服用小剂量的维生素C,能使人的寿命得到可观的延长。

(4)健胃止咳:橘子皮入药后称为陈皮,是健胃止咳、理气化痰、散结消滞、平喘生津的良药。

(5)促进消化:橘子所含的橘皮苷能增强消化系统的功能,促进消化,消除腹部胀满和消化不良等症状。

(6)止咳平喘:橘子所含的挥发油、柠檬烯可增强呼吸器官功能,缓解支气管痉挛,起到止咳、祛痰、平喘的效果。

【应　用】

(1)消化不良:橘子(洗净、不去皮)500克,山楂(去核)100克。共压榨成汁,分3次饮用。

(2)支气管炎:陈皮30克,生姜15克,杏仁10克,甘草6克,枇杷叶10克。水煎,每日1剂,分3次温饮。

(3)高血压病:陈皮30克,山楂60克,杭菊花15克,昆布30克,莲子心3克,槐花15克。水煎,每日1剂,分3次温饮。

(4)高脂血症:陈皮30克,山楂50克,紫皮蒜9瓣,香菇20克,海带30克,芹菜60克。水煎,每日1剂,分3次温饮。

(5)牙龈出血:橘子(不去皮)500克,猕猴桃(去皮)300克,番茄(洗净)200克。共压榨成汁,代茶饮用,10次为1个疗程。

(6)运动后疲劳:鲜橘汁500毫升,蜂蜜60克,加入适量温开水,代茶饮用。

(7)乳腺炎:橘皮、橘核、橘络各15克,蒲公英20克,陈皮15克,川红花7克,牛蒡子9克。水煎,每日1剂,分3次温饮。

【提　示】　橘子与萝卜同食能诱发甲状腺肿大,两者同食后经代谢,会产生一种抑制甲状腺吸收碘的物质——硫氰酸。

【食　谱】

(1)乳腺癌食谱:橘子猕猴桃汁

原料:橘子6个,猕猴桃3个,草莓100克,苹果2个,番茄2个。

制作:将以上食材洗净,猕猴桃去皮,苹果去皮和核,橘子不去皮和核,共压榨成汁,加入适量凉开水即成。代茶饮用。

功效:清热解毒,活血散结。适用于血瘀气滞、肝郁不舒的乳腺癌患者。

(2)甲状腺癌食谱:橘子百合羹

原料:橘子3个,猕猴桃2个,百合50克,桂圆肉30克,枸杞子20克,蜂蜜30克,芡实粉20克。

制作:将以上食材洗净,橘子去皮后分成小瓣,猕猴桃去皮并切片,百合分成小瓣,共入锅内,加适量水,用大火煮沸,用调好的湿芡实粉勾芡,加入蜂蜜调味即成。

功效:清心安神,润肺止咳。适用于咳嗽气喘、血瘀气滞的甲状腺癌患者。

2. 橙子——健脾开胃金果

橙子为芸香科柑橘类常绿乔木植物的果实,又名黄果、金球、金橙,原产于我国南方,江南各地均有分布,四川、广东和广西为盛产之地。橙子光洁美观,色泽靓丽,肉厚汁多,甜酸可口,是人们喜食的一种美果。

橙子富含维生素 C,每 100 克橙子含维生素 C 达 38 毫克,它还富含钾、钙、柠檬酸、苹果酸、枸橼酸。

橙子性凉,味甘,入肺、脾经。具有理气化痰和健脾开胃等功能。适用于热病口渴、咳嗽痰多等症。

【防癌奥秘】

(1)奥秘一:橙子所含的柑橘黄酮是苯并芘烃化酶的诱导剂,它能使这种酶的活性提高 2~5 倍,从而增强人体分解苯并芘的能力。

(2)奥秘二:橙子所含的 d-柠檬烯能提高尿苷二磷酸(UDP)-葡萄糖苷酸转移酶的活性,从而激活肝细胞脱毒系统,使其有效地分解致癌物,并排出体外。

(3)奥秘三:橙子富含维生素 C,它具有多种生理功能,可促进干扰素与谷胱甘肽的生成,从而增强机体抗肿瘤的功效。

【保健作用】

(1)提高胃肠功能:橙子富含苹果酸和柠檬酸,能促进消化液的分泌,增强胃肠功能及消化能力。

(2)止咳化痰:橙子皮所含的橙皮油具有宽胸降气和止咳化痰作用,适用于咳嗽痰多、呼吸不畅等症。

(3)增强微血管功能:橙子所含的橙皮苷能增强毛细血管的韧性及抗压能力,从而起到防止微血管出血的效果。

(4)清利咽喉:橙子性凉,味甘酸,具有清利咽喉和生津止渴的作用,适用于口干舌燥、热病烦渴等症。

(5)醒酒:橙子能促进酒精代谢,频频饮用橙子汁具有良好的醒酒作用,使酒醉者逐渐恢复正常状态,免受酒精中毒之苦。

(6)保护心脏:橙子富含钾,钾能维持心脏的正常功能,使心跳保持正常节律。缺钾会引起危险的心律失常。

【应　用】

(1)消化不良:橙子皮(切条)50 克,山楂 50 克,大麦芽 30 克,鸡内金 15 克。水煎,每日 1 剂,分 3 次温饮。

(2)热病多汗:橙子(洗净切块但不去皮、核)1 000 克,猕猴桃(洗净并去皮)5 个。共压榨成汁,频频饮用。

(3)牙龈出血:橙子、番茄、苹果各 3 个。食材洗净后切成块,共压榨成汁,代茶饮用,10 次为 1 个疗程。

(4)乳房肿痛:橙子皮 100 克,蒲公英、金银花各 15 克,枇杷叶 20 克,茯苓 15 克。水煎,每日 1 剂,分 3 次温饮。

(5)咳嗽痰多:橙子皮 100 克,生姜、杏仁各 15 克,葱白 20 克。水煎,每日 1 剂,分 3 次温饮。

(6)运动后疲劳:橙子、猕猴桃各 3 个,草莓(洗净)150 克。共压榨成汁,加适量凉开水及蜂蜜调味饮用。

(7)醒酒:橙子、猕猴桃、梨各3个。食材洗净后压榨成汁,加入适量凉开水饮用。

【提　示】　橙子性凉,脾胃虚弱及便溏者不宜多食。

【食　谱】

(1)肺癌食谱:橙子西瓜汁

原料:橙子3个,西瓜500克,番茄3个,猕猴桃3个。

制作:将橙子洗净,不去皮与核,西瓜去皮去子,番茄洗净,猕猴桃去皮,共压榨成汁,加入适量凉开水即成。

功效:清热解毒,除烦止渴。适用于心烦口渴、咽喉疼痛、小便不利的肺癌患者。

(2)食管癌食谱:橙子葡萄汁

原料:橙子、番茄各3个,葡萄150克,草莓100克。

制作:将以上食材洗净,橙子洗净不去皮及核,草莓洗净去蒂,番茄洗净,葡萄洗净,共压榨成汁即成。

功效:生津止渴,补血益气。适用于目昏眼干、口渴烦躁的食管癌患者。

3. 金橘——微型营养库

金橘为芸香科金橘属常绿灌木植物的果实,又名山橘、金柑、寿星柑,产于江西、浙江、四川、广东、广西等地。金橘色泽金黄,小如鸽蛋,皮薄味甜,芳香宜人,深受人们喜爱。

金橘富含维生素C,每100克金橘含维生素C达49毫克,而且80%存在于果皮中。它还富含钾、镁、铁及维生素P。

金橘性温,味甘,入肺、胆经。具有理气解郁和止咳化痰等功能。适用于热病口干、咳嗽痰多等症。

【防癌奥秘】

(1)奥秘一:金橘的皮和核富含柠檬苦素,它具有很强的抗癌活性,能增强谷胱甘肽-S-转移酶的活性,促使谷胱甘肽与致癌物相结合,使其排出体外,从而起到防癌效果。

(2)奥秘二:金橘中的橘皮苷具有抗氧化、抗自由基、抗畸变及防癌作用。

(3)奥秘三:实验证明,金橘所含的柑橘黄酮可抑制由苯并芘诱导的大鼠乳腺癌。

(4)奥秘四:金橘富含维生素C,维生素C通过上调抑癌基因p53,下调癌基因C-myc的表达,从而抑制肿瘤细胞内DNA的合成,导致肿瘤细胞周期异常,诱导癌细胞凋亡。

【保健作用】

(1)强体健身:金橘所含的黄酮类化合物具有良好的养生保健作用,有解痉、镇咳、抗痰、抗过敏、强心、利尿等功能,因此金橘是一种食疗佳品。

(2)保护口腔:金橘富含维生素C和维生素P,对口腔有保护作用,能防止牙龈炎、牙龈出血、口腔溃疡等疾病。

(3)消除同型高半胱氨酸:血液中同型高半胱氨酸含量过高是引起心脏病的危险因素,它比胆固醇的危害更大。补充叶酸可加快同型高半胱氨酸代谢,迅速降低血液中的含量。金橘富含叶酸,它是消除同型高半胱氨酸的佳果。

(4)增强免疫力:金橘富含维生素C,它能促进抗体和干扰素生成,从而增强机体抗病毒和抗癌的能力。

(5)延缓衰老:金橘富含维生素C。英国学者研究发现,维生素C具有逆转衰老的功能,实验证明,平均年龄为79岁的老人,每日服用120毫克维生素C,2周后老人血液中的白细胞数量竟达到35岁年龄段的水平,而且白细胞的活性明显提高。由此可见,适当摄取金橘等柑橘类水果对增进健康具有重要意义。

【应　用】

(1)咽喉疼痛:金橘、番茄、猕猴桃各300克。以上食材洗净,金橘不去皮,猕猴桃去皮,共压榨成汁,加入适量温开水,代茶饮用。

(2)咳嗽痰多:金橘(洗净后一切两半)100克,甜杏仁20克,白萝卜120克,生姜15克。水煎,加适量蜂蜜调味,食果饮汤。

(3)胸闷腹胀:金橘(洗净后一切两半)100克,玫瑰花10克,荸荠(洗净)30克,山楂(洗净)40克。水煎,食果饮汤。

(4)醉酒:金橘300克,橙子500克,圣女果200克。以上食材洗净,压榨成汁,加入适量开水,代茶频饮。

(5)高血压病:金橘(洗净后一切两半)300克,白菊花10克,山楂30克。水煎,食果饮汤。

(6)乳腺增生:金橘(洗净后一切两半)100克,水发海带30克,金银花10克,蒲公英15克。水煎频饮。

(7)水肿:金橘(洗净后一切两半)100克,冬瓜皮40克,玉米须20克。水煎频饮。

【提　示】　金橘皮薄味酸甜,洗净后连皮一起吃。金橘虽然好吃,但吃多了容易消化不良,还可能导致上火,因此不要贪食。

【食　谱】

(1)肾癌食谱:金橘草莓汁

原料:金橘500克,草莓200克,葡萄100克,番茄3个。

制作:将以上食材洗净,金橘不去皮,共压榨成汁,加入适量温开水即成。

功效:滋阴生津,补益气血。适用于腰膝酸软、小便不利的肾癌患者。

(2)前列腺癌食谱:金橘番木瓜汁。

原料:金橘500克,番木瓜1个,番茄3个,猕猴桃2个,草莓200克。

制作:将以上食材洗净,猕猴桃去皮,草莓去蒂,用榨汁机压榨成汁,加入适量温开水即成。

功效:清热解毒,消食醒脾。适用于双目昏花、烦渴口干的前列腺癌患者。

4. 柚子——消食醒酒之果

柚子为芸香科植物柚树的果实,又名胡柑、雪柑、香栾。主要产于福建、广东、广西、浙江、四川等地,其中沙田柚、文旦柚、大红袍是最受欢迎的优良品种。柚子营养丰富,酸甜可口,气味芳香。

柚子富含维生素 C,而沙田柚的含量更为可观,每 100 克柚子含维生素 C 达 12.3 毫克,比橘子的含量高 3 倍。柚子还富含维生素 P、钾、钙、镁等营养成分。

柚子性寒,味甘、酸,入肺、脾经。具有健胃消食和宽中理气的功能。适用于积食腹胀、咳嗽痰多等症。

【防癌奥秘】

(1)奥秘一:柚子所含的柚皮苷与 d-柠檬烯,具有抗氧化、抗自由、防癌作用。

(2)奥秘二:柚子种子中所含的柠檬苦素是一种良好的防癌成分,柚子汁是理想的防癌饮料,因为在榨取果汁时,柚子种子破碎,柠檬苦素也就溶于果汁中。日本学者研究发现,我国宜昌地区柑橘中柠檬苦素含量最高,每 1 000 毫升柚子汁可达 380 毫克,饮用这种果汁之后,其化合物被分解,释放出糖苷配基,产生明显的防癌效果。

(3)奥秘三:柚子富含维生素 C,它能促进人体内谷胱甘肽的合成,谷胱甘肽是致癌物的克星,它能使 30 多种致癌物失去活性,从而起到防癌功效。

【保健作用】

(1)消除疲劳:柚子所含的维生素 C、枸橼酸、钾、镁等成分,具有消除疲劳和迅速恢复体力的作用。

(2)降低血糖:柚子所含的类胰岛素物质,具有降低血糖的功能,是糖尿病患者的理想食品。

(3)防止内出血:柚子富含维生素 P 和维生素 C,这两种物质都具有降低毛细血管渗透性及脆性,增强其致密性和韧性的作用,从而有效地防止内脏器官出血和脑出血。

(4)镇咳祛痰:柚子皮所含的柠檬烯和蒎烯能促进痰液排出,具有良好的镇咳祛痰效果。

(5)解除痉挛:柚子所含的柚皮苷等具有明显的解痉作用,能有效地消除肌肉痉挛。

【应　用】

(1)咳嗽痰多:柚子皮 30 克,生姜 15 克,白萝卜 50 克,南杏仁 10 克。水煎,每日 1 剂,分 3 次温饮。

(2)胃部胀满:柚子皮 30 克,山楂 40 克,鸡内金 10 克。水煎,每日 1 剂,分 3 次温饮。

(3)恶心呕吐:柚子皮 30 克,生姜 20 克,吴茱萸 9 克。水煎,每日 1 剂,分 3 次温饮。

(4)乳腺炎:柚子皮 30 克,蒲公英 15 克,青皮 15 克,红花 6 克,茯苓 10 克。水煎,每日 1 剂,分 3 次温饮。

(5)醉酒:柚子 1 个,番茄 3 个,猕猴桃 2 个。以上食材洗净,去皮,压榨成汁,加入适量温开水,代茶饮用。

(6)口臭:柚子皮 30 克,藿香 20 克,薄荷 10 克,佩兰 15 克。水煎,每日 1 剂,分 3 次温饮。

【提　示】　柚子所含的柚皮苷可防止放射性损伤,因此癌症患者放疗前饮用柚子汁可减轻不良反应。柚子含有多种防癌成分,应当经常吃柚子或饮用柚子汁。

【食　谱】

(1)肾癌食谱:柚子猕猴桃汁

原料:柚子 1 个,猕猴桃 3 个,草莓 100 克,圣女果 150 克。

制作:将以上食材洗净,猕猴桃去皮,柚子不去皮,共压榨成汁,加入适量温开水即成。

功效:清热解毒,滋阴生津。适用于腰膝酸软、精神疲倦的肾癌患者。

(2)前列腺癌食谱:柚子苹果汁

原料:柚子 1 个,苹果 2 个,鸭梨 3 个,草莓 100 克。

制作:将以上食材洗净,去皮去蒂,用榨汁机榨成汁,加入适量温开水即成。

功效:滋阴生津,健脾和胃。适用于小便不利、呕吐少食的前列腺癌患者。

5. 柠檬——护肤美容良品

柠檬为芸香科柑橘属常绿小乔木植物黎檬的果实,又名柠果、檬子、益母果。常言道:苦可耐,酸不可耐。柠檬虽然非常酸,由于它营养丰富,又有护肤美容的作用,仍然受到人们的青睐。

历史上,柠檬曾挽救过成千上万人的生命,所以被誉为:"救命之果"。在 16 世纪,欧洲远洋贸易航船上的海员有 90% 患坏血病,导致大量海员死亡。经历漫长的苦难历程,到 17 世纪初,人们终于发现柠檬是防治这种可怕疾病的圣药,在航行中喝柠檬汁者,都能保持健康,远离坏血病。

柠檬富含维生素 C、钾、钙、镁、柠檬酸、橙皮苷和柚皮苷。

柠檬性平,味酸,入肺、胃经。具有生津止渴,祛暑安胎,开胃消食等功能。适用于暑热烦渴、牙龈出血、胎动不安等症。

【防癌奥秘】

(1)奥秘一:柠檬所含的柠檬苦素,是一种重要的防癌物质,它能抑制苯并芘等致癌物与遗传物质 DNA 相结合,从而有效地预防癌症。

(2)奥秘二:柠檬所含的黄酮类物质,能增强人体内苯并芘羟化酶的活性,此酶活性增强意味着对抗致癌物苯并芘的能力得到提高。

(3)奥秘三:柠檬汁富含柠檬苦素、柑橘黄酮、d-柠檬烯、维生素 C 等防癌物质,由此可见,饮用柠檬汁是重要的防癌手段之一。

【保健作用】

(1)健胃消食:柠檬能促进胃蛋白酶的分泌,从而增强消化蛋白质的功能。慢性胃炎、胃癌及恶性贫血患者往往缺乏胃蛋白酶,致使消化能力减弱。这些患者应经常食用柠檬,促进胃蛋白酶分泌,增强消化能力,改善健康状况。

(2)安胎:柠檬具有安胎作用,因为它能抑制子宫收缩,防止胎动不安,为胎儿生长发育创造良好条件。

(3)防止白内障:柠檬富含维生素C,它是一种水溶性的强力抗氧化物质,能有效地清除晶状体中的自由基,保护眼睛,从而有效地防止白内障。

(4)消除疲劳:柠檬所含的柠檬酸和苹果酸能提高热能代谢,抑制疲劳物质乳酸生成,因而能有效地消除疲劳,恢复体力。

【应　用】

(1)消化不良:柠檬1个,山楂(去核)10枚,番茄(洗净)2个。洗净后共压榨成汁,加入适量温开水及蜂蜜调味后饮用。

(2)牙龈出血:柠檬1个,番茄2个,猕猴桃3个。洗净后共压榨成汁,加入适量温开水后饮用,每日1次,10次为1个疗程。

(3)高血压病:柠檬1个,芹菜500克,番茄3个。洗净后共压榨成汁,加入适量温开水,代茶饮用,每日1次,10次为1个疗程。

(4)结膜炎:柠檬(切片)1个,白菊花20克,枸杞子15克,麦冬25克。水煎,每日1剂,分3次温饮。

(5)胎动不安:柠檬(不去皮与核)1个,柚子肉500克。洗净后共压榨成汁,加入适量温开水和蜂蜜调味后饮用。

【提　示】　柠檬汁有明显的杀菌作用,吃生鱼片时加点柠檬汁,可以防止消化道感染。柠檬特别酸,可切成薄片用蜂蜜浸泡后食用。

【食　谱】

(1)鼻咽癌食谱:柠檬雪梨汁

原料:柠檬1个,雪梨2个,荸荠10枚,番茄3个,猕猴桃4个。

制作:将以上食材洗净,雪梨、荸荠、猕猴桃去皮,共压榨成汁,加入适量温开水和蜂蜜调味后即成。

功效:清热解毒,生津补液。适用于烦渴口干、咽喉疼痛的鼻咽癌患者。

(2)食管癌食谱:柠檬葡萄汁

原料:柠檬1个,葡萄500克,草莓200克,鲜山楂10枚。

制作:将以上食材洗净,草莓去蒂,山楂去核,共压榨成汁,加入适量温开水和蜂蜜调味后即成。

功效:解毒润燥,理气降逆。适用于吞咽困难、口干咽燥的食管癌患者。

6. 香蕉——智慧之果

香蕉为芭蕉科香蕉属植物甘蕉的果实,又名甘蕉、蕉果。它原产于印度,后来传入我国,主要产于福建、广东、广西、四川、云南等地。

香蕉是全球种植最多的水果,是世界四大水果(苹果、杏、香蕉、草莓)之一,香蕉肉质糯软,气味芳香,甜蜜可口,是人们喜爱的佳果。据神话传说,佛教始祖释迦牟尼在修行时常以香蕉为食,终于获得了智慧,因此人们把它尊为"智慧之果"。

香蕉营养丰富,含有葡萄糖、果糖、胡萝卜素、维生素 B_1、维生素 B_2、维生素 C、钙、镁、钴、钾、锰、5-羟色胺等。

香蕉性寒,味甘,入肺、大肠经。具有润肠通便和养胃抑菌等功能。适用于烦渴喜饮、精神忧郁等症。

【防癌奥秘】

(1)奥秘一:香蕉的提取物能有效地阻止细胞突变,从而起到防癌效果。

(2)奥秘二:香蕉富含镁,实验证明,镁能抑制癌细胞的形成和发展,缺镁的动物容易发生癌症。

(3)奥秘三:香蕉的提取物对苯并芘、黄曲霉素、4-硝基喹啉-N-氧化物有明显的抑制作用,因此起到防癌效力。

(4)奥秘四:香蕉能促进巨噬细胞分泌肿瘤坏死因子(TNF),TNF 具有增强人体免疫力及防癌作用。

【保健作用】

(1)预防动脉硬化:香蕉所含的可溶性纤维具有良好的吸附功能,能吸附肠道中的三酰甘油及胆固醇,将其排出体外,从而有效地预防动脉粥样硬化和心脑血管疾病。

(2)润肠通便:香蕉所含的膳食纤维在肠道中吸收和保持大量水分,使粪便松软,容易排出。

(3)宁心安神:香蕉所含的 5-羟色胺是大脑神经递质,对人的情绪和精神状态有重大影响。美国学者西蒙博士研究发现,大脑中 5-羟色胺含量低下相当于精神病出现的心情忧郁和情绪沮丧,食用含糖高的食物能促进 5-羟色胺的生成,可明显改善情绪,带来愉悦的心情。

(4)降低血压:香蕉含有抑制血管紧张素转化酶的物质,从而使血压下降。

(5)缓解郁闷:香蕉所含的色氨酸、维生素 B_6、烟酸和镁能促进大脑生成血清素,血清素具有宁心安神,稳定情绪,促进睡眠,缓解忧郁等功效。

(6)保护肠胃:香蕉是胃病患者的理想食品,英国学者拉尔夫教授的动物实验证明,香蕉能使胃肠黏膜的黏液增多,在胃壁与胃酸之间形成一道屏障,从而增强胃壁抗酸及抗溃疡的能力。

【应 用】

(1)胃及十二指肠溃疡:青香蕉去皮后晒干磨成粉,每次 30 克,每日 3 次,饭后食用,10 日为 1 个疗程。

(2)便秘:每次饭后吃 1 个香蕉,3 日内肯定见效。

(3)痔疮出血:香蕉(去皮并切段)1 个,槐花 10 克,藕节 15 克,水煎饮用。

(4)高血压病:香蕉(去皮并切段)1 个,山楂(去核)10 枚,荸荠(去皮)6 枚。共入锅内,加适量水,用大火煮沸,改为小火,煮 10 分钟即成。吃果饮汤,10 日为 1 个疗程。

(5)失眠:香蕉(去皮并切段)1 个,红枣 6 枚,桂圆肉 10 克。共入锅内,加适量水,用大火煮沸,改为小火,煮 10 分钟即成。食果饮汤,睡前 1 小时食用。

(6)手脚干裂:香蕉去皮,取香蕉肉少许涂搽患处,每日数次。

【提　示】　香蕉性寒,脾胃虚弱及便溏者不宜多食。

【食　谱】

(1)肾癌食谱:香蕉苹果沙拉

原料:香蕉 2 个,苹果、鸭梨、猕猴桃各 1 个,沙拉酱适量。

制作:将以上食材洗净,去皮,切成块,入盘内加沙拉酱拌匀即成。

功效:滋阴生津,补益气血。适用于腰膝酸软、小便不利的肾癌患者。

(2)膀胱癌食谱:香蕉枸杞粥

原料:香蕉 2 个,枸杞子 20 克,薏苡仁 30 克,紫米、小米各 50 克。

制作:将香蕉去皮,切成段,其余食材洗净共入锅内,加适量水,用大火煮沸,改为小火,煮至米熟烂即成。

功效:补肝益肾,滋阴润燥。适用于肝肾不足、久病体虚的膀胱癌患者。

7. 苹果——壮骨减肥靓果

苹果为蔷薇科苹果属落叶乔木植物的果实,又名频婆,在我国已有 2 000 多年的栽培史,其品种繁多,全球达 10 000 多种,我国有 400 多种,它被列为世界四大水果之一。苹果外形美观,色泽艳丽,酸甜适中,清香可口,深受人们喜爱。

苹果富含果糖、钾、苹果酸、柠檬酸、枸橼酸、果胶等营养成分;还富含硼、多酚、槲皮素、栎精等有益成分。

苹果具有降低血脂,保护心脑血管,减肥,稳定血糖,防治病毒性感冒等功能,因此人们把它称为"全方位的保健之果"。在民间素有"每日吃苹果,疾病不找我"之说。

苹果性寒,味甘、酸,入脾、肺经。具有生津止渴和补脑润肺等功能。适用于脘闷纳呆、咳嗽盗汗等症。

【防癌奥秘】

(1)奥秘一:苹果所含的果胶是一种可溶性纤维,它能吸附肠道中的致癌物和有害毒素,将其黏合在一起排出体外,从而有效地预防结肠癌和直肠癌。

(2)奥秘二:苹果能促进机体内干扰素生成,干扰素能增强机体免疫功能,抑制癌细胞增殖,阻止癌细胞生长和转移。

(3)奥秘三:美国密执安大学的研究人员发现,苹果的果胶可以治疗前列腺癌,给 16 只患前列腺癌的小鼠喂饲 0.1% 的改性果胶溶液,30 日后小鼠的恶性肿瘤缩小,癌细胞的生长速度明显放慢。

(4)奥秘四:苹果所含的果胶能将进入动物体内的放射性元素吸附起来,并排出体外,从而有效地预防癌症。

【保健作用】

(1)预防动脉硬化:苹果富含果胶,它能吸附肠道中的胆固醇,使其排出体外,从而有效地预防动脉粥样硬化。

(2)降低血脂:法国学者研究证明,苹果对血脂代谢有良好影响,它降血脂的效果丝毫不亚于一些降血脂的药物,而且没有不良反应。

(3)减肥:苹果富含多酚类物质,能促进脂肪代谢,防止脂肪在体内堆积,从而起到减肥效果。

(4)增强消化功能:苹果富含有机酸,能促进消化液分泌,增强食物消化,从而有效地预防食欲不振和消化不良。

(5)保持体力:苹果富含苹果酸、酒石酸、枸橼酸、柠檬酸,这些有机酸能促进物质代谢,抑制疲劳物质乳酸生成,消除疲劳,从而使机体保持旺盛体力。

(6)预防高血压病:苹果富含钾,钾能促使钠从肾脏排出,使细胞内钠含量减少,从而使血压降低。

(7)增进胎儿健康:孕妇每日吃1~2苹果,能为胎儿输送多种维生素和微量元素,促进其生长发育,出生后的婴儿身体健康,面色红润光洁,可爱的脸庞好像红苹果一样。

(8)防止感冒:苹果能增强人体的免疫功能,增进健康。苹果具有杀灭细菌和病毒的功能,从而有效地预防病毒性感冒,经常吃苹果者不容易患感冒。

(9)强壮骨骼:苹果富含硼,硼是人体必需的微量元素,它能促进骨骼正常生长。妇女更年期之后如果缺硼,就会导致钙和镁代谢障碍,引起钙和镁丢失,使骨骼变脆,继而引起骨质疏松症。每日吃2个苹果便可得到有效剂量的硼。

【应　用】

(1)消化不良:苹果(切块)1个,山楂(去核)10枚,鸡内金10克,麦芽15克。水煎,每日1剂,分3次温饮。

(2)肺热咳嗽:苹果(切块)1个,鸭梨(切块)1个,薄荷6克,百合20克。水煎,每日1剂,分3次温饮。

(3)高血压病:苹果(洗净并切块)3个,橙子(不去皮和核,洗净后切块)2个,猕猴桃(去皮)4个。共压榨成汁,加入适量温开水,代茶饮用。

(4)高脂血症:苹果(洗净并切块)2个,山楂(洗净后去核)15枚,紫皮洋葱(去皮后洗净)1个。共压榨成汁,加入适量温开水,分3次饮用。

(5)贫血:苹果(洗净并切块)2个,红枣(洗净)6枚,桂圆肉15克,莲子10克,水发银耳15克。共入锅内,加适量水,用大火煮沸,改为小火,煮至莲子熟烂即成。

(6)牙龈出血:苹果2个,猕猴桃3个,番茄4个。以上食材洗净去皮后,共榨成汁,加入适量温开水,代茶饮用,10次为1个疗程。

(7)风寒感冒:苹果(洗净并切块)1个,生姜(洗净并切块)15克,葱白(切段)2个,白萝卜(切块)100克。共入锅内,加适量水,用大火煮沸,改为小火,煮10分钟即成。

(8)骨质疏松症:苹果(洗净并切块)2个,鸭梨(洗净后去皮切块)1个,葡萄(洗净)100克,番茄(洗净并切片)3个。共入大盘内,加入适量沙拉酱拌匀即成。

【提　示】　苹果与柑橘类水果同食具有良好的作用,因为两者都富含黄酮类物质,都能降血脂、降胆固醇、抗氧化、延缓衰老。

【食　谱】

(1)食管癌食谱:苹果西瓜汁

原料:苹果2个,西瓜500克,草莓200克,橙子3个。

制作:将以上食材洗净,西瓜、苹果去皮及子,草莓去蒂,橙子不去皮与子,用榨汁机榨成汁,加入适量温开水即成。

功效:生津止渴,补血益气。适用于目昏眼干、吞咽困难的食管癌患者。

(2)胰腺癌食谱:苹果柚子汁

原料:苹果2个,柚子1个,葡萄200克,蓝莓100克。

制作:将以上食材洗净,柚子保存1/5的皮,共压榨成汁,加入适量温开水即成。

功效:清热解毒,行气化瘀。适用于食欲不振、烦渴口干的胰腺癌患者。

8. 菠萝——消热解毒上品

菠萝为凤梨科多年生草本果树植物,又名凤梨,是我国华南的四大名果(香蕉、甘蔗、荔枝、菠萝)之一。菠萝原产于南美洲,至今为止巴西尚有野生品种,16世纪传入我国。它以奇特的外形、绚丽的色泽、扑鼻的芳香、丰富的营养,深受人们的喜爱。

菠萝富含果糖、葡萄糖、柠檬酸、维生素C、钾、镁、维生素 B_1、维生素 B_2、烟酸、胡萝卜素等营养成分。

菠萝性平,味甘、微酸,入脾、肾经。具有清热解毒和祛湿利尿等功能。适用于消化不良、小便不利等症。

【防癌奥秘】

(1)奥秘一:菠萝能促进肿瘤坏死因子(TNF)的分泌,而它又能促进淋巴因子分泌,组织分解代谢和组织释放炎性介质,使白细胞趋化天然杀伤细胞的能力提高,从而使肿瘤出血坏死。

(2)奥秘二:菠萝富含维生素C,维生素C能诱导p53、p73抗癌基因的表达,从而抑制肿瘤细胞增殖,促进肿瘤细胞周期阻滞及凋亡。

【保健作用】

(1)促进消化:菠萝所含的菠萝蛋白酶,能促进蛋白质分解,帮助消化,减轻胃肠道负担。

(2)止咳祛痰:菠萝所含的维生素C和胡萝卜素能增强肺功能,它所含的菠萝蛋白酶具有止咳祛痰作用。

(3)抗炎消肿:菠萝所含的菠萝蛋白酶能促进局部血液循环,具有良好的抗炎和消肿效果。因此,它是风湿性关节炎及类风湿关节炎患者的理想食品。

(4)降低血液黏稠度:菠萝蛋白酶能稀释血液,降低血液黏稠度,可有效地降低心脑血管疾病的发病率。

(5)消除疲劳:菠萝所含的柠檬酸能抑制乳酸生成,可有效地消除疲劳和肌肉疼痛。

(6)降低血压:菠萝富含钾,钾能排除体内多余的钠,可使血压下降。

【应　用】

(1)消化不良:菠萝肉300克,山楂(洗净并去核)20粒。共压榨成汁,加入适量温开水饮用。

(2)风湿性关节炎:菠萝肉300克,樱桃(去核)100克。共压榨成汁,加入适量温开水饮用。

(3)咳嗽痰多:菠萝肉(切小块)300克,白萝卜(洗净并切小块)200克。共压榨成汁,倒入锅内用小火煮,待汤汁变稠后出锅,加入适量蜂蜜调味,分3次饮用。

(4)血液黏稠:菠萝肉300克,猕猴桃(去皮)3个,番茄(洗净)4个。共榨为汁,加适量温开水,代茶饮用。

(5)水肿:菠萝肉200克,红小豆100克,冬瓜(切块)100克。共入锅内,加适量水,用大火煮沸,改为小火,煮至豆熟烂即成。每日1次,10次为1个疗程。

【提　示】　菠萝所含的生物苷能使少数人产生腹痛、腹泻、呕吐、头痛、皮肤潮红等反应。为了防止变态反应,要把菠萝切成薄片,在淡盐水中浸泡20分钟。

【食　谱】

(1)肾癌食谱:菠萝苹果沙拉

原料:菠萝肉300克,苹果3个,猕猴桃4个,橘子5个,沙拉酱适量。

制作:将以上食材洗净,苹果、猕猴桃去皮,橘子去皮分成瓣,共入大盘内,放入沙拉酱拌匀即成。

功效:清热解毒,滋阴生津。适用于口干舌燥、食欲不振的肾癌患者。

(2)乳腺癌食谱:菠萝枸杞子汤

原料:菠萝300克,枸杞子、核桃仁、甜杏仁各20克,蜂蜜适量。

制作:将以上食材洗净,菠萝去皮,切成小块,共入锅内,加适量水,用大火煮沸,改为小火,煮15分钟,加入适量蜂蜜调味即成。

功效:养心安神,补肾固精。适用于心悸不安、虚弱乏力的乳腺癌患者。

9. 杧果——世界三大美果之一

杧果为漆树科杧果属常绿大乔木植物的成熟果实,又名蜜望子、檬果、庵罗子、望果,原产于印度,唐僧到印度取经时把杧果引进我国。现在广东、广西、福建、浙江、云南等地为杧果的主产区。杧果形状美观,酸甜可口,香味浓郁,深受人们喜爱,被誉为全球三大美果之一。

杧果富含维生素C,每100克杧果含维生素C达76毫克,比同重量的国光苹果含量高 9 倍;还富含钾,每 100 克杧果含钾达 304 毫克,比同重量的葡萄含量高 5 倍。

杧果性平,味甘,入脾、肺经。具有健脾益胃和止咳祛痰等功能。适用于咳嗽痰多、消化不良等症。

【防癌奥秘】

(1)奥秘一:杧果所含的圣草柠檬素和槲皮素具有抗氧化,抗自由基,保护细胞膜的功能,从而起到预防癌症的效果。

(2)奥秘二:杧果所含的维生素 C、胡萝卜素、杧果酮酸、异杧果醇酸都具有抗氧化和抗自由基的作用,它们共同筑起防癌的生物屏障。

【保健作用】

(1)防止血栓形成:杧果所含的槲皮素能抑制血小板凝集,防止血栓形成,从而有效地预防心肌梗死和脑血栓。

(2)止咳祛痰:杧果所含的杧果苷对肺有保护作用,具有镇咳祛痰的效果。

(3)保护视力:杧果富含胡萝卜素,它在人体内可转变为维生素 A,维生素 A 是合成视紫红质的原料,视紫红质是视网膜的感光物质,在感光过程中不断分解和再生。缺乏维生素 A 时,视紫红质合成减少,暗适应能力减弱,严重时会引起夜盲症。

(4)延缓衰老:杧果所含的圣草柠檬素和槲皮素具有抗氧化,抗自由基,保护细胞膜的功能,从而起到预防疾病,延缓衰老的作用。

【应　用】

(1)消化不良:杧果 3 个,山楂 15 枚,橙子 2 个。杧果去皮去核,山楂去核,橙子洗净不去皮和核,共榨成汁,分 3 次饮用。

(2)咽喉干痛:杧果(去皮、核)3 个,鸭梨(去皮、核)2 个,番茄(洗净)3 个,西瓜(去皮)500 克。共榨成汁,加入适量温开水,代茶饮用。

(3)咳嗽痰多:杧果(去皮、核)3 个,雪梨(洗净并切块)2 个,枇杷(洗净后去皮、核)5 个,甜杏仁 10 克。共入锅内,加适量水,用大火煮沸,改为小火,煮 10 分钟即成。

(4)水肿:杧果(去皮、核)3 个,冬瓜 100 克,红小豆 80 克。共入锅内,加适量水,用大火煮沸,改为小火,煮至豆熟烂即成。

(5)夜盲症:杧果(去皮、核并切块)3 个,胡萝卜(切片)1 个,猪肝(切片)100 克,水发黑木耳 15 克,油菜(洗净)120 克。共入锅内,加适量水,用大火煮沸,撇去浮沫,改为小火,放入葱花、姜末、食盐、料酒、胡椒粉,煮 30 分钟,淋入香油即成。

(6)口腔溃疡:杧果(去皮、核)2 个,橙子(洗净,不去皮、核)2 个,番茄(洗净)3 个,猕猴桃(去皮)3 个。共榨成汁,加入适量温开水,代茶饮用。

【提　示】　杧果含糖量较高,糖尿病患者不宜过多食用。

【食　谱】

(1)食管癌食谱:杧果苹果羹

原料:杧果 3 个,苹果 2 个,橘子 4 个,山楂糕 50 克,菱粉 10 克,蜂蜜适量。

制作:将以上食材洗净,杧果、苹果去皮、核,切成小丁;橘子去皮,分成小瓣;山楂糕切成条。共入锅内,加适量水,用大火煮沸,改为小火,菱粉用凉水调成糊状倒入锅内,开锅后煮3分钟,加入蜂蜜调味即成。

功效:清热生津,健脾益胃。适用于食欲不振、腹部胀满的食管癌患者。

(2)胃癌食谱:杧果草莓汁

原料:杧果3个,草莓300克,苹果2个,猕猴桃5个。

制作:将以上食材洗净,杧果、苹果去皮、核;草莓去蒂;猕猴桃去皮。共压榨成汁,加入适量温开水即成。

功效:清热止渴,和胃降逆。适用于脘腹胀满、消化不良的胃癌患者。

10. 荔枝——健脾和胃良果

荔枝为无患子科植物荔枝的果实,又名丽枝、丹荔,原产于我国,主产于广东、广西、福建、云南、四川等地,广东东莞的荔枝个大肉丰,汁多鲜甜,深受人们好评。从古至今人们对荔枝赞不绝口,宋代文学家苏东坡曾赋诗:"罗浮山下四时春,卢橘杨梅次第新,日啖荔枝三百颗,不辞长作岭南人。"对荔枝的喜爱溢于言表。

荔枝富含葡萄糖、果糖、维生素C、烟酸、柠檬酸、苹果酸、钾、铁、锌等营养成分。

荔枝性温,味甘,入脾、胃、肝经。具有生津止渴和养心养血的功能。适用于脾虚久泻、胃寒疼痛等症。

【防癌奥秘】

奥秘:荔枝富含维生素C,16倍于苹果。维生素C能阻止致癌物形成,防止自由基对脱氧核糖核酸(DNA)的损害,从而起到防癌效果。

【保健作用】

(1)补充营养:荔枝富含果糖,它进入人体后迅速转化为热能。荔枝还能为人体提供多种维生素、微量元素及其他营养物质。

(2)减轻疲劳:荔枝所含的苹果酸、柠檬酸能抑制乳酸生成,从而达到减轻疲劳、减轻肌肉酸痛的效果。

(3)消除呃逆:荔枝具有健胃和脾的作用,能有效地防止胃燥气逆和呃逆。

(4)消肿止血:荔枝具有消肿止血的功能,可辅助治疗痈、疽、疮、疖、瘰疬溃烂及外伤出血。

(5)降低血糖:荔枝所含的 Lα-次甲基环丙基甘氨酸,具有降低血糖的作用。

(6)防止牙龈出血:荔枝富含维生素C,它能增强毛细血管的韧性,降低毛细血管通透性,加速血液凝固,从而有效地防止牙龈出血。

【应　用】

(1)呃逆:荔枝(去皮)60克,桂圆肉10克,生姜6克,紫苏10克,红枣3枚。水煎,食果饮汤。

(2)神经衰弱:荔枝(去皮)60克,葡萄干15克,红枣5枚,合欢花3克。水煎,食果饮汤,每日1次,10次为1个疗程。

(3)咽喉疼痛:荔枝(去皮、核)60克,橙子(不去皮、核)3个,番茄3个,西瓜(去皮、子)500克。共榨成汁,代茶饮用。

(4)冠心病:荔枝(去皮、核)60克,苹果(去皮、核)2个,草莓(去蒂)300克,橘子(洗净,不去皮及核)5个。共压榨成汁,加入适量温开水,代茶饮用。

(5)淋巴结核:荔枝(去皮、核)100克,甜杏仁15克,红枣6枚,水发海带(洗净并切碎)50克,紫菜10克。共入锅内,加适量水,用大火煮沸,改为小火,煮30分钟,加入适量蜂蜜调味即成。

(6)水肿:荔枝(去皮、核)60克,冬瓜(切片)100克,玉米须30克,红小豆50克。共入锅内,加适量水,用大火煮沸,改为小火,煮至豆熟烂即成。

【提　示】　荔枝食用过多会引起恶心、四肢无力、头晕目眩等不良反应。阴虚火旺体质和皮肤病患者不宜食用。

【食　谱】

(1)肺癌食谱:荔枝橙子汁

原料:荔枝100克,橙子3个,番茄4个,草莓200克,猕猴桃5个。

制作:将以上食材洗净,荔枝去皮、核,橙子洗净后不去皮、核,草莓去蒂,猕猴桃去皮,共压榨成汁,加适量温开水即成。

功效:清肺利喉,健脾消食。适用于心烦口渴、咽喉疼痛的肺癌患者。

(2)甲状腺癌食谱:荔枝紫米粥

原料:荔枝100克,紫米、小米、糙米、绿豆、薏苡仁各30克,红枣6枚,水发羊栖菜50克。

制作:将以上食材洗净,荔枝去皮,羊栖菜切碎,共入锅内,加适量水,用大火煮沸,改为小火,煮至米熟烂即成。

功效:益气养血,软坚化结。适用于体弱消瘦、食欲不振的甲状腺癌患者。

11. 草莓——水果皇后

草莓为蔷薇科草莓属植物的果实,又名洋莓、地莓、地果,原产于南美洲。现在全国各地均有种植,品种不断改良。草莓果形美观,鲜红艳丽,酸甜可口,气味芳香,营养丰富,有水果皇后的美誉。

草莓富含维生素C,每100克草莓含维生素C高达60毫克,10倍于鸭梨。草莓还富含果糖、葡萄糖、柠檬酸、苹果酸、膳食纤维等营养成分。

草莓性凉,味甘、酸,入脾、胃、肺经。具有润肺生津和健脾和胃等功能。适用于肺热咳嗽、小便短赤等症。

【防癌奥秘】

(1)奥秘一:草莓所含的鞣花酸能抑制黄曲霉素、亚硝胺、多环芳香碳氢化合物的致癌作用。

(2)奥秘二:草莓富含植酸,植酸具有抗氧化、抗自由基、保护细胞膜的作用,从而有效地预防癌症。

(3)奥秘三:草莓所含的花青素具有抗氧化、抗自由基、抗畸变及防癌功能。

(4)奥秘四:草莓所含的波里芬诺具有抗氧化、清除自由基及防癌效果。

【保健作用】

(1)减肥:草莓所含的天冬氨酸是一种天然的脱水剂,能平稳地除去体内多余的水分,从而达到减肥的目的。

(2)增强记忆力:草莓所含的漆黄素具有抗氧化、清除自由基、保护脑细胞、增强记忆力的作用。

(3)防止蝴蝶斑:草莓富含维生素 C,它能有效地防止多巴醌氧化形成黑色素,从而起到预防蝴蝶斑的效果。

(4)防止胆结石:草莓富含果胶,果胶在肠道里能吸收胆固醇,使其排出体外,从而降低血清胆固醇,不仅能防止动脉粥样硬化,而且能预防胆结石形成。

(5)增强消化功能:草莓所含的有机酸能促进胃液分泌,增强食欲,帮助消化,从而提高健康水平。

(6)延缓衰老:草莓富含维生素、微量元素及花青素,具有增进健康和延缓衰老的功效,因此它被美国《时代杂志》评为十大抗衰老水果之一。

【应 用】

(1)减肥:草莓(洗净去蒂)600克,黄瓜(洗净)2根,白萝卜(洗净)1个。共压榨成汁饮用。

(2)消化不良:草莓(洗净去蒂)150克,山楂(洗净去核)10枚。共榨成汁,代茶饮用。

(3)蝴蝶斑:草莓(洗净去蒂)300克,番茄(洗净)3个,橙子(洗净)2个。共压榨成汁,加入适量温开水,代茶饮用。

(4)口腔溃疡:草莓(洗净去蒂)200克,西瓜(去皮、子)1 000克,橙子(洗净)3个,猕猴桃(去皮)4个。共榨成汁,代茶饮用。

(5)便秘:草莓(洗净后去蒂)200克,香蕉(去皮并切段)2个,猕猴桃(去皮并切片)3个。共榨成汁,加适量蜂蜜调味饮用。

【提 示】 草莓性凉,脾胃虚弱、肠滑便溏者不宜多食。

【食 谱】

(1)肺癌食谱:草莓橘子沙拉

原料:草莓 300克,橘子 3个,猕猴桃 2个,葡萄 200克,沙拉酱适量。

制作:将以上食材洗净,草莓去蒂,猕猴桃去皮,橘子分成瓣,共入大盘里,加入沙拉酱拌匀即成。

功效:清肺和胃,清热解毒。适用于肺燥咳嗽、头晕目暗的肺癌患者。

(2)食管癌食谱:草莓西瓜汁

原料:草莓 500克,西瓜 1 000克,番茄 3个,猕猴桃 4个。

制作:将以上食材洗净,草莓去蒂,西瓜去皮及子,猕猴桃去皮,共压榨成汁即成。

功效:生津止渴,补血益气。适用于头晕目眩、牙龈出血的食管癌患者。

12. 葡萄——滋阴生津之果

葡萄为葡萄科葡萄落叶藤本属植物葡萄的果实,又名山葫芦、草龙珠、菩提子、蒲桃。原产于欧洲、西亚和北非一带,我国从汉代开始种植,现已有 500 多个品种,全球高达 5 000 多种。全国各地均有种植,主产于新疆、甘肃、陕西、河北、山东等地。葡萄酸甜可口,醇香多汁,是人们喜爱的水果。

葡萄富含维生素 C、葡萄糖、果糖、苹果酸、柠檬酸、钾、磷等营养成分。

葡萄性平,味甘、酸,入肺、脾、肾经。具有滋阴生津和补血益气等功能。适用于肝肾阴虚、筋骨无力等症。

【防癌奥秘】

(1)奥秘一:葡萄所含的白藜芦醇是一种强力防癌物质,对癌细胞有明显地抑制作用。

(2)奥秘二:葡萄所含的花青素具有抗氧化和清除自由基的作用,从而起到防癌效果。

(3)奥秘三:葡萄所含的白藜芦醇能活化抑癌基因 p53,从而达到防癌的目的。

【保健作用】

(1)防止血栓形成:葡萄中的白藜芦醇能抑制血小板凝集,从而起到防止血栓形成的功效。

(2)防止动脉粥样硬化:葡萄所含的白藜芦醇和维生素 C,能使有益的高密度脂蛋白胆固醇(LDL-C)升高,使有害的低密度脂蛋白胆固醇(HDL-C)降低,从而有效地预防动脉粥样硬化。

(3)消除疲劳:葡萄所含的柠檬酸和苹果酸能抑制乳酸生成,从而有效地消除疲劳和肌肉酸痛。

(4)补充热能:葡萄富含葡萄糖及果糖,容易被人体吸收利用,及时补充热能,增强耐力,防止疲劳和血糖过低。

(5)杀灭细菌:葡萄所含的鞣酸和白藜芦醇,具有良好的杀灭细菌和病毒的作用。

(6)降低血压:葡萄富含钾,每 100 克葡萄含钾达 252 毫克,3 倍于鸭梨。钾能促使人体内多余的钠排出,从而使血压下降。

【应　用】

(1)小便不利:葡萄(洗净)300 克,猕猴桃(洗净并去皮)5 个,西瓜(去皮、子)1 000 克。共榨成汁,代茶饮用。

(2)病后体弱:葡萄干 30 克,桂圆肉 15 克,核桃仁、枸杞子、紫米各 20 克,小米、糙米各 50 克,红枣 6 枚。共入锅内,加适量水,用大火煮沸,改为小火,煮至米熟烂即成。

(3)牙龈出血:葡萄(洗净)500 克,猕猴桃(洗净并去皮)5 个,番茄(洗净)3 个。共榨成汁,加适量温开水,代茶饮用。

(4)口干咽痛:葡萄(洗净)500 克,猕猴桃(洗净并去皮)3 个,鸭梨(去皮及核)2

个。共榨成汁,代茶饮用。

(5)高胆固醇血症:葡萄(洗净)500 克,苹果(洗净并切块)2 个,紫皮洋葱(洗净)1 个。共榨成汁,代茶饮用,每日 1 次,10 次为 1 个疗程。

【提　示】　①由于葡萄的含糖量很高,所以糖尿病患者应特别注意忌食葡萄。②每日少量饮红葡萄酒能提高血液中有益的高密度脂蛋白胆固醇(HDL-C)含量(所谓少量,是指每日 1～2 杯红葡萄酒)。美国霍金斯大学的研究者发现,这种剂量可以提高血液中载脂蛋白 A_1($APO-A_1$)的含量,而 HDL-C 是由 $APO-A_1$ 转化来的。③饮红葡萄酒过多能使有害的低密度脂蛋白胆固醇(LDL-C)升高,对身体造成损害。

【食　谱】

(1)结肠癌食谱:葡萄干百合粥

原料:葡萄干、百合各 30 克,紫米、小米各 50 克,枸杞子 10 克,红枣 6 枚,蜂蜜适量。

制作:将以上食材洗净,百合分成瓣,共入锅内,加适量水,用大火煮沸,改为小火,煮至米熟烂,加入蜂蜜调味即成。

功效:健脾益胃,滋阴补肾。适用于反胃呕吐、食欲不振的结肠癌患者。

(2)胰腺癌食谱:葡萄干薏苡仁粥

原料:葡萄干 30 克,薏苡仁、小米、红小豆各 50 克,茯苓 20 克。

制作:将以上食材洗净后共入锅内,加适量水,用大火煮沸,改为小火,煮至豆熟烂即成。

功效:健脾益胃,利水消肿。适用于水肿乏力、腹部胀满的胰腺癌患者。

13. 红枣——养血安神之宝

红枣为鼠李科枣属植物枣树的果实,又名大枣、良枣、美枣,自古以来被列为五果(桃、李、梅、杏、枣)之一,历史悠久,原产于我国,各地均有分布。红枣色泽鲜艳,果形美观,好像一颗颗红玛瑙,令人喜爱。从古至今,我国人民一直把它视为滋补保健佳品,既可代粮充饥,又能治病养人。

红枣富含糖类、膳食纤维。它是典型的高钾低钠食品,每 100 克红枣含钾 514 毫克,钠 15 毫克。鲜枣富含维生素 C,每 100 克红枣含维生素 C 达 297 毫克,99 倍于雪花梨。红枣能安中养脾,助十二经,补五脏,通九窍……在民间素有"每日吃三枣,年长不显老"之说。

红枣性平,味甘,入心、脾、胃经。具有补脾和胃,养血安神,益气生津等功能。适用于脾胃虚弱、血虚萎黄、倦怠乏力等症。

【防癌奥秘】

(1)奥秘一:红枣的热水提取物对宫颈癌细胞的生长有明显地抑制作用,抑制率达 90% 以上。

(2)奥秘二:红枣富含环腺苷酸(cAMP),cAMP 在机体的生命活动中具有极其重要的作用,许多激素都是通过它而发挥作用,影响酶的生成及活性,调节机体的物质代谢。cAMP 具有十分奇特的功能,它能使癌细胞发生逆转,使其转化为正常细胞。

(3)奥秘三:红枣所含的山楂酸具有显著的抗癌作用,在动物实验中,山楂酸的抗癌能力超过了抗癌药物 5-氟尿嘧啶,令人惊奇!

(4)奥秘四:鲜枣富含维生素 C,它在消化道里可有效阻止亚硝酸盐与胺类结合形成致癌物亚硝胺,从而有效地预防消化道癌症。

(5)奥秘五:我国学者研究证明,在大鼠的饲料中添加维生素 C,能够 100% 防止由亚硝酸盐诱导的食管癌发生。

【保健作用】

(1)益寿延年:红枣具有奇特功能,它能使人体血液中白蛋白的含量增加,白蛋白是长寿的一个生物标记,其含量越多寿命就越长。

(2)促进康复:英国医生曾对 163 名体质虚弱的患者进行过试验,将他们分为两组:一组患者每日食用 5～6 枚红枣,另一组患者每日补充维生素,结果表明,食用红枣的患者恢复健康的时间比另一组快 3 倍。

(3)保护肝脏:红枣能增加肝脏血流量,防止肝细胞坏死,减少脂肪堆积,使肝脏受到保护。

(4)增强体力:动物实验证明,小鼠饮用红枣煎剂 3 周之后,其耐力明显提高,游泳时间比对照组显著延长,这说明红枣能增强心肺功能及肢体能力。

(5)保护口腔:鲜枣富含维生素 C,它能增强毛细血管的韧性和强度,防止牙龈出血、牙龈炎和牙齿松动。

【应 用】

(1)贫血:红枣 10 枚,水发黑木耳(切丝)20 克,猪肝(切片)50 克,胡萝卜(切丝)1 个,豆腐(切块)100 克。食材共入锅内,加适量水,用大火煮沸,撇去浮沫,改为小火,放入葱花、姜末、食盐、料酒、胡椒粉,煮 30 分钟,淋入香油即成。

(2)高血压病:红枣 6 枚,山楂(去核)10 枚,荸荠(洗净后去皮)5 个,芹菜(洗净并切段)100 克。食材共入锅内,加适量水,用大火煮沸,改为小火,煮 10 分钟,加入适量蜂蜜调味,食果饮汤,每日 1 次,10 次为 1 个疗程。

(3)失眠:红枣 6 枚,桂圆肉 20 克,莲子 15 克。食材共入锅内,加适量水,用大火煮沸,改为小火,煮至莲子熟烂,加入适量蜂蜜调味即成。睡前半小时饮用。

(4)病后体虚:红枣 6 枚,太子参 10 克,莲子 20 克,桂圆肉 10 克,百合、银耳各 15 克。食材共入锅内,加适量水,用大火煮沸,改为小火,煮至莲子熟烂,加入适量蜂蜜调味即成。每日 1 次,10 次为 1 个疗程。

(5)过敏性紫癜:红枣 6 枚,红衣花生仁 50 克。食材共入锅内,加适量水,用大火煮沸,改为小火,煮至花生熟烂即成。每日 1 次,10 次为 1 个疗程。

(6)慢性肝炎:红枣 6 枚,花生仁 50 克,黑豆 60 克。食材共入锅内,加适量水,用大火煮沸,改为小火,煮至豆熟烂即成。每日 1 次,10 次为 1 个疗程。

【提 示】 红枣能助湿生热,引发中满,故中焦湿盛及脘腹胀满者不宜食用。

【食　谱】

（1）肺癌食谱：红枣银耳粥

原料：红枣6枚，银耳15克，甜杏仁、苦杏仁各6克，红小豆50克，小米、糙米各40克，蜂蜜适量。

制作：将以上食材洗净后共入锅内，加适量水，用大火煮沸，改为小火，煮至豆熟烂，加入蜂蜜调味即成。

功效：润肺生津，止咳祛痰。适用于体质虚弱、咳嗽胸闷的肺癌患者。

（2）胰腺癌食谱：红枣薏苡仁粥

原料：红枣6枚，薏仁、紫米、小米各30克，茯苓15克，核桃仁、枸杞子各20克。

制作：将以上食材洗净后共入锅内，加适量水，用大火煮沸，改为小火，煮至米熟烂即成。

功效：健脾和胃，利水消肿。适用于腹部胀满、体质虚弱的胰腺癌患者。

14. 山楂——消食降压良药

山楂为蔷薇科山楂属落叶灌木植物山楂树的果实，又名山里红、红果，由于它色泽红亮，果型美观，所以人们又称为"胭脂果"。我国山东、河北、河南、辽宁等地盛产山楂，而以山东的红瓤山楂、辽宁的软核山楂为上品。山楂不仅营养丰富，而且是一味良药。

山楂富含维生素C，每100克山楂含维生素C达80毫克，23倍于杏；还含有维生素B_1、维生素B_2、烟酸、钾、钙、镁等营养成分。

山楂药食兼用，是一味健胃消食良药，食用鱼、肉、蛋、奶类过多引起胃部胀满和消化不良时，食用山楂便可迎刃而解。

山楂所含的维生素C、槲皮素、维生素E都具有抗氧化作用。它们三者互相依存，相得益彰。槲皮素可增强维生素C的作用，辅助维生素C的防癌功能，而维生素C又可保护维生素E，使其免受氧化破坏。

山楂性平，味甘、酸，入脾、胃、肝经。具有消食化积和消肿散瘀的功能。适用于消化不良、肉积食滞等症。

【防癌奥秘】

（1）奥秘一：山楂所含的维生素C及牡荆素化合物，能阻断强致癌物亚硝胺的合成，有效地预防多种癌症。

（2）奥秘二：实验证明，山楂的水浸提取液对小鼠的艾氏腹水瘤、宫颈癌、TC-26细胞的抑制率达70%，具有良好的抗癌效果。

（3）奥秘三：山楂能使机体内超氧化物歧化酶（SOD）的活性增强，SOD具有抗氧化、抗自由基及防癌功能。

【保健作用】

（1）健胃消食：山楂所含的山楂酸、酒石酸、枸橼酸等多种有机酸，能促进蛋白酶的分泌,并能提高其活性,起到健胃消食的作用。

(2)保护心脏:山楂所含的山楂三萜酸、金丝桃苷能使动脉血管扩张,增加冠脉血流量,使心脏得到所需的各种营养物质,从而使心脏得到可靠保护。

(3)防止动脉粥样硬化:山楂三萜酸和维生素 C 的共同作用,能有效地降低血清胆固醇和血脂,从而有效地预防动脉粥样硬化。

(4)延缓衰老:山楂能激活机体内超氧化物歧化酶(SOD),SOD 是抗衰老奇酶,实验证明,它能延长生物的寿命。

(5)祛痰平喘:山楂所含的槲皮素能使支气管扩张,促进气管纤毛运动,具有排痰平喘作用。

(6)降低血压:山楂所含的山楂黄酮及山楂三萜酸,能使外周血管扩张,血压降低。

(7)防止老年斑:山楂能促进脂肪代谢,降低过氧化脂质(LPO)和脂褐素,防止脂褐素沉于皮肤而形成老年斑。

(8)防止肥胖:山楂所含的三萜酸能促进脂肪代谢,防止脂肪堆积于皮下而引起肥胖。用山楂减肥是一种有效、简便、安全的食疗方法。

【应　用】

(1)消化不良:山楂 20 克,神曲 12 克,麦芽 15 克,鸡内金 5 克。水煎,每日 1 剂,分 3 次饮用。

(2)高血压病:山楂(洗净后去核并切片)30 克,白菊花 10 克,绿茶 20 克。共入茶杯内,用沸水冲沏,频频饮用。

(3)冠心病:山楂 30 克,黑豆 60 克,红枣 3 枚,枸杞子 15 克,紫皮蒜 6 瓣。共入锅内,加适量水,用大水煮沸,改为小火,煮至豆熟烂即成。每日 1 次,10 次为 1 个疗程。

(4)高脂血症:山楂 30 克,绿豆、黑豆、薏苡仁各 30 克,核桃仁 10 克,紫皮蒜 6 瓣。共入锅内,加适量水,用大火煮沸,改为小火,煮至豆熟烂即成。每日 1 次,10 次为 1 个疗程。

(5)疝气:山楂 30 克,陈皮 10 克,橘核 10 克,紫皮蒜 6 瓣。水煎,每日 1 剂,分 3 次温饮。

(6)小便不利:山楂 30 克,冬瓜(切块)100 克,玉米须 20 克。水煎饮用。

【提　示】　山楂味酸多食损齿,脾胃虚弱而无积滞者不宜食用。

【食　谱】

(1)肺癌食谱:山楂薏苡仁粥

原料:山楂 30 克,薏苡仁、紫米、小米、核桃仁、桂圆肉各 40 克,红枣 6 枚,蜂蜜适量。

制作:将以上食材洗净,山楂去核,共入锅内,加适量水,用大火煮沸,改为小火,煮至米熟烂,加入蜂蜜调味即成。

功效:润肺止咳,散血消肿。适用于心烦失眠、体质虚弱的肺癌患者。

(2)食管癌食谱:山楂桂圆羹

原料:山楂 30 克,桂圆肉 20 克,银耳 10 克,百合 40 克,北杏仁 5 克,芡实粉 10

克,蜂蜜适量。

制作:将以上食材洗净,百合分成瓣,共入锅内,加适量水,用大火煮沸,改为小火,煮 10 分钟,用芡实粉勾芡,搅匀,加入蜂蜜调味即成。

功效:滋阴益气,养血润燥。适用于体质虚弱、气血不足的食管癌患者。

15. 樱桃——天然关节止痛剂

樱桃为蔷薇科李亚科李属樱桃亚属落叶乔木植物的果实,又名朱果、含桃、玛瑙、英桃、莺桃,原产于我国,已有 2 000 多年的栽培史,主产于辽宁、江苏、江西、安徽、河南、山东、陕西等地,生长于山坡向阳处或沟边。

樱桃在落叶果树中成熟最早,是百果之先,故有"春天第一果"的美誉。樱桃红艳光洁,娇小玲珑,宛若宝石,它酸甜适口,沁人心脾,是令人喜爱的水果。

樱桃富含果糖、葡萄糖、胡萝卜素、维生素 C、烟酸、维生素 B_1、维生素 B_2、钾、铁、钙、镁等营养物质。

樱桃性温,味甘、微酸,入脾、肝经。具有补中益气和祛风胜湿等功能。适用于病后体虚、关节疼痛等症。

【防癌奥秘】

(1)奥秘一:樱桃富含胡萝卜素,4 倍于苹果。美国国立癌症研究所的专家研究证明,胡萝卜素能有效预防肺癌、口腔癌、乳腺癌、宫颈癌等。

(2)奥秘二:樱桃所含的花色苷能诱导抑癌基因 p53 表达,促进癌细胞凋亡,诱导癌细胞良性分化。

【保健作用】

(1)消炎镇痛:樱桃含有天然镇痛抗炎化合物,其作用比阿司匹林大 10 倍,对风湿性关节炎具有明显的镇痛及消炎效果。

(2)防治贫血:樱桃富含铁,每 100 克樱桃含铁量达 6 毫克,30 倍于葡萄。铁是造血的主要原料,是合成血红蛋白的必需元素,摄取富含铁的樱桃可有效地防止缺铁性贫血。

(3)保护牙齿:樱桃具有清洁口腔的作用,防止牙结石和牙齿松动,还能防止龋齿。

(4)降低血压:樱桃富含钾,每 100 克樱桃含钾量达 232 毫克,3 倍于雪花梨。钾能使人体内多余的钠排出,从而使血压下降。

(5)养颜:樱桃富含维生素 C、胡萝卜素、铁、钾等营养成分,具有润肤美容的作用。

(6)预防麻疹:在麻疹流行时,给小儿饮用樱桃汁能有效预防麻疹。

【应 用】

(1)贫血:樱桃 30 克,桂圆肉 15 克,红枣 6 枚,红糖 15 克。共入锅内,加适量水,用大水煮沸,改为小火,煮 10 分钟即成。

(2)风湿性关节炎:樱桃 50 克,宣木瓜 30 克,红花 6 克,当归 10 克,甘草 6 克。水煎,每日 1 剂,分 3 次温饮。

(3)病后体虚:樱桃(去核)500克,草莓(去蒂)600克。共榨成汁,入锅内,用大火煮沸,改为小火,煮10分钟,加入蜂蜜100克,搅匀,装入瓶里,饭后每次饮20毫升。

(4)高脂血症:樱桃(洗净)100克,山楂10枚,苹果(切块)1个。共入锅内,加适量水,用大火煮沸,改为小火,煮5分钟,饮汤食果,每日1次,10次为1个疗程。

(5)麻疹透发不畅:樱桃核15克,荸荠(洗净去皮切成小块)5个,芫荽(洗净后切碎)20克。共入锅内,加适量水,用大火煮沸,改为小火,煮30分钟即成。

(6)黄褐斑:樱桃(洗净)300克,草莓(洗净并去蒂)200克,西瓜(去皮及子)1 000克。共榨成汁,代茶饮用。

【提　示】　樱桃性温,热性疾病患者不宜食用。樱桃仁含有苦杏仁苷,水解后产生氢氰酸,应防止中毒。

【食　谱】

(1)肺癌食谱:樱桃草莓沙拉

原料:樱桃150克,草莓100克,苹果1个,橘子3个,葡萄120克,沙拉酱适量。

制作:将以上食材洗净,草莓去蒂,苹果切成块,橘子分成瓣,加入沙拉酱拌匀即成。

功效:健脾消食,清肺利咽。适用于心烦口渴、小便不利的肺癌患者。

(2)胃癌食谱:樱桃芦笋羹

原料:山慈姑30克,芦笋100克,苹果1个,香蕉2个,樱桃150克,芡实粉15克。

制作:将以上食材洗净,山慈姑去皮,芦笋切成段,香蕉去皮后切段,共入锅内,加适量水,用大火煮沸,放入调好的芡实粉,搅匀,改为小火,煮15分钟即成。

功效:清热解毒,软坚散结。适用于胃脘胀痛、吞咽困难的胃癌患者。

16. 枇杷——润肺止咳佳果

枇杷为蔷薇科枇杷属常绿小乔木植物枇杷的果实,又名金丸、琵琶果,2 000多年前,我国便对枇杷进行了栽培,现在分布于陕西、河北、河南、江苏、福建、广东、广西、浙江等地,名优产品出自浙江塘栖、福建莆田、江苏洞庭山。

枇杷是我国特有的珍稀水果,它秋日养蕾、冬季开花,春来结果,夏初成熟,承四时之雨露,为"果中独备四时之气者",它色泽金黄,果肉多汁,酸甜可口,风味独特,被誉为"果中之星",深受人们喜爱。

枇杷富含胡萝卜素、维生素C、钾、钙、镁、磷、苹果酸、柠檬酸。枇杷叶是一味常用的清肺止咳药,它含有皂苷、熊果酸、山梨糖醇、牻牛儿醇、苦杏仁苷、鞣酸、维生素 B_1、维生素 C 等成分。

枇杷性平,味甘、酸,入肺、胃经。具有清肺止咳和胃降逆等功能。适用于肺热咳嗽、脾胃不和等症。

【防癌奥秘】

(1)奥秘一:枇杷富含胡萝卜素,它在人体内能转变为维生素 A,流行病学调查指出,维生素 A 的摄入量与肺癌、胃癌、食管癌呈负相关。

(2)奥秘二:枇杷叶所含的苦杏仁苷具有独特的防癌功能,它能杀灭癌细胞,而对正常细胞没有任何损害。

【保健作用】

(1)清肺止咳:枇杷果肉能润肺止咳,枇杷叶所含的苦杏仁苷也具有清热止咳的作用,适用于痰黄黏稠、咽干口燥患者。

(2)健脾和胃:枇杷具有健脾和胃,清热生津,降逆止吐的功能。

(3)抗菌消炎:枇杷叶能抑制葡萄球菌、肺炎双球菌和痢疾杆菌,枇杷叶所含的熊果酸具有抗菌消炎作用。

(4)消除疲劳:枇杷所含的苹果酸、柠檬酸具有消除疲劳,促进消化,增进食欲的功效。

(5)预防感冒:枇杷的果肉及叶对感冒病毒及流感病毒有抑制作用,能有效地防治感冒及流感。

(6)健胃止吐:枇杷叶能降逆止呕,治疗胃气上逆、恶心呕吐。

【应　用】

(1)肺热咳嗽:枇杷(洗净后去核)60 克,鲜百合(洗净并分瓣)30 克,鸭梨(洗净并切块)1 个。共入锅内,加适量水,用大火煮沸,改为小火,煮 10 分钟即成。

(2)咽干口渴:枇杷(洗净并去核)100 克,猕猴桃(洗净并去皮)3 个,番茄(洗净)3 个。共压榨成汁,加入适量温开水,代茶饮用。

(3)呕吐呃逆:枇杷叶 15 克,生姜 10 克,党参 15 克,半夏 15 克。水煎,每日 1 剂,分 3 次饮用。

(4)营养不良性水肿:枇杷(洗净并去皮)100 克,绿豆、红小豆各 50 克。锅内加适量水,放入绿豆和红小豆,用大火煮沸,改为小火,煮至豆熟烂,放入枇杷再煮 5 分钟即成。每日 1 次,10 次为 1 个疗程。

【提　示】　多食枇杷助湿生痰,脾胃虚弱及便溏者不宜食用。

【食　谱】

(1)膀胱癌食谱:枇杷枸杞粥

原料:枇杷 100 克,枸杞子、核桃仁、桂圆肉各 20 克,小米、紫米各 30 克,蜂蜜适量。

制作:将以上食材洗净,锅内加适量水,放入枸杞子、核桃仁、桂圆肉、小米、紫米,用大火煮沸,改为小火,煮至豆熟烂,放入枇杷煮 5 分钟,加入蜂蜜调味即成。

功效:补肝益肾,滋阴润肺。适用于久病体虚、头晕目眩的膀胱癌患者。

(2)乳腺癌食谱:枇杷莲子羹

原料:枇杷 80 克,莲子、甜杏仁、枸杞子各 30 克,橘子 3 个,百合 50 克,蜂蜜适量。

制作:将以上食材洗净,橘子、百合分成瓣,锅内加适量水,放入莲子、甜杏仁、枸杞子,用大火煮沸,改为小火,煮至莲子熟透,再放入枇杷和橘子煮 5 分钟,放入蜂蜜调味即成。

功效:行气散结,补脾开胃。适用于气滞血凝,乳房肿痛的乳腺癌患者。

17. 罗汉果——清肺利喉良品

罗汉果为胡芦科罗汉果属多年生草质植物罗汉果的干燥果实,又名长寿果、长青果,原产于我国,主产于广东、广西、贵州、湖南、江西等地。其中广西所产的罗汉果品质优良,享誉于国内外市场。

罗汉果富含蛋白质、糖类、膳食纤维、烟酸,还含有油酸、亚油酸。罗汉果所含的三萜类皂苷是一种甜味物质,其甜度比蔗糖大 300 倍。这种非糖性物质不会引起血糖升高,因此糖尿病患者可以食用。

罗汉果性凉,味甘,入肺、脾、大肠经。具有清热凉血和止咳化痰等功能。适用于咳嗽痰多、咽喉发炎、声音嘶哑等症。

【防癌奥秘】

奥秘:罗汉果所含的三萜类皂苷具有明显的防癌效果,实验证明,三萜类皂苷能使恶性肿瘤的体积缩小 80%。

【保健作用】

(1)清热利喉:罗汉果具有清热利喉的功能,是教师、演员、播音员的健喉良药。

(2)杀菌消炎:罗汉果所含的三萜类皂苷,对金黄色葡萄球菌、肺炎双球菌、肝炎病毒等有杀灭作用。

(3)降低血脂:罗汉果所含的油酸、亚油酸可降低血脂,阻止脂肪沉积在血管内。罗汉果皂苷能与胆固醇结合,阻止胆固醇吸收,从而有效地预防动脉粥样硬化。

(4)润肺止咳:罗汉果具有止咳化痰的功能,对慢性支气管炎、哮喘、百日咳有较好效果。

(5)宽肠通便:罗汉果富含膳食纤维,每 100 克罗汉果含膳食纤维高达 38 克,19 倍于雪花梨。膳食纤维能促进肠蠕动,使粪便快速排出。

(6)预防糙皮病:罗汉果富含烟酸,每 100 克罗汉果含烟酸高达 9.7 毫克,32 倍于山楂,烟酸能有效地防治糙皮病。

【应 用】

(1)咽炎:罗汉果(切小块)100 克,杭菊花 20 克。入茶壶内用沸水冲泡,代茶饮用。

(2)高脂血症:罗汉果(切小块)100 克,山楂片 30 克。入茶壶内用沸水冲泡,代茶饮用。

(3)肺燥咳嗽:罗汉果(切小块)50 克,雪梨(洗净并切块)1 个,百合(洗净并分瓣)20 克。共入锅内,加适量水,用大火煮沸,改为小火,煮 15 分钟,加入适量蜂蜜调味饮用。

(4)便秘:罗汉果(切小块)100 克,胡萝卜(洗净切片)1 个,白薯(洗净并切块)1 个,小米、糙米各 60 克。共入锅内,加适量水,用大火煮沸,改为小火,煮至米熟烂即成。

【提　示】　罗汉果性凉,胃寒脾虚、便溏者不宜食用。

【食　谱】

(1)鼻咽癌食谱:罗汉果百合粥

原料:罗汉果 60 克,百合 30 克,银耳 15 克,紫米、小米各 50 克,蜂蜜适量。

制作:将以上食材洗净,百合分瓣,共入锅内,加适量水,用大火煮沸,改为小火,煮至米熟烂,加入蜂蜜调味即成。

功效:清热润肺,和胃安神。适用于咽燥口干、虚烦干咳的鼻咽癌患者。

(2)肺癌食谱:罗汉果杏仁羹

原料:罗汉果 60 克,甜杏仁 10 克,枸杞子、银耳各 20 克,苹果 1 个,芡实粉 15 克,蜂蜜适量。

制作:将以上食材洗净,苹果切成块,共入锅内,加适量水,用大火煮沸,改为小火,放入调好的芡实粉,煮 20 分钟,加入蜂蜜调味即成。

功效:滋阴润肺,清热解毒。适用于肺燥咳嗽、体质虚弱的肺癌患者。

18. 无花果——润肺止咳之果

无花果为桑科榕属落叶灌木植物的果实,又名天生子、奶浆果、品仙果,原产于阿拉伯南部,大约在唐代传入我国,距今已有 1 300 多年,现在全国各地均有种植,但以长江以南为多。

无花果有极高的营养价值,它富含葡萄糖、果糖、柠檬酸、苹果酸、钙、钾、铁,其锌的含量 13 倍于草莓。

无花果性平,味甘,入心、脾、胃经。具有健脾消食和利咽消肿等功能。适用于消化不良、咽喉疼痛等症。

【防癌奥秘】

(1)奥秘一:动物实验证明,无花果提取物对大鼠移植性肉瘤、小鼠原发性乳腺癌、小鼠血癌均有明显的抑制作用。

(2)奥秘二:流行病学研究发现,盛产无花果的地区居民癌症的发病率较低,因为他们经常食用无花果。

【保健作用】

(1)润肺止咳:无花果对呼吸系统有良好的作用。据《本草纲目》记载,无花果具有润肺止咳的功能。近代研究证明,无花果对慢性支气管炎、哮喘、咽炎等有一定疗效。

(2)延缓衰老:无花果能增强超氧化物歧化酶(SOD)的活性,SOD 能抑制脂质过氧化反应,阻止氧自由基对细胞膜的损害,从而达到延缓衰老的作用。

(3)润肠通便:无花果富含膳食纤维,它在肠道内吸收水分,软化大便,使其迅速排出体外。

(4)健胃消食:无花果含有苹果酸、柠檬酸、脂肪酶、蛋白酶等物质,能增强消化,增进食欲。

（5）利喉消炎：无花果所含的延胡索酸、丙乙酸、奎宁酸等物质，具有抗炎消肿和利咽润喉功能。

（6）补充营养：无花果富含维生素、矿物质、微量元素、糖类，可有效补充人体所需的一些营养成分，增进健康。

【应　用】

（1）慢性咽炎：无花果（切碎）3个，杭菊花12克，麦冬9克，桔梗6克。水煎，每日1剂，分3次温饮。

（2）慢性胃炎：无花果（切碎）3个，山楂（去核）6枚，山药40克。共入锅内，加适量水，用大火煮沸，改为小火，煮20分钟即成。每日1次，10次为1个疗程。

（3）便秘：无花果（切碎）3个，白薯（切块）200克。共入锅内，加适量水，用大火煮沸，改为小火，煮20分钟即成。

（4）痔疮：无花果（切碎）3个，南瓜子（捣碎）50克。共入锅内，加适量水，用大火煮沸，改为小火，煮10分钟取出，放入小盆里熏肛门，每日2次。

（5）痈疽疮疖：无花果5个，芋艿50克。共捣为泥，敷患处。

【提　示】　成熟的无花果呈红褐色，顶部轻度开裂。

【食　谱】

（1）胰腺癌食谱：无花果薏苡仁粥

原料：无花果3个，薏苡仁、紫米、小米各40克，白茯苓粉20克，红小豆30克。

制作：将以上食材洗净，无花果切碎，共入锅内，加适量水，用大火煮沸，改为小火，煮至豆熟烂即成。

功效：健脾和胃，利水消肿。适用于水肿乏力、腹部胀满的胰腺癌患者。

（2）乳腺癌食谱：无花果银耳羹

原料：无花果3个，水发银耳30克，甜杏仁10克，橘子3个，枸杞子15克，芡实粉15克，蜂蜜30克。

制作：将以上食材洗净，无花果切碎，橘子分瓣，芡实粉用凉开水调成糊状。以上食材共入锅内，用大火煮沸，改为小火，煮10分钟后放入芡实粉搅匀，3分钟后出锅，加入蜂蜜调味即成。

功效：滋阴健脾，补气润肺。适用于乳房疼痛、脾胃虚弱的乳腺癌患者。

19. 桂圆——益寿延年名果

桂圆为无患子科龙眼属常绿乔木植物龙眼树的果实，又名龙眼，原产于我国，已有2 000多年的栽培史，品种达30多个，主产于广东、广西、福建、浙江等地。

鲜桂圆肉呈乳白色半透明状，色泽晶莹，鲜嫩爽口，味甜如蜜。果实干后变成暗褐色，果肉软韧，香甜可口。在我国民间有"常吃桂圆，益寿延年"之说。

桂圆富含葡萄糖、果糖、钾、镁、铁，还含有维生素 B_1、维生素 B_2、烟酸、膳食纤维等营养成分。

桂圆性平,味甘,入肝、脾、肾经。具有安神益脾和补气补血等功能。适用于虚劳羸弱、健忘失眠等症。

【防癌奥秘】

(1)奥秘一:实验证明,桂圆肉对宫颈癌、JTC-26 肿瘤有显著的抑制作用,抑制率达 90％以上。

(2)奥秘二:临床观察证明,癌症患者口服桂圆粗制浸膏,可改善症状,延长存活期。

【保健作用】

(1)防止贫血:桂圆富含铁,铁是血红蛋白的重要成分,每个血红蛋白分子含有 4 个铁离子,因而补铁可有效地预防缺铁性贫血。

(2)维持酸碱平衡:桂圆富含钾,钾不仅有排钠降低血压的作用,而且能维持人体内酸碱平衡,保证全身各个系统的正常功能。

(3)养血安神:桂圆干富含蛋白质、葡萄糖、铁、钾等营养成分,为神经系统和血液输送必需的营养,防止因营养不良和贫血引起的头晕、无力、心悸、失眠、烦躁等反应,以达到养血安神的效果。

(4)降脂护心:桂圆肉能降低血脂,增加冠脉血流量,使心脏得到有效保护。

(5)防治糙皮病:桂圆富含烟酸,它对皮肤、消化道及神经系统有重要作用,能有效地防止糙皮病,所以烟酸又称为“抗癞皮病维生素”。

【应　用】

(1)久病体虚:桂圆肉 20 克,栗子、枸杞子、莲子各 20 克,核桃仁 15 克,小米、紫米各 50 克,红枣 6 枚。以上食材共入锅内,加适量水,用大火煮沸,改为小火,煮至米熟烂即成。

(2)贫血:桂圆肉 20 克,芡实、莲子、黑豆、花生仁各 30 克,小米、糙皮各 50 克。以上食材共入锅内,加适量水,用大火煮沸,改为小火,煮至豆熟烂,加入适量蜂蜜调味即成。

(3)失眠:桂圆肉 20 克,红枣 6 枚,莲子 15 克,百合 30 克。以上食材共入锅内,加适量水,用大火煮沸,改为小火,煮至莲子熟透即成。睡前 1 小时食用。

(4)产后水肿:桂圆肉 20 克,红小豆 50 克,冬瓜 100 克,黑豆、黄豆、小米各 40 克。以上食材共入锅内,加适量水,用大火煮沸,改为小火,煮至豆熟烂即成。

(5)盗汗:桂圆干 20 克,枇杷肉 30 克,黑豆 60 克,红枣 6 枚。以上食材共入锅内,加适量水,用大火煮沸,改为小火,煮至豆熟烂即成。

【提　示】　桂圆干含糖量较高,糖尿病患者不宜多食。

【食　谱】

(1)前列腺癌食谱:桂圆红枣粥

原料:桂圆 20 克,红枣 6 枚,花生仁、枸杞子、核桃仁、紫米各 30 克,小米 50 克,蜂蜜 30 克。

制作:将以上食材洗净后入锅内,加适量水,用大火煮沸,改为小火,煮至米熟烂,加入蜂蜜调味即成。

功效：补气补血，健脾和胃。适用于气血不足、神疲乏力的前列腺癌患者。

（2）胃癌食谱：桂圆慈姑羹

原料：桂圆 20 克，山慈姑 30 克，芦笋 100 克，橘子 3 个，苹果 1 个，芡实粉 15 克，蜂蜜 30 克。

制作：将以上食材洗净，山慈姑切碎，橘子分瓣，苹果切成小块，芡实粉用凉开水调成糊。食材共入锅内，加适量水，用大火煮沸，改为小火，煮 10 分钟，放入芡实粉搅匀，加入蜂蜜调味即成。

功效：清热解毒，软坚化结。适用于胃脘疼痛、吞咽困难的胃癌患者。

20. 猕猴桃——果中之金

猕猴桃为猕猴桃科藤本植物猕猴桃的果实，又名毛梨、藤梨、奇异果、阳桃，是原产于我国的一种野生水果，经过不断的改良和培育，已成为具有很高价值的优质果品。猕猴桃汁多味纯，酸甜可口，深受人们喜爱。

猕猴桃营养丰富，每 100 克猕猴桃含维生素 C 高达 300～420 毫克，碳水化合物 12～18 克，蛋白质 1.6 克，钙 51 毫克，还含有柠檬酸、苹果酸、泛酸、叶酸等。

猕猴桃性寒，味甘、酸，入脾、肾、膀胱经。具有清热生津和止渴除烦等功能。适用于烦热口渴、小便涩痛等症。

【防癌奥秘】

（1）奥秘一：猕猴桃是一种防癌佳果，我国学者对它的防癌功能进行深入研究，结果表明，猕猴桃含有能阻断致癌物亚硝胺合成的活性成分，阻断率高达 95％。破坏猕猴桃汁中维生素 C 和维生素 E 之后，阻断率仍然达到 79.8％。这说明猕猴桃中还含有其他阻断亚硝胺合成的神秘成分。

（2）奥秘二：实验证明，服用猕猴桃汁后，能诱导干扰素生成，干扰素能增强天然杀伤细胞及巨噬细胞的活性，从而提高机体的防癌能力。

【保健作用】

（1）防治哮喘：猕猴桃富含维生素 C，维生素 C 具有防治哮喘的作用，这是因为维生素 C 能促进组胺代谢，解除支气管平滑肌痉挛，改善呼吸功能，从而阻止哮喘发作。

（2）保持正常智力：猕猴桃富含叶酸，叶酸能使老年人保持正常智力，防止记忆力减退和抑郁。叶酸能使血液中高半胱氨酸含量降低。高半胱氨酸对神经系统的危害极大，它能导致脑细胞自我毁灭。

（3）增强记忆力：猕猴桃含有一种名为非瑟酮的物质，它能增强大脑信号通路的功能，加强脑细胞之间的联系，从而增强和提高记忆力。

（4）降低血清胆固醇：猕猴桃富含维生素 C，它能有效地降低血液中有害的低密度脂蛋白胆固醇，使有益的高密度脂蛋白胆固醇升高，从而使动脉血管得到全面保护，防止动脉粥样硬化。

【应　用】

(1)消化不良:猕猴桃(去皮并洗净)300 克,山楂(洗净并去核)100 克,共榨成汁,分 2 次饮用。

(2)小便不利:猕猴桃(去皮并洗净)300 克,荸荠(去皮并洗净)60 克,鲜莲藕(洗净)50 克,共榨成汁,分 3 次饮用。

(3)高血压病:猕猴桃(去皮并洗净)300 克,橙子(洗净但不去皮)3 个,芹菜(洗净)500 克,共榨成汁,分 3 次饮用。

(4)咽喉疼痛:猕猴桃(去皮并洗净)300 克,番茄(洗净)3 个,荸荠(去皮并洗净)50 克,共榨成汁,分 3 次饮用。

(5)恶心呕吐:猕猴桃(去皮并洗净)300 克,生姜(洗净)30 克,共榨成汁,分 3 次饮用。

(6)运动后疲劳:猕猴桃(去皮并洗净)300 克,橙子(洗净)2 个,共榨成汁,加入适量蜂蜜调味饮用。

(7)牙龈出血:猕猴桃(去皮并洗净)300 克,番茄(洗净)3 个,葡萄(洗净)100 克,共榨成汁,分 3 次饮用。

【提　示】　猕猴桃性寒,脾胃虚弱及便溏者不宜多食。

【食　谱】

(1)肺癌食谱:猕猴桃番茄汁

原料:猕猴桃、番茄各 3 个,西瓜 600 克。

制作:将猕猴桃去皮洗净,番茄洗净,西瓜去皮去子,共榨成汁即成。分 3 次饮用。

功效:清肺利喉、除烦止渴。适用于心烦口渴、小便不利、目昏咽干的肺癌患者。

(2)食管癌食谱:猕猴桃荸荠饮

原料:猕猴桃 3 个,荸荠 120 克,橙子 3 个。

制作:将以上食材洗净,去皮,共榨成汁即成。分 3 次饮用。

功效:消食润燥、化痰攻积。适用于吞咽困难、瘀毒内结的食管癌患者。

21. 柿子——化痰软坚之品

柿子为柿科柿属落叶乔木植物柿的果实,又名柿桃,原产于我国,全国各地均有栽培。目前,已有上千个品种,北京的大盖柿、河北的莲花柿、浙江的铜盆柿是闻名遐迩的优良品种。柿子色泽艳丽,素有金果之称。

柿子含微量蛋白质,富含果糖、葡萄糖、维生素 C、钾、胡萝卜素、果胶、甘露醇等营养物质。

柿子性寒,味甘,入心、肺、大肠经。具有润肺止咳和生津止渴等功能。适用于肺热咳嗽、痰核瘰疬等症。

【防癌奥秘】

(1)奥秘一:柿子所含的 β-隐黄素具有抗氧化及防癌作用,比胡萝卜素的抗氧化能力大 5 倍。

(2)奥秘二:柿子富含维生素 C,维生素 C 能促进谷胱甘肽的生成,谷胱甘肽是致癌物的克星,它能使 30 多种致癌物失去活性,变成无害的物质排出体外。

【保健作用】

(1)润肺止咳:柿子对中枢神经有镇静作用,具有润肺止咳和消炎化痰功能,是慢性支气管炎、肺结核患者的理想水果之一。

(2)解醉醒酒:柿子所含的鞣酸和乙醇(酒精)脱氢酶,能分解乙醇,促进其排泄,从而达到解醉醒酒的效果。

(3)增强心脏功能:柿子富含维生素 C 及黄酮苷,能增强动脉血管的韧性和强度,降低血管阻力,降低血压,增加冠脉血流量,改善心脏功能,从而有效地预防心血管系统疾病。

(4)维持酸碱平衡:柿子富含钾,它能维持渗透压稳定和酸碱平衡,保持心脏的正常功能,增强中枢神经系统的兴奋性。

(5)预防甲状腺肿大:柿子富含碘,可有效地预防地方性甲状腺肿大。

【应 用】

(1)咳嗽痰多:柿饼(去蒂并切小块)2 个,甜杏仁 10 克,白萝卜(切小块)100 克,生姜(切碎)10 克。以上食材共入锅内,加适量水,用大火煮沸,改为小火,煮 30 分钟,加入适量蜂蜜调味,分 3 次饮用。

(2)妊娠呕吐:柿饼(切碎)2 个,生姜(切碎)15 克,小米 100 克。以上食材共入锅内,加适量水,用大火煮沸,改为小火,煮至小米熟烂即成。

(3)甲状腺肿大:柿饼(去蒂并切块)3 个,水发海带丝(切碎)50 克,大米 50 克,小米 30 克。以上食材共入锅内,加适量水,用大火煮沸,改为小火,煮至米熟烂即成。

(4)高血压病:柿饼(去蒂并切块)2 个,水发黑木耳 20 克,芹菜(切碎)80 克。以上食材共入锅内,加适量水,煮 15 分钟即成。

(5)慢性腹泻:柿饼(去蒂切碎)2 个,山药(去皮切成块)50 克,薏苡仁 50 克。以上食材共入锅内,加适量水,用大火煮沸,改为小火,煮至米熟烂即成。

【提 示】 柿子富含鞣酸,过多食用会引起便秘;空腹食用未熟透的柿子会引起胃结石;柿子所含的鞣酸会阻碍铁的吸收,故贫血者不宜多食。

【食 谱】

(1)胃癌食谱:柿饼薏苡仁粥

原料:柿饼 2 个,薏苡仁、小米各 50 克,枸杞子 20 克,红枣 6 枚,胡萝卜 1 个。

制作:将以上食材洗净,柿饼去蒂并切小块,胡萝卜切成块。食材共入锅内,加适量水,用大火煮沸,改为小火,煮至米熟烂即成。

功效:补气养血,健脾利湿。适用于气血两虚、久病体弱的胃癌患者。

(2)膀胱癌食谱:柿饼红小豆粥

原料:柿饼 2 个,红小豆、小米各 50 克,枸杞子、核桃仁各 10 克。

制作:将以上食材洗净,柿饼切成块。食材共入锅内,加适量水,用大火煮沸,改为小火,煮至米熟烂即成。

功效:健脾固肾,益气养血。适用于脾虚肾亏、气血不足的膀胱癌患者。

22. 桃——润肤美容仙果

桃为蔷薇科梅属植物桃树的果实,又名蜜桃、桃实,原产于我国,现在已有800多个品种,榜上有名的有北京的五月鲜、浙江的六月团、南京的八月寿、陕西的腊月桃。

桃的外形美观,果肉香甜,被誉为"天下第一果"。在我国民间把桃视为福寿康宁的象征,是一种深受人们喜爱的水果。

桃的营养丰富,富含葡萄糖、果糖、钾、硼、维生素 B_6、烟酸、柠檬酸、苹果酸、胡萝卜素、维生素 C、维生素 B_1、维生素 B_2 等营养成分。

桃性温,味甘、酸,入肝、大肠经。具有活血消积,生津止渴,润肠通便等功能。适用于老年体弱、肠燥便秘、体内瘀血等症。

【防癌奥秘】

(1)奥秘一:桃富含维生素 B_6,研究证明,维生素 B_6 能抑制结肠癌细胞的增殖,降低结肠癌的发病率。

(2)奥秘二:桃仁所含的苦杏仁苷是一种由氢氰酸、苯甲醇及糖组成的化合物,具有很强的防癌作用。实验证明,小鼠口服苦杏仁苷可明显抑制腹水瘤及乳腺癌的生长。

【保健作用】

(1)强壮骨骼:桃富含硼,硼能有效地阻止钙及镁的丢失,而这两种元素乃是构建骨骼的基石。美国营养学家尼尔森研究证明,补充硼可以显著地提高血清中游离钙的浓度,从而达到预防骨质疏松的效果。

(2)镇痛:桃仁的提取物有良好的镇痛作用,其效果不亚于阿司匹林和吲哚美辛。

(3)利尿消肿:桃富含钾,钾具有利尿消肿作用。钾还具有排钠功能,使外周小动脉血管舒张,从而使血压下降。

(4)抗血栓形成:桃仁所含的三酰甘油能抑制血小板凝集,对抗血栓形成,从而能预防心脑血管疾病急性发作。

【应　用】

(1)高血压病:桃(洗净并去皮、核)2 个,橙子(去皮)2 个,苹果(去皮、核)2 个。共榨成汁,代茶饮用。

(2)慢性肝炎:桃仁 100 克,黑芝麻 200 克,核桃仁 150 克,蜂蜜 600 克。黑芝麻炒熟压碎,桃仁及核桃仁压碎,装入陶瓷罐里,加入蜂蜜调匀,每日早晚各食 20 克。

(3)便秘:桃仁、松子仁、核桃仁、甜杏仁各 60 克,蜂蜜 500 克。所有果仁捣碎,加入蜂蜜调匀,每日早晚各食 20 克。

(4)小便不利:桃花 10 克,冬瓜皮 15 克,葫芦壳 20 克。水煎饮用。

(5)骨质疏松症:桃(去皮、核)2 个,苹果(去皮、核)3 个,葡萄(洗净)200 克。共榨成汁,代茶饮用。

【提　示】　桃不宜多食,否则会引起胃部胀闷,血糖过高者也不宜多食。

【食　谱】

(1)结肠癌食谱:桃花枸杞子粥

原料:鲜桃花 10 克,枸杞子、核桃仁、松子仁各 15 克,小米、紫米各 50 克。

制作:将以上食材洗净后共入锅内,加适量水,用大火煮沸,改为小火,煮至米熟烂即成。

功效:活血通便,化痰消肿。适用于大便困难、湿热蕴结的结肠癌患者。

(2)胰腺癌食谱:桃仁薏苡仁粥

原料:桃仁 15 克,薏苡仁、小米、糙米各 30 克,核桃仁 10 克,红枣 6 枚。

制作:将以上食材洗净后共入锅内,加适量水,用大火煮沸,改为小火,煮至米熟烂即成。

功效:活血祛瘀,滋阴清热。适用于气滞血瘀、腹胀疼痛的胰腺癌患者。

23. 梨——止咳化痰秋果

　　梨为蔷薇科梨属植物梨树的果实,又名玉乳、快果、果宗、蜜父。梨原产于我国,全国各地均有种植,以北方为多。深受人们喜爱的有酥甜多汁的安徽砀山梨、香甜清脆的山东莱阳梨、脆嫩多汁的四川雪梨、酥脆爽口的新疆库尔勒香梨等。

　　梨含微量蛋白质,富含葡萄糖、果糖、柠檬酸、苹果酸、维生素和钾。它还含有水果中罕见的天冬氨酸和蛋白质分解酶。

　　梨性凉,味甘,入肺、胃经。具有生津润燥和止咳化痰等功能。适用于热病口渴、口干咽痛、肠燥便秘等症。

【防癌奥秘】

(1)奥秘一:梨能阻断强致癌物亚硝胺的形成,可有效地预防食管癌、胃癌、肠癌、鼻咽癌等。

(2)奥秘二:加热的梨汁中含有大量防癌物质多酚,给注射过致癌物质的小鼠喝这种梨汁,其尿液中能排出大量 1-羟基芘毒素,从而起到防癌的效果。

【保健作用】

(1)止咳祛痰:梨含有配糖体、鞣酸、维生素等营养成分,具有良好的止咳祛痰作用,对于秋冬咳嗽、干咳、咽痛、口干疗效更佳。

(2)促进消化:梨所含的蛋白质分解酶,能促进鱼、肉、蛋、奶中蛋白质的消化,减轻消化器官的负担。

(3)保护中枢神经:梨所含的天冬氨酸能促进氨的排泄,从而使中枢神经系统受到保护。氨是体内蛋白质的代谢产物,如果进入循环系统中,就会对中枢神经系统造成不良的影响。

(4)利尿消肿:梨所含的钾及天冬氨酸有利尿作用,可消除水肿。

(5)降低血压:梨富含钾,钾能使人体内多余的钠排出,而使血压下降。因此,梨是高血压病患者的理想食品。

【应 用】

(1)感冒咳嗽:鸭梨(切块)100克,白萝卜(切块)100克,生姜(切碎)10克,葱白(切段)1个。共入锅内,加适量水,用大火煮沸,改为小火,煮至米熟烂即成。

(2)消化不良:雪梨(切块)100克,山楂(去核)30克,酸梅3枚,麦芽20克。水煎温饮。

(3)醉酒:雪梨2个,橙子(洗净并去皮、核)3个。用榨汁机榨成果汁,代茶频饮。

(4)声音嘶哑:鸭梨3个,金橘300克,西瓜(去子)600克。共榨成汁,代茶饮用。

(5)慢性咽炎:雪梨(切块)1个,罗汉果(切碎)1个。水煎温饮。

(6)热病烦渴:鸭梨3个,橙子(去皮核)2个,西瓜(去子)800克。共榨成汁,代茶饮用。

【提 示】 梨具有滋阴润肺和生津解渴的功能,对喉咽部有明显的保护作用,歌唱家、播音员、教师应经常食用。脾胃虚弱、腹部冷痛、大便溏稀、产妇不宜多食。

【食 谱】

(1)肺癌食谱:雪梨薏苡仁粥

原料:雪梨1个,薏苡仁、小米、紫米各30克,红小豆40克,蜂蜜适量。

制作:将以上食材洗净,雪梨切成块,共入锅内,加适量水,用大火煮沸,改为小火,煮至豆熟烂,加入蜂蜜调味即成。

功效:清热祛痰,润肺止咳。适用于肺热痰咳、体质虚弱的肺癌患者。

(2)鼻咽癌食谱:雪梨百合羹

原料:雪梨1个,百合20克,橘子2个,香蕉1个,山楂糕30克,蜂蜜、菱粉各适量。

制作:将雪梨和香蕉去皮后切成块,橘子去皮分成瓣,山楂糕切成丁,菱粉用温水溶化,锅内加适量水,用大火煮沸,改为小火,放入雪梨和百合,煮10分钟,放入香蕉和橘子,煮沸后放入菱粉调匀,加入山楂和蜂蜜调味即成。

功效:滋阴益气,清热润肺。适用于口干咽燥、虚弱干咳的鼻咽癌患者。

24. 杏——奇异的防癌神品

杏为蔷薇科梅属乔木植物杏树的果实,又名杏子、杏实、甜梅。我国是杏的发源地,栽培历史悠久,其品种达1500多个,主产于我国北方各地。

杏含微量脂肪和蛋白质,富含碳水化合物,并含有柠檬酸、苹果酸、胡萝卜素、烟酸、铁、钙、镁、钾、锌等营养成分。

杏仁营养丰富,蛋白质含量达24%,脂肪为49%,并富含钙、镁等营养物质。

苦杏仁是一味中药,它所含的苦杏仁苷分解后产生少量氢氰酸,能抑制咳嗽中枢,因而具有止咳平喘作用;苦杏仁还有润肠通便功能。

甜杏仁有止咳润肠作用,可治疗肺虚咳嗽和便秘。甜杏仁功能奇特,具有延年益寿之妙。相传明代翰林辛士逊有一次外出,夜宿青城山道观,有一位道人向他传授一方,让其每日吃七粒甜杏仁,坚持食之必有良效。他遵照此方,坚持不懈,直到耄耋之年依然身轻体健,耳聪目明,思维敏捷,红光满面,银髯飘浮,一派道骨仙风的神采。

杏是防癌珍品。在浩瀚的南太平洋上,有一个风光秀丽的岛国斐济,是一个闻名遐迩的"无癌之国",其奥妙是该国盛产杏,杏及其制品成为当地居民最喜爱的食品。

杏性温,味甘、酸,入肺、大肠经。具有润肺止咳,化痰止喘,生津止渴等功能。适用于咽干烦渴、咳嗽哮喘、视力减退等症。

【防癌奥秘】

(1)奥秘一:杏中所含的β-隐黄素是一种强力抗氧化和防癌物质,其防癌的效果比β-胡萝卜素高5倍。

(2)奥秘二:杏中所含的黄酮类化合物和牻牛儿醇都具有抗氧化及防癌作用。

(3)奥秘三:杏仁中的苦杏仁苷具有突出的防癌功效,用苦杏仁苷喂饲大鼠,可抑制其乳腺癌和腹水瘤。

【保健作用】

(1)保护眼睛:杏富含胡萝卜素,胡萝卜素在人体内可转变成维生素A,维护正常视力。缺乏维生素A时,暗适应能力降低,会引起夜盲症。

(2)止咳平喘:苦杏仁具有止咳平喘作用,寒热均可配用。如风寒咳嗽时配伍甘草、黄麻;风热咳嗽时配伍桑叶、黄菊花等。

(3)增强消化:杏中所含的有机酸能刺激唾液及胃液分泌,促进消化,增强消化道功能。

(4)润肠通便:杏仁所含的杏仁油能促进肠蠕动,防止便秘。

(5)生津解渴:杏中所含的柠檬酸、苹果酸具有生津止渴作用,适用于烦渴咽干之症。

【应 用】

(1)风寒咳嗽:杏仁10克,甘草12克,生姜15克,葱白12克。水煎温饮。

(2)风热咳嗽:杏仁10克,桑叶15克,黄菊花12克,薄荷6克。水煎温饮。

(3)便秘:甜杏仁40克,郁李仁50克,松子仁、核桃仁各60克。捣碎,加入适量蜂蜜调匀,装入罐内,早晚各食15克。

(4)营养性水肿:甜杏仁、熟花生仁、核桃仁、熟黑芝麻各100克。捣碎,加入蜂蜜调匀,装入罐内,早晚各食15克。

(5)盗汗:杏仁10克,红枣6枚,百合30克,荔枝10枚。水煎,食果饮汤。

(6)防癌:经常食用杏、杏脯、杏仁及杏仁露,可起到防癌效果。

【提 示】 杏不宜多食,以免损伤脾胃。苦杏仁有毒,只能药用,不可食用,以免中毒。

【食 谱】

(1)恶性淋巴瘤食谱:杏仁白果粥

原料:甜杏仁、白果各 10 克,小米、紫米各 50 克,红枣 6 枚,蜂蜜适量。

制作:将以上食材洗净后共入锅内,加适量水,用大火煮沸,改为小火,煮至米熟烂,加入蜂蜜调味即成。

功效:温阳健脾,祛湿止咳。适用于寒痰凝滞、消瘦乏力的恶性淋巴瘤患者。

(2)宫颈癌食谱:杏仁枸杞子汤

原料:甜杏仁、枸杞子各 12 克,红枣 6 枚,鸭梨 1 个,蜂蜜适量。

制作:将以上食材洗净,梨切成块,共入锅内,加适量水,用大火煮沸,改为小火,煮 10 分钟,加入蜂蜜即成。

功效:滋补肝肾,养血润燥。适用于精血亏损、腰膝酸软的宫颈癌患者。

25. 刺梨——天然维生素 C 丸

刺梨为蔷薇科刺梨属植物刺梨的果实,又名茨梨、文先果,分布于江苏、湖北、广西、四川、云南等地,主产于贵州。

刺梨是一种十分珍贵的水果,有天然维生素 C 丸之称,每 100 克刺梨含维生素 C 高达 2 585 毫克,位居群果之冠。贵州山区居民癌症的发病率很低,与他们喜食刺梨有密切关系。我国学者研究证明,刺梨汁能阻断 N-亚硝胺在大鼠体内合成,阻断率达 79.7%,而等量的维生素 C 的阻断率仅为 41.8%,这说明刺梨还含有其他防癌物质。刺梨还富含维生素 B_2、维生素 B_6、烟酸、胡萝卜素,还含有铁、锌、铬、锰、钠、硅、硒等营养成分。

刺梨性凉,味甘、酸,入脾、胃、膀胱经。具有健胃消食,生津止渴,降脂降压等功能。适用于热病烦渴、食积饱胀、小便涩痛、血脂过高等症。

【防癌奥秘】

(1)奥秘一:刺梨富含维生素 C,国内外大量的流行病调查及生态学研究均提示,摄取富含维生素 C 的蔬菜和水果,能有效地预防多部位癌症的发生,尤其是食管癌、胃癌、口腔癌。这是因为维生素 C 是一种良好的抗氧化剂,能有效地清除自由基,增强机体的免疫功能,能够对抗多种致癌物质。

(2)奥秘二:刺梨所含的儿茶酸、β-谷固醇等具有良好的防癌功能。实验证明,给怀孕的雌鼠饲以致癌物后,生下的仔鼠大多死于癌症。如果同时喂饲刺梨,则仔鼠的癌症发病率仅为 14%。

【保健作用】

(1)增强应激能力:刺梨富含维生素 C,它能改善机体对铁、钙、叶酸的利用,促进谷胱甘肽的生成,从而提高机体对外界环境的适应能力。

(2)增强毛细血管的功能:刺梨富含维生素 P,它能降低毛细血管的脆性,增强其韧性及强度,从而能预防脑出血、视网膜出血、消化道出血等。

(3)护肤美容:刺梨所含的维生素 C,能抑制多巴醌的氧化,减少黑色素的形成,从而有效地预防雀斑、蝴蝶斑,使皮肤光洁靓丽。

(4)保护心脏:刺梨所含的钼对心脏有保护作用,临床检验证明,心律失常及心绞痛患者血清中钼的浓度降低,心肌梗死患者心肌的含钼量明显降低。

(5)保护口腔:刺梨富含维生素C及维生素P,能有效地增强毛细血管的弹性及韧性,防止牙龈出血及口腔溃疡。

【应　用】

(1)牙龈出血:刺梨(洗净并去皮、核)600克,橙子(洗净)3个,番茄(洗净)2个。共榨为汁饮用。

(2)蝴蝶斑:刺梨(洗净并去皮、核)500克,西瓜(去皮及子)1 000克,橘子(去皮)600克。共榨成汁饮用。

(3)白内障:刺梨(洗净并去皮、核)500克,苹果(洗净去皮核)2个,番茄(洗净)3个。共榨成汁饮用。

(4)冠心病:刺梨(洗净并去皮、核)600克,猕猴桃(去皮)3个,橙子(去皮核)3个。共榨成汁饮用。

(5)血管性紫癜:刺梨(洗净并去皮、核)500克,草莓(洗净并去蒂)200克。共榨成汁饮用。

(6)高脂血症:刺梨(洗净并去皮、核)600克,猕猴桃(洗净并去皮)5个,山楂(洗净并去核)10枚。共榨成汁饮用。

(7)白细胞减少:刺梨(洗净并去皮、核)500克,番茄(洗净)3个,橘子(去皮)5个。共榨成汁饮用。

(8)精子活性减弱:刺梨(洗净并去皮、核)500克,番茄(洗净)3个,香蕉(去皮)2个。共榨成汁饮用。

【提　示】　刺梨入药煎煮时间不宜过长,以免有效成分遭到破坏,刺梨不能与黄瓜同时食用,以免维生素C受到破坏。

【食　谱】

(1)鼻咽癌食谱:刺梨番木瓜汁

原料:刺梨5个,番木瓜、苹果各1个,橙子1个。

制作:将以上食材洗净,去皮核,共榨成汁即成。

功效:滋阴清热,生津解渴。适用于咽喉疼痛、吞咽干涩的鼻咽癌患者。

(2)胃癌食谱:刺梨芦笋羹

原料:刺梨2个,芦笋、橘子、橙子、苹果各1个,菱粉、蜂蜜各适量。

制作:将以上食材洗净,刺梨、苹果去皮、核并切小块,芦笋切成小段,橘子分成瓣,共入锅内,加适量水,用大火煮沸,改为小火,煮3分钟,放入菱粉调匀,加入蜂蜜调匀即成。

功效:清热解毒,健脾和胃。适用于胃脘胀满、食欲不振的胃癌患者。

26. 沙棘——多种维生素丸

沙棘为胡颓科沙棘属落叶灌木或乔木植物沙棘的果实,又名醋柳、沙枣、黑刺。

我国西北、东北及四川等地均有分布。其果实很小,呈椭圆形,橙黄色,营养极其丰富,有"复合维生素"之称。

沙棘果实营养丰富,每 100 克沙棘含维生素 C 300～850 毫克,最高可达 2 100 毫克,维生素 E 15～220 毫克,胡萝卜素 4 毫克。它还富含沙棘油、沙棘黄酮、沙棘总黄酮等营养成分。

沙棘性温,味酸、涩,入肝、胃、大肠、小肠经。具有活血散瘀,化痰宽胸,生津止渴等功能。适用于咳嗽痰多、消化不良、胃痛腹胀等症。

【防癌奥秘】

(1)奥秘一:沙棘汁和沙棘油均能增强巨噬细胞的吞噬功能,增强体液和细胞免疫力,从而有效地预防癌症。

(2)奥秘二:沙棘富含维生素 C,维生素 C 能诱导 p53、p73 抗癌基因表达,抑制肿瘤细胞增殖,促进肿瘤细胞周期阻滞及凋亡。

【保健作用】

(1)健胃消食:沙棘能刺激肠蠕动,促进消化液分泌,增强消化功能,从而达到消食化滞的效果。

(2)增加冠状动脉血流量:沙棘所含的总黄酮能增加冠状动脉血流量,改善心肌营养,降低心肌耗氧量,抗心律失常,从而使心脏得到有效保护。

(3)防止动脉粥样硬化:沙棘能降低血脂和血清胆固醇,从而有效地防止动脉粥样硬化。

(4)降低血压:沙棘对心血管系统有明显的保护作用,它不仅能降低血清胆固醇,而且能使动脉血管扩张,血压下降。

(5)止咳化痰:沙棘能增强呼吸系统的功能,具有止咳化痰和抗炎平喘的作用,可辅助治疗慢性支气管炎和哮喘。

(6)保护关节:沙棘油富含维生素 E,它能阻止自由基对关节的损害,缓解关节的疼痛、肿胀及僵硬。

【应　用】

(1)消化不良:沙棘 20 克,山楂(去子并切片)30 克,麦芽 15 克。水煎温饮。

(2)慢性支气管炎:沙棘 1 000 克,杏仁(压碎)100 克,无花果(压碎)120 克。共入锅内,加适量水,煎煮浓缩为膏,每次 15 克,每日 2 次。

(3)高血压病:沙棘 20 克,山楂(去子并切片)30 克,荸荠(切片)20 克,芹菜 50 克。水煎温饮,每日 1 次,10 次为 1 个疗程。

(4)风湿性关节炎:沙棘 20 克,宣木瓜 50 克,生姜 25 克。共入锅内,加适量水,煎煮浓缩为膏。每日 1 剂,分 3 次食用。

(5)高胆固醇血症:沙棘 30 克,猕猴桃(去皮)3 个,橙子(去皮)5 个。共榨成汁,分 3 次饮用。

(6)动脉硬化:沙棘 30 克,洋葱 1 个,橙子 3 个。共榨成汁,分 3 次饮用。

(7)慢性肝炎:沙棘 30 克,山楂(去核)50 克,橘皮 15 克,茵陈 30 克。水煎,分 3

次饭后饮用。

【提　示】　沙棘性温,脾胃湿热者不宜食用。

【食　谱】

(1)肺癌食谱:沙棘核桃膏

原料:沙棘 300 克,核桃仁 500 克,枸杞子 200 克,桂圆肉 100 克,红糖 120 克。

制作:将以上食材洗净切碎,共入锅内,加适量水,用大火煮沸,改为小火,煎煮成膏,装入罐内即成。每日早晚各食 20 克。

功效:润肺补肾,润燥平喘。适用于肺肾两虚,体质虚弱的肺癌患者。

(2)胰腺癌食谱:沙棘薏苡仁粥

原料:沙棘 20 克,薏苡仁、莲子各 15 克,枸杞子 10 克,红枣 6 枚,小米、紫米各 50 克。

制作:将以上食材洗净后共入锅内,加适量水,用大火煮沸,改为小火,煮至米熟烂即成。

功效:清热利湿,消肿解毒。适用于食欲不振、面色无华的胰腺癌患者。

27. 枸杞子——滋补肝肾良药

枸杞子为茄科枸杞子属蔓生灌木植物枸杞的果实,又名天精、白刺、山枸杞,主要产于宁夏、山西、河北等地。宁夏的枸杞子质量最佳,其果实饱满,色泽鲜艳,营养丰富,是药食兼用的佳品。

枸杞子是微型营养库,每 100 克枸杞子含蛋白质 12 克,比同重量的苹果多 24 倍。膳食纤维的含量也很可观,每 100 克枸杞子含膳食纤维高达 12.6 克,比同重量的油菜多 63 倍,它还富含钾、镁、钙、铁、锌、硒,以及有奇特成分有机锗及甜菜碱。

枸杞子性平,味甘,入肝、肾、肺经。具有滋肾益精,养肝明目,润肺养阴等功能。适用于阴阳俱虚、头晕目眩、肺肾阴虚等症。

【防癌奥秘】

(1)奥秘一:枸杞子能增强天然杀伤细胞的活性,促进白细胞介素-2 的生成,从而增强机体的抗肿瘤能力。

(2)奥秘二:枸杞子富含有机锗,这种稀有元素对癌细胞有明显的抑制作用。实验证明,给接种癌细胞的大鼠腹腔里注射有机锗,可抑制肝癌的转移。

(3)奥秘三:临床观察显示,给白血病患者注射有机锗,可使其症状明显减轻。

(4)奥秘四:枸杞子所含的有机锗能诱导机体分泌干扰素,增强巨噬细胞的活性,从而使癌细胞陷入灭顶之灾。

(5)奥秘五:体外实验证明,枸杞子提取液对癌细胞有直接杀伤作用,能使癌细胞破裂,而对正常细胞无任何损害。

(6)奥秘六:枸杞子所含的枸杞子多糖可提高天然杀伤细胞(NK 细胞)的活性,诱导肿瘤坏死因子(TNF)生成,激活巨噬细胞,抑制癌细胞生长。

【保健作用】

(1)防止脂肪肝:枸杞子所含的甜菜碱不仅有防癌作用,而且能抑制脂肪在肝细胞内沉积,有效地预防脂肪肝,促进肝细胞再生,使肝脏受到可靠的保护。

(2)益寿延年:枸杞子营养丰富,具有滋肝补肾,润肺补虚,壮骨固髓的效果,久服可增强体质,益寿延年。

(3)提高免疫力:枸杞子所含的枸杞多糖可提高人体的免疫力,具有延缓衰老及防癌作用,是中老年人的理想保健品。

(4)防止动脉粥样硬化:枸杞子所含的β-谷固醇、亚油酸具有降血脂、降胆固醇的作用,从而起到防止动脉粥样硬化的效果。

【应　用】

(1)头晕目眩:枸杞子15克,菊花6克,红枣6枚。水煎温饮。

(2)神经衰弱:枸杞子、核桃仁、黑芝麻各100克,红枣(去核)15枚。共捣如泥,加入适量蜂蜜调匀,早晚各食15克。

(3)高血脂:枸杞子15克,山楂(去核)30克,荸荠(洗净并切片)20克,绿豆50克。共入锅内,加适量水,煮熟后食用。

(4)延缓衰老:枸杞子、桂圆肉、核桃仁、黑芝麻各100克,红枣(去核)20枚。共捣如泥,装入罐内,加入蜂蜜调匀,早晚各食15克。

(5)预防癌症:枸杞子20克,黄芪15克,黄菊花10克。装入茶壶里,用沸水冲沏,代茶饮用。

【提　示】　枸杞子温热身体的效果相当强,因此,脾虚有湿及便溏者不宜多食。

【食　谱】

(1)胰腺癌:枸杞子糯米粥

原料:枸杞子、核桃仁、莲子各10克,小米、糯米各50克。

制作:将以上食材洗净后共入锅内,加适量水,用大火煮沸,改为小火,煮至米熟烂即成。

功效:滋补肝肾,补虚益脾。适用于腹部胀痛、体质虚弱的胰腺癌患者。

(2)前列腺癌食谱:枸杞子红小豆粥

原料:枸杞子、红小豆各15克,薏苡仁、小米、紫米各30克,红枣6枚。

制作:将以上食材洗净后共入锅内,加适量水,用大火煮沸,改为小火,煮至米熟烂即成。

功效:清热解毒,利水消肿。适用于湿热蕴结、小便不利的前列腺癌患者。

八、干果类

1. 粟子——干果之王

栗子为壳斗栗属乔木植物栗的果实，又名板栗、栗果、毛栗。栗子是我国的特产，素有"干果之王"的美誉，全国各地均有种植。它适应能力强，容易存活，营养价值很高，与红枣、柿子并称为"铁杆庄稼"和"木本粮食"。盛产栗子地区的居民常以栗代粮。

栗子营养丰富，每100克栗子含蛋白质4.1克，碳水化合物41克，膳食纤维2.1克，钾403毫克，镁43毫克，铁1.7毫克，维生素E 6.6毫克，烟酸4.2毫克，维生素C 4毫克。

栗子性温，味甘，入脾、胃、肾经。具有养胃健脾，补肾强筋，增进食欲等功能。适用于食欲不振、咳嗽气喘、身质虚弱的患者。

【防癌奥秘】

(1)奥秘一：栗子富含维生素E，维生素E是天然抗氧化剂，它能抑制过氧化物和环氧化物的产生；还能捕捉自由基，保护细胞膜，从而有效地预防癌症。

(2)奥秘二：栗子富含槲皮素，它能增强人体免疫力，诱导抑癌基因p53表达，抑制肿瘤组织血管增生，促进癌细胞凋亡，诱导癌细胞良性分化。

【保健作用】

(1)补肾壮腰：栗子具有补肾壮腰和健骨强筋的功效，被称为"肾之果"，对肾虚所致的腰膝酸软、腿脚无力有辅助治疗作用。

(2)增强体质：栗子富含蛋白质、维生素、微量元素、无机盐，其滋补和养生价值可与人参、黄芪、当归相媲美。

(3)排钠降压：栗子富含钾，每100克栗子含钾403毫克，4倍于等量的大米，钾能使人体内多余的钠排出，从而具有降低血压的作用。

(4)抗癫皮病：栗子富含烟酸，每100克栗子含烟酸4.2毫克，4倍于等量的玉米。这种维生素是癫皮病的克星，能有效地预防这种可怕的疾病。

【应　用】

(1)病后体虚：栗子、核桃仁、黑芝麻各100克，枸杞子、桂圆肉各30克。共捣为泥，装入瓶中，早晚各食10克。

(2)腰膝酸软：栗子仁50克，鸡肉100克，豆腐丝30克。共入锅内，加适量水，用大火煮沸，改为小火，撇去浮沫，放入葱花、姜末、食盐、料酒、味精，煮50分钟，淋入香油即成。

(3)肾虚咳喘：栗子仁60克，甜杏仁10克，紫苏叶10克，白萝卜(切块)100克。

共入锅内,加适量水,用大火煮沸,改为小火,煮30分钟,加入适量蜂蜜调味食之。

(4)贫血:栗子仁50克,水发黑木耳20克,水发海带丝(切段)40克,鸡肝30克。共入锅内,加适量水,用大火煮沸,改为小火,放入葱花、姜末、食盐、料酒、味精,煮40分钟,淋入香油即成。

(5)高血脂:栗子仁、山楂、荸荠各30克,枸杞子20克,绿豆60克。共入锅内,加适量水,用大火煮沸,改为小火,煮至豆熟烂即成。

【提　示】　栗子含糖量较高,糖尿病患者不宜多食。

【食　谱】

(1)肾癌食谱:栗子薏苡仁粥

原料:栗子50克,薏苡仁30克,枸杞子20克,红枣6枚,小米100克。

制作:将以上食材洗净后共入锅内,加适量水,用大水煮沸,改为小火,煮至豆熟烂即成。

功效:健脾利湿,和中养胃。适用于纳食不佳、精神困怠的肾癌患者。

(2)前列腺癌食谱:栗子红小豆粥

原料:栗子仁、红小豆各50克,薏苡仁、小米各30克,桂圆肉20克。

制作:将以上食材洗净后共入锅内,加适量水,用大水煮沸,改为小火,煮至豆熟烂即成。

功效:清热解毒,利水消肿。适用于湿热蕴结型的前列腺癌患者。

2. 核桃——益寿养生干果

核桃为胡桃科核桃属落叶乔木植物核桃的果实,又名胡核桃,原产于中东地区,汉代传入我国,主要产于河北、山东、陕西、山西等地。核桃是世界四大干果(扁桃、腰果、榛子、核桃)之一。它营养丰富,是一种高级滋补佳品,在我国民间素有"长寿果""万岁王"和"养人之宝"的美誉。在古代就把核桃作为健脑食物加以应用,隋唐时期,大凡准备参加科举考试的学士,都要食用一些核桃,以此提神醒脑,增强记忆力,达到榜上有名的目的。因此,人们把它称为"益智之果"。

核桃的营养十分可观,每100克核桃含蛋白质15克,膳食纤维11克,钾448毫克,镁109毫克,铁2.2毫克,锌2毫克,锰2.71毫克,硒3.7微克,维生素E26毫克,烟酸4.3毫克。

核桃性温,味甘,入肾、肺经。具有补肾固精,温肺定喘,润肠通便,消肿散毒等功能。适用于肾虚不固、腰腿酸软、阳痿遗精、小便频数、咳嗽气喘、大便秘结等症。

【防癌奥秘】

(1)奥秘一:核桃仁所含的萘醌化合物具有良好的防癌作用,这种化合物对大鼠的S-180肉瘤、艾氏腹水瘤有显著的抑制作用。

(2)奥秘二:核桃富含锰,锰被人们称为"益寿元素",是超氧化物歧化酶(SOD)的必需成分,SOD具有抗氧化、抗自由基及防癌功能。

(3)奥秘三:核桃富含维生素 E,它能清除自由基,阻断致癌反应,降低突变物质的活性,上调抑癌基因 p53 的表达,抑制癌细胞增殖,诱导癌细胞凋亡。

【保健作用】

(1)健脑增智:核桃所含的亚油酸和 γ-亚麻酸是脑细胞的重要成分,因此经常食用核桃仁具有健脑增智的效果。

(2)防止动脉粥样硬化:核桃仁所含的多价不饱和脂肪酸可降低血清胆固醇,能防止动脉粥样硬化和冠心病。

(3)保护细胞膜:核桃富含维生素 E,维生素 E 好像细胞上的微型灭火器,具有显著的抗氧化作用,可使细胞膜得到可靠保护。

(4)延缓衰老:核桃富含锰,它是超氧化物歧化酶的必需成分,这种酶具有突出的延缓衰老的作用,因此被誉为抗衰老奇酶。

(5)提升血清白蛋白:核桃仁能提升血清白蛋白,白蛋白是长寿的生物标记,其含量越高则寿命越长。

(6)润肠通便:核桃仁富含脂肪和膳食纤维,促进肠蠕动,从而有效地防止便秘。

【应　用】

(1)腰膝酸软:核桃仁 30 克,黑豆、黑芝麻、枸杞子各 20 克,红枣 6 枚,小米 100克。以上食材洗净后共入锅内,加适量水,用大火煮沸,改为小火,煮至豆熟烂即成。

(2)慢性支气管炎:核桃仁 30 克,苦杏仁 6 克,生姜 20 克。以上食材洗净,捣碎,加入适量蜂蜜调味即成。每日 2 次。

(3)护肤美容:核桃仁 30 克,莲子、桂圆肉、枸杞子、栗子各 20 克,红枣 6 枚,黄豆40 克,小米、紫米各 50 克。以上食材洗净后共入锅内,加适量水,用大火煮沸,改为小火,煮至豆熟烂即成。

(4)便秘:核桃仁、松子仁各 20 克,胡萝卜(切小块)50 克,白薯(切小块)100 克,小米 100 克。以上食材洗净后共入锅内,加适量水,用大火煮沸,改为小火,煮至豆熟烂即成。

(5)病后体虚:核桃仁、桂圆肉、黑豆、银耳、山药、红糖各适量。以上食材洗净后共入锅内,加适量水,用大火煮沸,改为小火,煮至豆熟烂即成。

【提　示】　阴虚火旺、痰热咳喘、便溏腹泻者不宜食用。

【食　谱】

(1)肾癌食谱:核桃仁薏苡仁粥

原料:核桃仁、薏苡仁各 30 克,紫米、小米、糙米各 40 克,红枣 6 枚。

制作:将以上食材洗净后共入锅内,加适量水,用大火煮沸,改为小火,煮至豆熟烂即成。

功效:清热利湿,和中养胃。适用于体虚亏损、胃纳不佳的肾癌患者。

(2)结肠癌食谱:核桃莲子粥

原料:核桃仁、莲子各 30 克,枸杞子、桂圆肉、栗子各 20 克,小米、粳米、糯米各 40克,蜂蜜适量。

制作:将以上食材洗净后共入锅内,加适量水,用大水煮沸,改为小火,煮至豆熟烂,食用时加入蜂蜜调味即成。

功效:温肾益精,补虚厚肠。适用于肾脾两虚的结肠癌患者。

3. 花生——延缓衰老的坚果

花生为豆科落花生属一年生草本植物花生的果实,又名落花生、长生果。起源于南美洲,16世纪传入我国,现在全国各地均有种植,主要分布于辽宁、山东、河北、河南、江苏、福建、广东、广西、四川等地。因它具有养生益寿的效果,所以民间俗称长生果,被称为"植物肉""素中之荤"。花生味道鲜美,深受人们的喜爱。

花生营养丰富,每100克花生含蛋白质23克,膳食纤维7克,钾521毫克,镁137毫克,钙53毫克,维生素E 12毫克。

花生性平,味甘,入脾、肺经。具有养血补脾和润肺止咳等功能。适用于脾胃失调、营养不良、产后缺乳等症。

【防癌奥秘】

(1)奥秘一:花生红衣中富含白藜芦醇,它能活化抑癌基因p53,p53是人体内最重要的抑癌基因之一,能诱导肿瘤细胞凋亡,维持基因完整,从而达到防癌效果。

(2)奥秘二:花生富含镁,日本学者研究证明镁具有防癌效果,他们将小鼠分别注射致癌物质,然后分成两组,A组食用加入氢氧化镁的饲料,而B组不加。8个月后,结果发现B组小鼠的大肠及小肠癌症发病率为56%,而A组仅占20%。

(3)奥秘三:花生富含膳食纤维,它具有吸水膨胀的作用,刺激肠蠕动,使致癌物质随粪便排出,从而有效地防止结肠癌和直肠癌。

【保健作用】

(1)保护心脑血管:花生富含维生素E,维生素E是天然的血液稀释剂,能抑制血小板凝集,对抗血栓形成,因此能有效地防止心脑血管疾病。

(2)安神催眠:花生富含色氨酸,色氨酸是构成血清素的必需原料,血清素具有安定神经、催眠镇痛的功能。

(3)增强记忆力:花生富含卵磷脂,卵磷脂是合成乙酰胆碱的成分,乙酰胆碱是一种神经传递物质,能增强记忆力和思维能力。

(4)滋养保健:花生含有多种维生素、微量元素、无机盐、卵磷脂、蛋白质等营养物质,具有良好的滋补和保健作用。

(5)延缓衰老:花生所含的儿茶素具有明显的延缓衰老的作用。花生中的赖氨酸也是重要的延缓衰老的物质。

(6)增强智力:花生所含的赖氨酸、谷氨酸和天冬氨酸能增强大脑神经细胞的功能,提高智力及认知能力。

【应　用】

(1)贫血:猪肝(切片)100克,红枣10枚,水发黑木耳10克,花生仁30克,桂圆肉

10 克。以上食材洗净后入锅内,加适量水,用大火煮沸,改为小火,放入葱花、姜末、食盐、胡椒粉、料酒,煮至花生熟烂,淋入香油即成。

(2)神经衰弱:花生仁 50 克,红枣 6 枚,桂圆肉 15 克,薏苡仁 30 克,小米 100 克。以上食材洗净后入锅内,加适量水,用大火煮沸,改为小火,煮至花生仁熟烂即成。

(3)慢性肾炎:花生仁 60 克,红小豆 50 克,薏苡仁 30 克,枸杞子 15 克,冬瓜 100 克,芋头 60 克。以上食材洗净后入锅内,加适量水,用大火煮沸,改为小火,煮至花生仁熟烂即成。

(4)痔疮出血:红衣花生 5 克,藕节 10 克,玉米须 30 克。水煎饮用。

(5)血小板减少性紫癜:红衣花生 5 克,红小豆 60 克,冰糖 10 克。以上食材洗净后入锅内,加适量水,用大火煮沸,改为小火,煮至豆熟烂即成,食渣饮汤。

(6)产后体虚:花生仁 50 克,怀山药(切块)60 克,桂圆肉 20 克,红枣 6 枚,小米 100 克,红糖适量。以上食材洗净后入锅内,加适量水,用大火煮沸,改为小火,煮至米熟烂即成。

【提　示】　发霉的花生含有强致癌物黄曲霉素,因此绝对不能食用。花生富含脂肪,便溏腹泻者不宜食用。

【食　谱】

(1)甲状腺癌食谱:花生绿豆粥

原料:花生仁 50 克,绿豆 40 克,水发海带 30 克,菱角(去壳)20 克。

制作:将以上食材洗净后入锅内,加适量水,用大火煮沸,改为小火,煮至豆熟烂即成。

功效:健胃益脾,利水解毒,清热消肿。适用于烦渴口干的甲状腺癌患者。

(2)膀胱癌食谱:花生枸杞粥

原料:花生仁 50 克,枸杞子 30 克,桑葚 20 克,紫米 40 克,小米 100 克。

制作:将以上食材洗净后入锅内,加适量水,用大火煮沸,改为小火,煮至花生仁熟烂即成。

功效:补肝益肾,滋阴润燥。适用于久病体虚、头晕目眩、口干舌燥的膀胱癌患者。

4. 榛子——健脾明目干果

榛子为桦木科属落叶灌木榛树的果实,又名山板栗、尖栗,广泛分布于亚洲、欧洲及北美洲。我国的东北、华北、西北均盛产榛子,其变种川榛分布于西南地区,果体较大,产量颇丰,也为佳品。炒熟的榛子香甜可口,是人们喜爱的一种干果。

榛子营养丰富,每 100 克榛子含蛋白质 30 克,脂肪 50 克,膳食纤维 8 克,钾 686 毫克,镁 502 毫克,钙 815 毫克,铁 5.1 毫克,锌 3.75 毫克,锰 18 毫克,维生素 E 18 毫克,烟酸 9.8 毫克。

榛子性平,味甘,入脾、胃经。具有滋养气血和明目健脑等功能。适用于食欲不振、体倦乏力、病后体虚、视力不明等症。

【防癌奥秘】

(1)奥秘一:榛子富含钙,钙能抑制结肠膜上皮细胞的过度增殖,促进肿瘤细胞凋亡。钙还可减少游离脂肪酸的细胞毒性,从而有效地预防结肠癌。

(2)奥秘二:榛子富含镁,流行病学的研究证明,血清镁的浓度与胃癌的发生有一定联系。饮水硬度高,含镁量高的地区人群胃癌的发病率低。

(3)奥秘三:榛子富含维生素 E,它能增强机体的免疫力,抑制癌细胞生长。芬兰学者研究证明,血清中含维生素 E 低的人,患癌症的风险会上升 50%。

【保健作用】

(1)排钠降压:榛子富含钾,它能把机体内多余的钠排出,从而使血压降低。钠能使外周小动脉收缩,引起血压升高。

(2)舒张支气管:榛子富含镁,能使支气管舒张,并具有镇静作用,故哮喘患者可适量摄取榛子。

(3)防止不孕症:榛子富含锰,它能促进性激素合成,是生殖必需的元素。研究证实,动物缺锰会引起卵巢及睾丸萎缩,受胎率低。因此,人体缺锰会导致不孕症、畸形儿、死胎等。

(4)预防龋齿:钙是牙齿的重要成分,缺钙是引起龋齿的原因之一,榛子富含钙,适量摄取榛子可达到预防龋齿的效果。

(5)补充营养:榛子是微型营养库,富含蛋白质、不饱和脂肪酸、微量元素、无机盐及维生素,具有补充营养,预防疾病,增进健康的作用。

【应　　用】

(1)脾胃虚弱:榛子仁 30 克,莲子、枸杞子各 10 克,红枣 6 枚,小米、糙米各 50 克。以上食材洗净后入锅内,加适量水,用大火煮沸,改为小火,煮至米熟烂即成。

(2)便秘:榛子仁、核桃仁、松子仁各 30 克。共捣为泥,加入适量蜂蜜调味即成。

(3)病后体虚:榛子仁、花生仁、核桃仁各 20 克,枸杞子、桂圆肉各 10 克,红枣 6 枚,红糖适量。以上食材洗净后入锅内,加适量水,用大火煮沸,改为小火,煮至花生仁熟烂即成。

(4)骨质疏松症:榛子仁 30 克,黄豆、绿豆、花生仁、栗子各 20 克,小米、糙米各 50 克。以上食材洗净后入锅内,加适量水,用大火煮沸,改为小火,煮至豆熟烂即成。

(5)毛发干枯:松子仁、榛子仁、核桃仁、芡实各 20 克,山药 50 克,红枣 6 枚,小米、粳米各 50 克。以上食材洗净后入锅内,加适量水,用大火煮沸,改为小火,煮至米熟烂即成。

【提　　示】　榛子富含脂肪,便溏及腹泻者不宜食用。

【食　　谱】

(1)鼻咽癌食谱:榛子仁薏苡仁粥

原料:榛子仁、薏苡仁各 30 克,白萝卜(切块)100 克,枸杞子、莲子、桂圆肉各 10 克,小米、糙米各 50 克。

制作:将以上食材洗净入锅内,加适量水,用大火煮沸,改为小火,煮至米熟烂即成。

功效:宽中理气,健脾利湿。适用于停滞少食、腹胀湿盛的鼻咽癌患者。

(2)肺癌食谱:榛子杏仁粥

原料:榛子仁20克,甜杏仁15克,银耳30克,红小豆30克,小米、糙米各50克。

制作:将以上食材洗净入锅内,加适量水,用大火煮沸,改为小火,煮至豆熟烂即成。

功效:滋阴润肺,清热解毒。适用于肺热痰咳的肺癌患者。

5. 松子——延年益寿上品

松子为松科松属植物松树的果实,又名海松子、新罗松子。原产于我国,全国各地均有栽培,主产于黑龙江和吉林。松子富含脂肪,气香味美,是人们喜爱的果品。自唐代以来松子备受推崇,把它视为果中仙品,有益寿延年之妙。

松子营养丰富,每100克松子含蛋白质14克,脂肪58克,膳食纤维12克,钾612毫克,镁186毫克,钙161毫克,铁5毫克,锌6毫克,维生素E25毫克,烟酸12毫克。

松子性温,味甘,入肝、肺、大肠经。具有滋阴养液,补益气血,润燥滑肠等功能。适用于肺燥咳嗽、口渴便秘、头晕目眩等症。

【防癌奥秘】

(1)奥秘一:松子富含镁,镁能维持DNA结构稳定,预防基因突变而引起癌症。动物实验证明,镁具有防癌作用,饲料中缺镁会引起恶性淋巴瘤和淋巴肉瘤。

(2)奥秘二:松子富含膳食纤维,膳食纤维在肠道经细菌发酵产生短链脂肪酸,研究证明,短链脂肪酸可以正相调节细胞凋亡,发挥预防肿瘤的作用。

(3)奥秘三:松子富含锰,锰能增强天然杀伤细胞杀灭癌细胞的功能。

【保健作用】

(1)通肠通便:松子药食两用,它是一味润肠通便良药,缓泻而不伤正气,因此人们把它称为没有不良反应的缓泻剂。

(2)维持生殖功能:松子富含锰,锰是生殖系统的必需元素,缺锰会导致生长发育迟缓,卵巢及睾丸萎缩,性功能明显障碍。

(3)维护健康:松子富含镁,镁离子在人体内具有重要的生理功能,它广泛参与机体内蛋白质、脂肪、糖类、核酸的代谢。镁对神经系统、心血管系统、骨骼系统保持正常生理功能具有重要作用。

(4)维持骨骼正常功能:松子富含钙,钙是骨骼的基石,儿童缺钙会引起佝偻病,中老年人缺钙会导致骨质疏松症。适量摄取松子等干果,对于防治疾病和维持健康具有十分重要的意义。

【应 用】

(1)便秘:松子仁10克,核桃仁、花生仁各20克。共捣碎,加入适量蜂蜜调味,用温开水送食。

(2)肺燥咳嗽:松子仁10克,黑芝麻20克。共捣碎,入锅内,加适量水,用小火煮沸,并以 20 克藕粉制成糊,加入适量蜂蜜调味食用。

(3)病后体虚:松子仁、桂圆肉、莲子、红小豆各 10 克,红枣 6 枚,小米、糯米各 50 克。以上食材洗净后入锅内,加适量水,用大火煮沸,改为小火,煮至豆熟烂即成。

(4)毛发干枯:松子仁、核桃仁、花生仁各 10 克,桂圆肉、枸杞子各 15 克,山药 40 克,小米、糙米各 50 克。以上食材洗净后入锅内,加适量水,用大火煮沸,改为小火,煮至花生仁熟烂即成。

【提　示】 松子仁有缓泻作用,便溏者不宜食用。

【食　谱】

(1)前列腺癌食谱:松子仁红小豆粥

原料:松子仁 10 克,红小豆 50 克,绿豆 30 克,小米、粳米各 50 克。

制作:将以上食材洗净后入锅内,加适量水,用大火煮沸,改为小火,煮至豆熟烂即成。

功效:清热解毒,利水消肿。适用于湿热蕴结型的前列腺癌患者。

(2)肾癌食谱:松子仁桃仁粥

原料:松子仁、桃仁各 10 克,绿豆 20 克,小米、紫米各 50 克,薏苡仁 30 克。

制作:将以上食材洗净后入锅内,加适量水,用大火煮沸,改为小火,煮至豆熟烂即成。

功效:清热利湿,活血化瘀。适用于腰膝酸软的肾癌患者。

6. 白果——止咳平喘之果

白果为银杏科银杏属落叶乔木植物银杏树的果实,又名银杏、公孙树子、佛指甲。全国各地均有栽培,主产于广西、四川、河南、山东、湖北、辽宁等地,以广西产品为最佳。

白果营养丰富,每 100 克白果含蛋白质 6.4 克,脂肪 2.4 克,碳水化合物 36 克,膳食纤维 1.2 克,钾 19 毫克,钙 10 毫克。

白果性平,味甘、苦涩,入肺经。具有固肾补肺和益气定喘的功能。适用于咳嗽痰多、体虚哮喘等症。

【防癌奥秘】

(1)奥秘一:白果所含的多糖能激活巨噬细胞、天然杀伤细胞的活性,促进抗体产生,从而增强机体抗肿瘤能力。

(2)奥秘二:研究证明,银杏叶的水浸出液对小鼠艾氏腹水瘤及 S-180 肉瘤有显著的抑制作用。

【保健作用】

(1)预防老年痴呆症:银杏叶所含的银杏内酯、银杏类黄酮具有抗氧化和增强脑细胞功能的作用,对预防老年痴呆症有良好效果。

(2)抑制血栓形成:银杏叶所含的苏铁双黄酮、紫杉双黄酮、银杏双黄酮能抑制血小板凝集,对抗血栓形成,可有效地预防心肌梗死和脑卒中。

(3)降低血压:银杏叶所含的黄酮类化合物,能使机体的外周血管舒张,血压下降。

(4)预防动脉粥样硬化:银杏叶所含的总黄酮能降低体内血清胆固醇和三酰甘油含量,从而有效地预防动脉粥样硬化。

(5)平息咳喘:银杏叶所含的黄酮类化合物能使支气管平滑肌松弛,而起到平息咳喘的功效。

(6)治疗心绞痛:银杏叶能活血化瘀和通脉舒络,因此能治疗心绞痛、动脉粥样硬化及冠心病。

(7)杀菌:银杏叶水煎剂能抑制葡萄球菌、大肠埃希菌、白喉杆菌、炭疽杆菌、结核杆菌、铜绿假单胞菌、痢疾杆菌,具有一定的杀菌作用。

【应　用】

(1)夜尿症:白果(去壳)5个,黑豆30克,桂圆肉10克。以上食材洗净后入锅内,加适量水,用大火煮沸,改为小火,煮至豆熟烂即成。

(2)冠心病:银杏叶10克,丹参9克,瓜蒌15克,郁金10克,甘草5克。水煎饮用。

(3)慢性支气管炎:白果(去壳)5个,白萝卜(切块)50克,鸭梨(切块)100克。以上食材入锅内,加适量水,用大火煮沸,改为小火,煮20分钟,食渣饮汤。

(4)肾虚遗精:白果(去壳)5个,芡实12克,黑豆30克,黑米50克,小米100克。以上食材洗净后入锅内,加适量水,用大火煮沸,改为小火,煮至豆熟烂即成。

(5)白带过多:白果(去壳)5个,芡实15克,莲子10克,糯米100克。以上食材洗净后入锅内,加适量水,用大火煮沸,改为小火,煮至米熟烂即成。

(6)眩晕:白果(去壳)5个,红枣6枚,山药(去皮)30克,蜂蜜适量。以上食材共入锅内,加适量水,用大火煮沸,改为小火,煮30分钟,食渣饮汤。

【提　示】　白果的胚芽中含微量氢氰酸,有一定毒性,故不宜多食,成年人每次3～5粒,儿童1～2粒。

【食　谱】

(1)肺癌食谱:白果杏仁粥

原料:白果5粒,甜杏仁10克,银耳5克,红小豆20克,小米、糙米各50克。

制作:将以上食材洗净后入锅内,加适量水,用大火煮沸,改为小火,煮至豆熟烂即成。

功效:滋阴润肺,清热解毒,止咳祛痰。适用于肺热痰咳的肺癌患者。

(2)肾癌食谱:白果薏苡仁粥

原料:白果5粒,薏苡仁20克,菱角30克,小米,糯米各50克。

制作:将以上食材洗净后入锅内,加适量水,用大火煮沸,改为小火,煮至米熟烂即成。

功效:健脾利温,和中养胃。适用于脾胃虚弱的肾癌患者。

7. 葵花子——抗血栓形成良药

葵花子为向日葵的果实，又名向日葵子、太阳花子，全国各地均有种植，它可以炒食，做糕点配料，也能榨油。

葵花子营养丰富，每100克葵花子含蛋白质23克，脂肪52克，膳食纤维4.8克，钾491毫克，钙334毫克，镁267毫克，铁6毫克，锌5.9毫克，维生素E44毫克，烟酸19毫克。还含有铜、锰、硒、维生素B_1、维生素B_2、绿原酸、咖啡酸、β-谷固醇、亚油酸。

葵花子性平，味甘，入肺、大肠经。具有润肠通便和止痢透脓等功能。适用于大便秘结、皮肤干燥、血脂过高等症。

【防癌奥秘】

(1)奥秘一：葵花子富含维生素E，它是最有效的抗氧化剂之一，可直接猝灭活性氧自由基及氮自由基，诱导超氧化物歧化酶(SOD)和谷胱甘肽过氧化物酶(GSH-Px)的表达，从而增强防癌功能。

(2)奥秘二：葵花子所含的绿原酸和咖啡酸具有抗氧化、抗自由基、保护细胞膜的作用，从而起到防癌效果。

【保健作用】

(1)降低血压：葵花子富含钾，钾能使人体内多余的钠排出，由于小动脉内钠含量减少，使小动脉平滑肌对去甲肾上腺素等升压物质反应减弱，致使血压下降。

(2)防止便秘：葵花子富含脂肪和膳食纤维，具有润肠和刺激肠蠕动的作用，可有效地预防便秘。

(3)抗血栓形成：葵花子富含亚油酸，它能抑制血小板凝集，防止血液黏稠，从而有效地防止血栓形成。

(4)保护心脏：葵花子富含镁，它能有效地防止冠状动脉痉挛和心律失常，使心脏得到保护。

(5)降低胆固醇：葵花子富含维生素E，它能抑制胆固醇合成酶的表达及活性，抑制胆固醇的合成，从而降低血清胆固醇和低密度脂蛋白胆固醇(LDL-C)水平。

【应　用】

(1)便秘：葵花子、松子仁、核桃仁各30克。各料共捣为泥，加入适量蜂蜜调味，用温开水送食。

(2)高血压病：葵花子20克，黄菊花5克，山楂(去核)10克，绿豆50克。以上食材共入锅内，加适量水，用大火煮沸，改为小火，煮至豆熟烂即成。

(3)皮肤粗糙：葵花子20克，薏苡仁、黑芝麻各15克，核桃仁、枸杞子各10克，怀山药(切块)50克，黑豆30克，小米50克。以上食材共入锅内，加适量水，用大火煮沸，改为小火，煮至豆熟烂即成。

(4)高脂血症：葵花子15克，山楂(去核)30克，绿豆50克，洋葱(切碎)1个。以上食材共入锅内，加适量水，用大火煮沸，改为小火，煮至豆熟烂即成。

(5)失眠:葵花子10克,松子仁、核桃仁各15克,桂圆肉20克,红枣6枚,小米100克。以上食材共入锅内,加适量水,用大火煮沸,改为小火,煮至豆熟烂即成。

(6)夜盲症:葵花子10克,猪肝50克,胡萝卜(切块)100克。以上食材共入锅内,加适量水,用大火煮沸,改为小火,放入葱花、姜末、食盐、料酒、胡萝卜、胡椒粉,煮30分钟,出锅时淋入香油即成。

【提　示】　葵花子食用过多会增加肝脏负担,引起肝功能障碍。

【食　谱】

(1)肺癌食谱:葵花子红小豆粥

原料:葵花子10克,甜杏仁、银耳各15克,红小豆、绿豆各30克,小米、糯米各50克。

制作:将以上食材洗净后入锅内,加适量水,用大火煮沸,改为小火,煮至豆熟烂,加入蜂蜜调味即成。

功效:润肺生津,清热解毒。适用于肺癌患者的日常饮食。

(2)前列腺癌食谱:葵花子薏苡仁粥

原料:葵花子、薏苡仁各10克,枸杞子、莲子各15克,红小豆、绿豆各30克,小米、糙米各50克。

制作:将以上食材洗净后入锅内,加适量水,用大火煮沸,改为小火,煮至豆熟烂即成。

功效:清热解毒,利水消肿。适用于湿热蕴结型前列腺癌患者。

8. 芝麻——滋养肝肾的珍品

芝麻为胡麻料胡麻属一年生草本植物胡麻的果实,又名胡麻、白麻,是我国四大食用油的佼佼者。芝麻原产于非洲和印度,相传是张骞出使西域时引进我国,现在全国各地均有种植,河南、河北、山东、山西、四川等地为主产区。古往今来,人们不仅把芝麻当成一种高级调味品,而且把它视为延年益寿的良药。芝麻是微型油库,含油量高达60%以上,芝麻油色泽金黄,芳香四溢,鲜香可口,是各种炒、蒸、炖、煮菜肴的最佳调味品。凉拌菜加入芝麻油或芝麻酱时别具风味。

芝麻营养丰富,每100克芝麻含蛋白质16克,脂肪52克,膳食纤维17克,钙946毫克,维生素E 32毫克,钾278毫克,镁212毫克,烟酸5毫克。芝麻还富含油酸、亚油酸。

芝麻性温,味甘,入肺、大肠经。具有滋养肝肾,补血益髓,润燥滑肠等功能。适用于须发早白、腰膝酸软、四肢无力、肠燥便秘等症。

【防癌奥秘】

(1)奥秘一:芝麻具有防癌功能,日本学者研究证明,在大鼠的饲料里加入香油,其粪便中的胆汁酸明显减少,这样胆汁酸对肠壁细胞的不良影响也就相应减少,从而降低结肠癌的发病率。

(2)奥秘二:芝麻所含的木质素化合物不仅具有抗氧化作用,而且能显著地增强巨噬细胞吞噬癌细胞的能力。

(3)奥秘三:芝麻富含维生素 E,实验证明,维生素 E 能增强小鼠体内谷胱甘肽 S 转移酶的活性,促使苯并芘等致癌物与谷胱甘肽等抗氧化剂结合,使其排出体外。

【保健作用】

(1)预防不孕症:维生素 E 又称生育酚,实验证明,缺乏维生素 E 的狗、兔、鼠、猪会失去生育能力,人类缺乏维生素 E 会引起流产、早产、不孕症。芝麻富含维生素 E,多食用芝麻是预防不孕症的良方。

(2)预防白内障:芝麻富含维生素 E,它具有显著的抗氧化作用,能有效地清除晶状体内的自由基,使晶状体具有正常的透明度,从而使视力保持良好状态。

(3)促进毛发生长:芝麻富含维生素 E、卵磷脂、蛋氨酸、赖氨酸、锌、铜、铁等成分,这些物质能有效地促进毛发生长,使毛发柔顺靓丽。

(4)促进骨骼生长:芝麻富含钙,钙是骨骼的基石,适量摄取芝麻和芝麻酱,能促进骨骼的正常生长发育。

【应　用】

(1)须发早白:芝麻 30 克,核桃仁、桂圆肉各 20 克,黑芝麻 15 克。以上食材共捣为泥,加入适量蜂蜜拌匀,每日 1 剂,分 2 次食用,10 日为 1 个疗程。

(2)护肤美容:芝麻(炒熟)20 克,核桃仁、松子仁、榛子仁各 15 克,熟花生仁 30 克。以上食材共捣为泥,加入适量蜂蜜拌匀,分 2 次食用。

(3)干咳:熟芝麻 30 克;甜杏仁、松子仁、枸杞子各 10 克。以上食材共捣为泥,加入适量蜂蜜调味,分 2 次食用。

(4)便秘:芝麻 30 克,松子仁、榛子仁、核桃仁各 10 克。以上食材共捣为泥,加入适量蜂蜜调味,分 2 次食用。

【提　示】　芝麻油除富含维生素 E 之外,维生素、微量元素及无机盐等营养成分全部丢失,而芝麻酱则完整地保存着全部营养物质。芝麻富含油脂,故便溏及腹泻者不宜食用。

【食　谱】

(1)大肠癌食谱:五仁包子

原料:芝麻 50 克,松子仁、核桃仁、花生仁、榛子仁各 60 克,红糖 100 克,全麦面粉 600 克,酵母 5 克。

制作:将以上食材捣碎,加入红糖拌匀,酵母 5 克用适量温水化开,倒入面粉和成团,放在温暖处发酵,面团发酵后擀皮包上五仁馅,上屉用大火蒸熟即成。

功效:健脾益精,养血益气。适用于大便干结的大肠癌患者。

(2)甲状腺癌:芝麻酱拌海带丝

原料:芝麻酱 15 克,水发海带丝 100 克,黄瓜 1 个,紫皮蒜 5 瓣,食盐 2 克,香醋 5 毫升。

制作:将芝麻酱用凉开水化开,海带丝切成段,黄瓜切成丝,紫皮蒜去皮并捣泥。

黄瓜丝与海带装入大碗里,放入芝麻酱、食盐、香醋、蒜泥拌匀即成。

功效:清热解毒,化痰散结。适用于食欲不振的甲状腺癌患者。

9. 黑芝麻——益寿强身之宝

黑芝麻为胡麻科脂麻属植物芝麻的种子,又名胡麻、油麻、乌麻、脂麻,全国各地均有种植。黑芝麻药食兼用,是一味气血双补的良药。

黑芝麻营养丰富,每 100 克黑芝麻含蛋白质 17 克,脂肪 48 克,膳食纤维 19 克,钾 291 毫克,镁 223 毫克,钙 814 毫克,铁 26 毫克,锌 5 毫克,硒 5.9 微克,维生素 E 34 毫克,烟酸 6 毫克。

黑芝麻性平,味甘,入肾、大肠经。具有滋养肝肾,养血乌发,润肠通便等功能。适用于病后体虚、须发皆白、肠燥便秘等症。

【防癌奥秘】

(1)奥秘一:黑芝麻富含花色苷,它能拮抗机体内雌激素的促癌作用,抑制肿瘤组织血管增生,促进癌细胞凋亡。

(2)奥秘二:黑芝麻所含的木质素具有抗氧化、抗自由基、抗肿瘤活性。木质素还能增强巨噬细胞吞噬癌细胞的功能。

(3)奥秘三:黑芝麻富含维生素 E,它能阻断致癌物质亚硝基化合物的合成,从而有效地预防肺癌、乳腺癌、前列腺癌及结肠癌。

【保健作用】

(1)补充营养:黑芝麻含有人体必需的 8 种氨基酸、蛋白质、油酸、亚油酸、维生素、微量元素,是一种优质保健品。

(2)延缓衰老:黑芝麻富含维生素 E,它能抑制脂质过氧化,减少脂褐素的生成,从而达到延缓衰老的效果。

(3)预防贫血:黑芝麻富含铁,铁在体内参与造血,并形成血红蛋白、肌红蛋白,参与氧的携带和运输。因此,铁是预防缺铁性贫血的重要元素。

(4)防止白内障:黑芝麻富含维生素 E,维生素 E 对眼睛的晶状体有良好影响,具有抗氧化和清除自由基的作用。研究结果证明,服用维生素 E 可使白内障的发病率减少 50%。

(5)美容美发:黑芝麻富含卵磷脂,卵磷脂能使皮肤光洁靓丽、头发柔顺飘逸。

(6)降低血压:黑芝麻富含钾,钾能使体内的钠顺利排出,从而使血压下降。

【应　用】

(1)便秘:黑芝麻、葵花子、松子仁、核桃仁各 20 克。以上食材共捣为泥,加入适量蜂蜜调味食之。

(2)高血压病:黑芝麻 15 克,白菊花、山楂各 10 克,绿豆 50 克,小米、粳米各 60 克。以上食材共入锅内,加适量水,用大火煮沸,改为小火,煮至豆熟烂即成。

(3)病后体虚:黑芝麻 15 克,莲子、枸杞子、核桃仁各 10 克,红枣 6 枚,小米、紫米各 50 克。以上食材共入锅内,加适量水,用大火煮沸,改为小火,煮至莲子熟透即成。

(4)毛发干枯:黑芝麻(炒熟后捣烂)20 克,桂圆肉、莲子、核桃仁、枸杞子各 10 克,水发海带丝(切段)30 克,小米、紫米各 30 克。以上食材共入锅内,加适量水,用大火煮沸,改为小火,煮至豆熟烂即成。

(5)夜盲症:黑芝麻(捣碎)20 克,猪肝 50 克,胡萝卜(切块)1 个,鸡脯肉(切丝)50 克,豆腐丝(切段)50 克。以上食材入锅内,加适量水,用大火煮沸,改为小火,放入葱花、姜末、料酒、食盐、胡椒粉,煮 30 分钟,淋入香油即成。

【提　示】　黑芝麻富含油脂及膳食纤维,便溏和腹泻者不宜食用。

【食　谱】

(1)大肠癌食谱:黑芝麻核桃粥

原料:黑芝麻 20 克,核桃仁、莲子各 15 克,芡实 10 克,小米、糙米各 50 克。

制作:将以上食材洗净后入锅内,加适量水,用大火煮沸,改为小火,煮至莲子熟透即成。

功效:温肾益精,和胃健脾。适用于脾肾两虚的大肠癌患者。

(2)甲状腺癌食谱:黑芝麻绿豆粥

原料:黑芝麻 20 克,绿豆 30 克,菱角(去壳)40 克,核桃仁、枸杞子各 10 克,小米、糯米各 50 克。

制作:将以上食材洗净后入锅内,加适量水,用大火煮沸,改为小火,煮至豆熟烂即成。

功效:益脾健胃,利水解毒。适用于烦渴水肿的甲状腺癌患者。

九、鱼虾类

1. 金枪鱼——海鱼之王

金枪鱼为鲭科大型远洋性食用鱼,又名鲔鱼,是珍贵的深海鱼,有"海中王子"的美称。主要分布在太平洋、大西洋和印度洋。其品种有黑金枪鱼、黄鳍金枪鱼、大眼金枪鱼。通常所说的金枪鱼是指黑金枪鱼,鱼体长达 3 米多,重达 300~600 千克。由于金枪鱼在深海活动,受环境污染较少,它肉质柔嫩鲜美,是不可多得的保健美食。

金枪鱼富含优质蛋白质、欧米伽(ω)-3-脂肪酸、二十碳五烯酸(EPA)、二十二碳六烯酸(DHA)、维生素 A、维生素 B_6、烟酸、钙、镁、铁、锌、硒、牛磺酸、色氨酸、苯丙氨酸等营养成分。

金枪鱼性平,味甘,入脾、胃经。具有健脑增智和强筋健骨的功能。适用于体质虚弱、视力减退等症。

【防癌奥秘】

(1)奥秘一:金枪鱼富含维生素 A,动物实验证明,维生素 A 对亚硝胺及多环芳烃诱导的小鼠胃癌、结肠癌、乳腺癌,以及大鼠的肺癌、鼻咽癌等有明显的抑制作用。

(2)奥秘二:金枪鱼富含 ω-3-脂肪酸,可调节肿瘤相关基因表达,抑制肿瘤细胞的增殖。意大利一项有名的研究中发现,进食鱼类之后,在 2 周内癌前息肉细胞的生长便开始受到抑制。

【保健作用】

(1)预防老年痴呆症:金枪鱼富含二十二碳六烯酸(DHA),这种珍贵的物质被誉为"脑黄金"。它能透过血脑屏障,作用于大脑,增进大脑细胞的发育,增强记忆力及认知能力。临床观察证明,使用 DHA 之后,老年痴呆症患者的症状逐渐减轻。

(2)预防骨质疏松症:金枪鱼富含钙和维生素 D。维生素 D 能促进钙的吸收和利用,促进钙沉积到骨骼和牙齿上,从而有效地预防骨关节疾病及骨质疏松症。

(3)抗血小板凝集:金枪鱼富含二十碳五烯酸(EPA),它能抑制血小板凝集,抗血栓形成,稀释血液,从而有效地预防心脑血管疾病的急性发作。

(4)预防心房纤维颤动:金枪鱼有大量脂肪,这些脂肪富含 ω-3-脂肪酸,对心血管系统有保护作用,澳大利亚的学者研究证明,患有严重心房纤维颤动的猴子,喂以极少量的鱼油,就能把它们从致命性心律失常中解救出来。

(5)保护动脉:动脉粥样硬化,使其失去弹性被认为是不可逆转的病理现象。金枪鱼富含 ω-3-脂肪酸,这种物质有点石成金的本领,它能够使高密度脂蛋白胆固醇(HDL-C)升高,还能把沉积在动脉血管壁上的低密度脂蛋白胆固醇(LDL-C)剥离下去,从而使硬化的动脉恢复弹性和柔韧性,重现昔日的风采。

【应　用】

(1)老年痴呆症:金枪鱼(切片)100克,豆腐丝(切段)50克,洋葱(切丝)30克。以上食材共入锅内,加适量水,用大火煮沸,改为小火,放入葱花、姜末、料酒、食盐、胡椒粉,煮20分钟即成。

(2)骨质疏松症:金枪鱼(切片)100克,水发海带丝30克,豆腐(切块)50克,白菜(切丝)100克。以上食材共入锅内,加适量水,用大火煮沸,改为小火,放入葱花、姜末、料酒、食盐、胡椒粉,煮20分钟即成。

(3)肌肉痉挛:金枪鱼(切片)100克,豆腐干(切条)60克,白萝卜(切片)50克。以上食材共入锅内,加适量水,用大火煮沸,改为小火,放入葱花、姜末、料酒、食盐、胡椒粉,煮20分钟即成。

(4)退行性关节炎:金枪鱼100克,山药(切块)100克,黑豆50克。以上食材共入锅内,加适量水,用大火煮沸,改为小火,放入葱花、姜末、料酒、食盐、胡椒粉,煮至豆熟烂即成。

(5)皮肤干燥:金枪鱼(切块)100克,胡萝卜(切片)1个,豆腐丝(切段)50克。以上食材共入锅内,加适量水,用大火煮沸,改为小火,放入葱花、姜末、料酒、食盐、胡椒粉,煮20分钟即成。

【提　示】　金枪鱼属稀有鱼类,市场上少见,大的超市有金枪鱼罐头。

【食　谱】

(1)膀胱癌食谱:金枪鱼荠菜汤

原料:金枪鱼100克,荠菜80克,豆腐50克,芦笋60克,葱花、姜末、食盐、胡椒粉、料酒、香油各适量。

制作:将金枪鱼切成片,荠菜洗净后剪去根,豆腐切成块,芦笋切成段,共入锅内,加适量水,用大火煮沸,撇去浮沫,改为小火,放入葱花、姜末、料酒、食盐、胡椒粉,煮20分钟,淋入香油即成。

功效:清热利湿,益气补血。适用于湿热瘀毒型的膀胱癌患者。

(2)甲状腺癌食谱:金枪鱼紫菜汤

原料:金枪鱼100克,紫菜5克,鲜扇贝30克,玉兰片20克,葱花、姜末、食盐、胡椒粉、料酒、香油各适量。

制作:将以上食材洗净,金枪鱼切成小块,玉兰片切成丝,共入锅内,加适量水,用大火煮沸,撇去浮沫,改为小火,放入葱花、姜末、料酒、食盐、胡椒粉,煮20分钟,淋入香油即成。

功效:益肺补脾,润燥消瘿。适用于食欲不振的甲状腺癌患者。

2. 鲈鱼——延缓衰老的海珍

鲈鱼又名花鲈,常栖息于近海或咸淡水处,背侧有黑色斑点,腹部呈银白色,身长

可达 60 厘米。鲈鱼主要分布于我国海域,如黄海、渤海,以及河口和江河中,中秋节时节是上市旺季,此时的鲈鱼膘肥体壮,肉质洁白如雪,味道极其鲜美。

鲈鱼富含蛋白质,含有 18 种氨基酸,包括人体必需的 8 种氨基酸。它还富含维生素 A、维生素 B_1、维生素 B_6、钾、钙、镁、铁、硒、烟酸等营养成分。

鲈鱼性平,味甘,入肺、脾经。具有强筋健骨,滋补肝肾,健脑益智等功能。适用于关节疼痛、视力减退、体虚无力等症。

【防癌奥秘】

(1)奥秘一:鲈鱼富含硒,硒能激活 T 淋巴细胞,促使免疫球蛋白和抗体生成,从而起到防癌效果。

(2)奥秘二:鲈鱼富含 ω-3-脂肪酸,它能抑制肿瘤的发生和转移,阻止肿瘤细胞的生长,促进肿瘤细胞的凋亡。

(3)奥秘三:鲈鱼富含维生素 D,它能抑制肿瘤细胞增殖,促进肿瘤细胞分化,促进肿瘤细胞凋亡,阻止肿瘤生长及转移。

【保健作用】

(1)夜盲症:鲈鱼富含维生素 A,对眼睛有保护作用,能有效地预防夜盲症和角膜溃疡。

(2)保护心脑血管:鲈鱼富含二十碳五烯酸(EPA),它能降低血清胆固醇和三酰甘油,抑制脂肪沉积,因此使心脑血管系统受到保护。

(3)促进大脑发育:鲈鱼富含二十二碳六烯酸(DHA),它能增进大脑细胞的生长和发育,增强记忆力,因此被称为"脑黄金"。

(4)促进骨骼生长:鲈鱼富含维生素 D 和钙,维生素 D 能促进钙的吸收和利用,使钙沉积到骨骼上,从而促进骨骼的正常生长和发育。

(5)补充营养:鲈鱼富含优质蛋白质、维生素、微量元素、矿物质,其肉质鲜嫩味美,是年老体弱者及青少年的理想食物。

【应 用】

(1)病后体虚:鲈鱼(切片)100 克,豆腐(切块)60 克,胡萝卜(切丝),水发海带丝(切段)30 克。以上食材共入锅内,加适量水,用大火煮沸,撇去浮沫,改为小火,放入葱花、姜末、料酒、食盐、胡椒粉,煮 20 分钟即成。

(2)夜盲症:鲈鱼(切片)100 克,鸡肝 50 克,胡萝卜(切块)1 个。以上食材共入锅内,加适量水,用大火煮沸,撇去浮沫,改为小火,放入葱花、姜末、料酒、食盐、胡椒粉,煮 20 分钟即成。

(3)高脂血症:鲈鱼(切片)100 克,洋葱(切丝)1 个,水发黑木耳 20 克。以上食材共入锅内,加适量水,用大火煮沸,撇去浮沫,改为小火,放入葱花、姜末、料酒、食盐、胡椒粉,煮 30 分钟即成。

(4)骨质疏松症:鲈鱼(切片)100 克,黑豆、黄豆各 50 克。以上食材共入锅内,加适量水,用大火煮沸,撇去浮沫,改为小火,放入葱花、姜末、料酒、食盐、胡椒粉,煮 30 分钟即成。

(5)妊娠水肿:鲈鱼(切片)100克,冬瓜(切块)120克,红小豆60克。以上食材共入锅内,加适量水,用大火煮沸,撇去浮沫,改为小火,放入葱花、姜末、料酒、食盐、胡椒粉,煮至豆熟烂即成。

(6)胎动不安:鲈鱼(切片)100克,紫苏叶5克,红小豆30克。以上食材共入锅内,加适量水,用大火煮沸,撇去浮沫,改为小火,放入葱花、姜末、料酒、食盐、胡椒粉,煮至豆熟烂即成。

【提　示】　鲈鱼不能与牛羊油、奶酪同食。海洋鱼类与蔬菜合理搭配食用,才能达到预防疾病和延缓衰老的效果。

【食　谱】

(1)胃癌食谱:鲈鱼海带汤

原料:鲈鱼100克,水发海带丝50克,油菜120克,芫荽5克,葱花、姜末、料酒、食盐、胡椒粉、香油各适量。

制作:将鲈鱼切成块,海带丝切成段,油菜切成段,芫荽切碎。共入锅内,加适量水,用大火煮沸,撇去浮沫,改为小火,放入葱花、姜末、料酒、食盐、胡椒粉,煮30分钟,淋入香油即成。

功效:利湿益肺,软坚化结。适用于体质虚弱的胃癌患者。

(2)膀胱癌食谱:鲈鱼香菇汤

原料:鲈鱼100克,鲜香菇50克,荠菜60克,紫皮洋葱1个,葱花、姜末、料酒、食盐、胡椒粉、香油各适量。

制作:将鲈鱼切成块,鲜香菇切成丝,荠菜去根,洋葱切成丝。共入锅内,加适量水,用大火煮沸,改为小火,放入葱花、姜末、料酒、食盐、胡椒粉煮30分钟,淋入香油即成。

功效:清热解毒,健脾和胃。适用于湿热瘀毒型膀胱癌患者。

3. 鲑鱼——脑黄金的载体

鲑鱼属洄游型鱼,出生在河流水系,长到4厘米左右便沿河流游向大海,在那里生长4~5年,到了"生儿育女"的年龄,它们便本能地回到原来的河流中产卵。鲑鱼肉丰味美,骨刺较少,为鱼中上品。

鲑鱼富含蛋白质、脂肪、维生素A、维生素B_6、烟酸、钙、镁、锌、硒、维生素B_{12}、维生素D、ω-3-脂肪酸、二十碳五烯酸、二十二碳六烯酸等营养成分。

鲑鱼性平,味甘,入脾、胃经。具有健脾和胃和气血双补等功能。适用于虚劳体弱、视力减退等症。

【防癌奥秘】

(1)奥秘一:鲑鱼富含硒,硒是谷胱甘肽过氧化物酶(GSH-Px)的必需成分,GSH-Px具有强大的抗氧化作用,能有效地清除自由基,从而起到防癌效果。

(2)奥秘二:鲑鱼富含维生素B_6,研究证明,维生素B_6能抑制结肠癌细胞的增殖,减少肿瘤数量。

（3）奥秘三：鲑鱼富含维生素 B_{12}，能有效地预防食管癌及胃贲门腺癌。缺乏维生素 B_{12} 会造成 DNA 断裂导致染色体不稳定而引起细胞恶变。

【保健作用】

（1）促进脂肪代谢：鲑鱼富含维生素 B_6，它能促进脂肪代谢。研究证明，当猴子的饲料中缺少维生素 B_6 时，它们的肝、胰、肾、血管都沉积大量脂肪，补充维生素 B_6 后这种现象便逐渐减轻。

（2）预防心脑血管疾病：鲑鱼的脂肪中富含二十碳五烯酸及二十二碳六烯酸，能抑制血小板凝集，防止血液黏稠，降低血液中不良胆固醇和三酰甘油，因此达到预防心脑血管系统的疾病。

（3）抑制癌前息肉：鲑鱼富含 ω-3-脂肪酸，它能抑制癌前息肉细胞的生长，从而能够防止结肠癌。

（4）预防胃及十二指肠溃疡：鲑鱼富含锌，锌对胃肠黏膜有保护作用，从而有效地防止胃及十二指肠溃疡。缺锌会导致脱氧核糖核酸（DNA）、核糖核酸（RNA）合成减少，组织再生能力下降，胃肠黏膜功能减弱，容易形成消化性溃疡。

（5）预防佝偻病：鲑鱼富含维生素 D，它能控制钙及磷的代谢，促进骨骼的形成和正常生长，从而起到预防佝偻病的效果。

【应　用】

（1）高脂血症：鲑鱼（切片）100 克，豆腐（切块）120 克，洋葱（切丝）1 个，水发黑木耳 15 克，大蒜 6 瓣。以上食材共入锅内，加适量水，用大火煮沸，改为小火，放入葱花、姜末、食盐、料酒、胡椒粉，煮 30 分钟即成。

（2）大肠息肉：鲑鱼（切片）100 克，胡萝卜（切丝）1 个，水发海带丝（切段）30 克。以上食材共入锅内，加适量水，用大火煮沸，改为小火，放入葱花、姜末、食盐、料酒、胡椒粉，煮 30 分钟即成。

（3）抑郁症：鲑鱼（切片）100 克，蒜苗（切段）20 克，水发黄花菜（切段）30 克。以上食材共入锅内，加适量水，用大火煮沸，改为小火，放入葱花、姜末、食盐、料酒、胡椒粉，煮 30 分钟即成。

（4）夜盲症：鲑鱼（切块）100 克，猪肝（切片）30 克，胡萝卜（切片）1 个。以上食材共入锅内，加适量水，用大火煮沸，放入葱花、姜末、食盐、料酒、胡椒粉，煮 30 分钟即成。

（5）病后体虚：鲑鱼（切块）100 克，鸡脯肉 50 克，豆腐丝（切段）50 克，油菜（洗净并切段）50 克。以上食材共入锅内，加适量水，用大火煮沸，改为小火，煮 30 分钟即成。

【提　示】　鲑鱼头富含黏多糖，对关节和软骨有润滑作用。

【食　谱】

（1）胃癌食谱：鲑鱼苦瓜汤

原料：鲑鱼 100 克，苦瓜 1 个，芫荽 5 克，蒜苗 10 克，葱花、姜末、食盐、料酒、胡椒粉、香醋、香油各适量。

制作:将鲑鱼切成块,苦瓜切成片,芫荽和蒜苗切成段,共入锅内,加适量水,用大火煮沸,改为小火,撇去浮沫,放入葱花、姜末、食盐、料酒、胡椒粉,煮20分钟,淋入香油即成。

功效:清热解毒,健脾和胃。适用于体质虚弱的胃癌患者。

(2)前列腺癌食谱:鲑鱼丝瓜汤

原料:鲑鱼100克,丝瓜1个,海参3个,海带丝30克,葱花、姜末、食盐、料酒、胡椒粉、香醋、香油各适量。

制作:将鲑鱼切成块,丝瓜切成片,海参一切两半,海带丝切成段,共入锅内,加适量水,用大火煮沸,改为小火,撇去浮沫,放入葱花、姜末、食盐、料酒、胡椒粉,煮20分钟,淋入香油即成。

功效:补肾益精,清热凉血。适用于气虚毒瘀型晚期前列腺癌患者。

4. 鲷鱼——百鱼之首

鲷鱼有真鲷、黑鲷等品种,平常所说的鲷鱼是指真鲷而言。真鲷又名加吉鱼,身体红色,有蓝色斑点,是我国黄海和渤海的重要海产鱼之一,它含有多种营养物质,容易消化和吸收,特别适合老年人和婴幼儿食用。

鲷鱼富含蛋白质、维生素A、维生素D、维生素E、钙、镁、铁、硒、牛磺酸等营养成分。

鲷鱼性平,味甘,入肝、脾经。具有益肝明目和强筋健骨等功能。适用于四肢乏力、视力不佳、皮肤粗糙等症。

【防癌奥秘】

(1)奥秘一:鲷鱼富含维生素E,具有抗氧化、清除自由基的作用,能促进T淋巴细胞释放巨噬细胞激活因子,从而有效地预防癌症。

(2)奥秘二:鲷鱼富含维生素D,它具有增强机体免疫活性,调节多种免疫细胞增殖,诱导免疫蛋白合成的功能,从而达到防癌效果。

(3)奥秘三:鲷鱼富含硒,硒能增强谷胱甘肽过氧化物酶(GSH-Px)的活性,GSH-Px能催化谷胱甘肽与致癌物结合,使其排出体外。

【保健作用】

(1)降低血压:鲷鱼富含钾,每100克鲷鱼含钾440毫克,钾能使机体内多余的钠排出体外,从而使外周血管舒张,血压下降。

(2)促进生长发育:鲷鱼富含维生素A,能促进胎儿、幼儿生长发育。维生素A能使未成熟的骨细胞转化为成骨细胞,起到维护骨骼的正常生长的作用。

(3)降低胆固醇:鲷鱼富含烟酸,它能有效地降低血清胆固醇,防止动脉粥样硬化。

(4)补充营养:鲷鱼富含优质蛋白质、微量元素、矿物质、维生素,是一种良好的滋补佳品。

(5)促进脂肪代谢:鲷鱼富含维生素B_6,它能促进脂肪代谢,预防脂肪肝和脂溢性皮炎。

【应　用】

(1)四肢无力:鲷鱼(切块)100克,豆腐(切块)120克,水发海带丝(切段)30克。以上食材共入锅内,加适量水,用大火煮沸,改为小火,放入葱花、姜末、食盐、料酒、胡椒粉,煮30分钟即成。

(2)夜盲症:鲷鱼(切块)100克,胡萝卜(切块)1个,鸡肝(洗净)30克。以上食材共入锅内,加适量水,用大火煮沸,改为小火,放入葱花、姜末、食盐、料酒、胡椒粉,煮30分钟即成。

(3)皮肤粗糙:鲷鱼(切块)100克,豆腐(切块)50克,胡萝卜(切片)1个。以上食材共入锅内,加适量水,用大火煮沸,改为小火,放入葱花、姜末、食盐、料酒、胡椒粉,煮30分钟即成。

(4)水肿:鲷鱼(切块)100克,冬瓜(切块)120克,红小豆50克,薏苡仁30克。以上食材共入锅内,加适量水,用大火煮沸,改为小火,放入葱花、姜末、食盐、料酒、胡椒粉,煮至豆熟烂即成。

(5)贫血:鲷鱼(切块)100克,猪肝(切片)30克,水发黑木耳30克,洋葱(切丝)30克。以上食材共入锅内,加适量水用大火煮沸,改为小火,放入葱花、姜末、食盐、料酒、胡椒粉,煮30分钟即成。

【提　示】　鲷鱼体内有时会出现异尖线虫,最好不要食用生鱼片。

【食　谱】

(1)胰腺癌食谱:鲷鱼红小豆粥

原料:鲷鱼100克,红小豆、小米、山药各50克,枸杞子20克,红枣6枚,葱花、姜末、食盐、料酒、香醋、胡椒粉、香油各适量。

制作:将鲷鱼切成片,山药切成段,以上食材洗净后共入锅内,加适量水,用大火煮沸,改为小火,放入葱花、姜末、食盐、料酒、胡椒粉,煮至豆熟烂即成。

功效:利水消肿,理气散结。适用于食欲不振、脾失健运的胰腺癌患者。

(2)恶性淋巴瘤食谱:鲷鱼橘皮粥

原料:鲷鱼100克,鲜橘皮15克,枸杞子、桂圆肉、小米、紫米各50克,葱花、姜末、食盐、料酒、香醋、胡椒粉、香油各适量。

制作:将鲷鱼切成块,鲜橘皮切成丝,以上食材洗净后共入锅内,加适量水,用大火煮沸,改为小火,放入葱花、姜末、食盐、料酒、胡椒粉,煮至豆熟烂即成。

功效:理气去痰,健脾和胃。适用于气郁痰结的恶性淋巴瘤患者。

5. 鲕鱼——保肝明目上品

鲕鱼为鲕亚科鲕属温水性鱼类,自春季至夏季由南向北洄游,自秋季至冬季向南洄游,主要分布在我国的东海、日本海和太平洋,每年的11～12月是捕获鲕鱼的季节。鲕鱼味道鲜美,是人们喜食的一种美味鱼。

鲥鱼营养丰富,富含蛋白质、色氨酸、蛋氨酸、赖氨酸、酪氨酸、二十碳五烯酸(EPA)、二十二碳六烯酸(DHA)、维生素 A、维生素 D、维生素 E、牛磺酸、钙、镁、锌、硒等营养成分。

鲥鱼性温,味甘,入肺、小肠经。具有益气填精,明目安神,强筋健骨等功能。适用于健忘失眠、头晕心悸、气短乏力等症。

【防癌奥秘】

(1)奥秘一:鲥鱼富含硒,硒具有独特的抑制肿瘤的作用,对癌细胞有极强的靶向抑制和杀伤作用。

(2)奥秘二:鲥鱼富含维生素 A,维生素 A 能阻止致癌物与正常细胞 DNA 结合,还能够修复损伤的 DNA,因而可以阻止肿瘤的发生。

(3)奥秘三:鲥鱼富含维生素 E,它能诱导抗癌基因 p21、p27、p53 表达,抑制肿瘤细胞增殖,促进其周期性阻滞和凋亡。

【保健作用】

(1)增强记忆力:鲥鱼富含 DHA,能促进大脑细胞发育,增强记忆力,预防健忘症和老年痴呆症。

(2)保护心脑血管:鲥鱼所含的 EPA 被誉为"血管清道夫"。它能降低血清胆固醇和三酰甘油,抑制血小板凝集,稀释血液,抑制血栓形成,因此使心脑血管受到可靠保护。

(3)优化肠道内菌群:鲥鱼富含牛磺酸,它是人体肠道内双歧杆菌的促生长因子,优化肠道内菌群结构。双歧杆菌能抑制腐生菌的生长,减少有害物质的生成。

(4)保护视力:鲥鱼富含 EPA 和 DHA,EPA 和 DHA 是视网膜的主要组成部分,也是视神经的必需营养成分,因此能有效地保护和增强视力。

(5)保护甲状腺:鲥鱼富含酪氨酸和碘,这两种物质是合成甲状腺激素的必需成分,甲状腺激素能维持机体正常代谢,促进生长发育。

【应　用】

(1)筋骨疼痛:鲥鱼肉(切块)100 克,栗子、花生仁、黄豆、黑豆各 30 克,红枣 6 枚。以上食材洗净后入锅内,加适量水,用大火煮沸,改为小火,放入葱花、姜末、食盐、料酒、胡椒粉,煮至豆熟烂即成。

(2)营养性水肿:鲥鱼肉 100 克,豆腐(切块)120 克,冬瓜(切块)90 克,芫荽(切碎)5 克,红小豆 60 克。以上食材共入锅内,加适量水,用大火煮沸,改为小火,放入葱花、姜末、食盐、料酒、胡椒粉,煮 5 分钟,煮至豆熟烂即成。

(3)夜盲症:鲥鱼肉 100 克,胡萝卜(切块)1 个,鸡肝 50 克。以上食材共入锅内,加适量水,用大火煮沸,改为小火,放入葱花、姜末、食盐、料酒、胡椒粉,煮 20 分钟即成。

(4)阳痿:鲥鱼肉(切块)100 克,牡蛎肉(洗净)60 克,鸡肉(切丝)50 克。以上食材共入锅内,加适量水,用大火煮沸,改为小火,放入葱花、姜末、食盐、料酒、胡椒粉,煮 30 分钟即成。

(5)失眠:鲥鱼肉(切块)100克,桂圆肉20克,红枣6枚。以上食材共入锅内,加适量水,用大火煮沸,改为小火,放入葱花、姜末、食盐、料酒、胡椒粉,煮30分钟即成。

【提　示】　胃脾虚弱者不宜食用生鲥鱼片,以免引起消化不良、恶心、呕吐等不良反应。

【食　谱】

(1)肺癌食谱:鲥鱼银耳粥

原料:鲥鱼肉100克,银耳、甜杏仁各10克,苦杏仁6克,红小豆30克,小米、糯米各50克,葱花、姜、食盐、料酒、胡椒粉、香油各适量。

制作:将鲥鱼肉切成片,所有食材洗净后入锅内,加适量水,用大火煮沸,改为小火,放入葱花、姜末、食盐、料酒、胡椒粉,煮至豆熟烂即成。

功效:滋阴润肺,清热解毒。适用于肺癌患者的日常饮食。

(2)胃癌食谱:鲥鱼芦笋汤

原料:鲥鱼肉100克,芦笋50克,山慈姑30克,葱花、姜末、食盐、料酒、胡椒粉、香油各适量。

制作:鲥鱼肉切成块,芦笋切成段,山慈姑切成片,共入锅内,加适量水,用大火煮沸,改为小火,放入葱花、姜末、食盐、料酒、胡椒粉,煮20分钟即成。

功效:清热解毒,软坚散结。适用于食欲不振、吞咽困难的胃癌患者。

6. 黄花鱼——补气益精上品

　　黄花鱼为石首科石首鱼属鱼类,又名黄鱼,分为大黄鱼和小黄鱼,分别为我国四大海洋业品种之一,主要分布在我国的南海、东海和黄海,因为它不游往其他国家的海域,故有"恋乡鱼"之称。黄花鱼营养丰富,刺少味美,深受人们的喜爱,既可鲜食,也可加工成罐头和鱼松。

　　黄花鱼营养丰富,每100克黄花鱼含蛋白质20克,钾290毫克,镁94毫克,钙80毫克,硒42微克,维生素A 10毫克,烟酸9.4毫克。

　　黄花鱼性平,味甘,入脾、大肠经。具有开胃消食,调中补气,补虚益精等功能。适用于久病体虚、纳食减少、神倦目昏等症。

【防癌奥秘】

(1)奥秘一:黄花鱼富含硒,硒能稳定DNA结构,缺硒会引起DNA的低甲基化,增加癌症风险。硒可增强DNA的修复,使其保持稳定状态,从而起到防癌效果。

(2)奥秘二:黄花鱼富含烟酸,研究证明,在癌细胞里始终没有烟酸,而正常的细胞中则始终有这种维生素。当把烟酸放入癌细胞的培养基里,可以阻止癌细胞的异常蛋白质的合成。由此可见,烟酸具有防癌功能。

(3)奥秘三:黄花鱼富含碘,美国学者研究证明,从饮食中补碘能有效地预防癌症。缺碘对妇女的危害极大,可诱发乳腺癌、甲状腺癌、子宫内膜癌、卵巢癌等。原因是缺碘会引起甲状腺功能减退,导致甲状腺激素、催乳激素、性激素的不平衡和紊乱,因此使癌症发病率增加。

【保健作用】

(1)增强体质:黄花鱼富含蛋白质和必需氨基酸、维生素、微量元素、矿物质,是一种物美价廉的滋补佳品。

(2)保护甲状腺:黄花鱼富含碘和酪氨酸,这两种物质对甲状腺有保护作用,能使其保持正常的生理状态。

(3)促进骨骼生长:黄花鱼富含钙、镁、维生素D,钙和镁是构建骨骼的必需成分,维生素D则可促进钙和镁的吸收,从而使骨骼保持正常状态。

(4)维护生殖功能:维生素A对生殖功能有保护作用。缺乏维生素A时会引起男性睾丸萎缩,精子数量减少,活力下降,导致不育症,而黄花鱼则富含维生素A。

(5)保护心血管:黄花鱼富含维生素B_6,维生素B_6可降低人体内同型半胱氨酸的含量,使心血管系统受到有效地保护。高同型半胱氨酸血症是引起心血管疾病的危险因素。

【应　用】

(1)神倦乏力:黄花鱼1条(约250克),去内脏和鱼鳞,除鱼鳃,洗净后放在盘子里,放入葱花、姜末、食盐、料酒、胡椒粉,放入蒸锅内,用大火煮沸,改为中火,蒸30分钟,淋入香油即成。

(2)营养不良性水肿:黄花鱼(去鳞、鳃和内脏,洗净)1条,豆腐(切块)100克,水发黑木耳10克。以上食材共入锅内,加适量水,用大火煮沸,改为小火,放入葱花、姜末、食盐、料酒、胡椒粉,煮30分钟,淋入香油即成。

(3)肾虚腰痛:黄花鱼(去鳞、鳃和内脏,洗净)1条,水发裙带菜50克,鲜嫩豌豆荚(洗净)100克。以上食材共入锅内,加适量水,用大火煮沸,改为小火,放入葱花、姜末、食盐、料酒、胡椒粉,煮30分钟即成。

(4)皮肤粗糙:黄花鱼(去鳞、鳃和内脏,洗净)1条,胡萝卜(切块)1个,豆腐丝(切段)50克。以上食材共入锅内,加适量水,用大火煮沸,改为小火,放入葱花、姜末、食盐、料酒、胡椒粉,煮30分钟,淋入香油即成。

(5)骨质疏松症:黄花鱼(去鳞、鳃和内脏,洗净)1条,水发海带丝(切段)30克,豆腐(切块)100克,油菜(洗净并切段)120克。以上食材共入锅内,加适量水,用大火煮沸,改为小火,放入葱花、姜末、食盐、料酒、胡椒粉,煮30分钟,淋入香油即成。

【提　示】　多食黄花鱼会生痰,故咳嗽痰多者不宜多食。

【食　谱】

(1)胃癌食谱:黄花鱼海带汤

原料:黄花鱼1条(约250克),水发海带丝50克,芦笋100克,芫荽10克,葱花、姜末、食盐、料酒、胡椒粉、香醋、香油各适量。

制作:将黄花鱼去鳞、鳃、内脏洗净,海带丝切成段,芦笋切成段,芫荽切碎。以上食材洗净后入锅内,加适量水,用大火煮沸,改为小火,放入葱花、姜末、食盐、料酒、胡椒粉,煮30分钟即成。

功效:健脾养胃,清热解毒。适用于吞咽困难的胃癌患者。

(2)肺癌食谱:黄花鱼芦笋汤

原料:黄花鱼 1 条(约 250 克),芦笋 100 克,胡萝卜 1 个,银耳 10 克,百合 15 克,葱花、姜末、食盐、料酒、胡椒粉、香醋、香油各适量。

制作:将黄花鱼去鳞、鳃、内脏,洗净,芦笋切成段,胡萝卜切成片。以上食材入锅内,加适量水,用大火煮沸,改为小火,放入葱花、姜末、食盐、料酒、胡椒粉,煮 30 分钟,淋入香油即成。

功效:清热解毒,润肺止咳。适用于体虚乏力的肺癌患者。

7. 鲳鱼——柔筋利骨的美食

鲳鱼为鲳科鲳属热带和亚热带的食用的大型鱼类,又名平鱼、鲳鳊鱼,分布于我国沿海地区,主产于南海和东海。鲳鱼肉厚刺少,美味可口,有人认为鲳鱼胆固醇含量很高要慎食,其实这是误解,它所含的胆固醇低于羊肉和鲫鱼。

鲳鱼营养丰富,每 100 克鲳鱼含蛋白质 20.4 克,脂肪 7.4 毫克,钾 299 毫克,镁 45 毫克,钙 15 毫克,硒 29.5 微克,烟酸 2.6 毫克。

鲳鱼性平,味甘,入脾、胃经。具有健脾养胃和补气养血的功能。适用于气血不足、心悸失眠、头晕目眩等症。

【防癌奥秘】

(1)奥秘一:鲳鱼富含硒,硒的防癌作用雄居其他防癌元素之冠。硒具有抗氧化、清除自由基的功能,能抑制癌细胞的生长,促使其凋亡。

(2)奥秘二:鲳鱼富含色氨酸,色氨酸运送到大脑后形成血清素,血清素是合成褪黑素的原料。褪黑素可以通过多种分子生物学机制抑制肿瘤的发生和发展,调节肿瘤细胞分化,诱导肿瘤细胞周期阻滞,促进肿瘤细胞凋亡。

【保健作用】

(1)强筋壮骨:鲳鱼富含容易被人体吸收的钙、镁及维生素 D,钙与镁是构建骨骼的基石,维生素 D 能促使钙与镁的吸收和利用,从而使骨骼保持良好状态。

(2)延缓衰老:鲳鱼富含色氨酸,色氨酸可形成血清素,进而合成褪黑素,褪黑素具有延缓衰老的作用。

(3)稳定情绪:鲳鱼富含酪氨酸和硒,这两种物质能使人心情愉悦,消除忧郁烦恼和焦躁不安的不良情绪。

(4)保护头发:鲳鱼富含赖氨酸和锌,能促进头发的正常生长,使其光洁柔顺,具有韧性、不易脱落和折断。

(5)抗氧化作用:鲳鱼富含维生素 A,它能捕捉自由基,猝灭单线态氧,提高机体的免疫功能。

【应　用】

(1)筋骨疼痛:鲳鱼(去鳃和内脏,洗净并切块)1 条,豆腐(切块)100 克,裙带菜(切丝)50 克。以上食材共入锅内,加适量水,用大火煮沸,改为小火,放入葱花、姜末、食盐、料酒、胡椒粉,煮 30 分钟,淋入香油即成。

(2)贫血:鲳鱼(去鳃和内脏,洗净)1 条,鸡肝(洗净)50 克,水发黑木耳 20 克,豆腐丝(切丝)30 克。以上食材共入锅内,加适量水,用大火煮沸,改为小火,放入葱花、姜末、食盐、料酒、胡椒粉,煮 30 分钟,淋入香油即成。

(3)头晕眼花:鲳鱼(去鳃和内脏,洗净)1 条,栗子 30 克,红枣 6 枚。以上食材共入锅内,加适量水,用大火煮沸,改为小火,放入葱花、姜末、食盐、料酒、胡椒粉,煮 30 分钟即成。

(4)阳痿早泄:鲳鱼(去鳃和内脏,洗净)1 条,牡蛎肉、鲜贝肉(洗净)各 30 克,鲜香菇(切丝)50 克。以上食材共入锅内,加适量水,用大火煮沸,改为小火,放入葱花、姜末、食盐、料酒、胡椒粉,煮 30 分钟即成。

(5)病后体虚:鲳鱼(去鳃和内脏,洗净)1 条,鸡脯肉(切丝)50 克,桂圆肉、枸杞子各 15 克。以上食材共入锅内,加适量水,用大火煮沸,改为小火,放入葱花、姜末、食盐、料酒、胡椒粉,煮 30 分钟即成。

【提　示】　鲳鱼有一定毒性,食用后会引起腹泻,故不宜多食。

【食　谱】

(1)甲状腺癌食谱:鲳鱼海带汤

原料:鲳鱼 1 条,水发海带丝 50 克,牡蛎肉 50 克,玉兰片 30 克,葱花、姜末、食盐、料酒、胡椒粉、香醋、香油各适量。

制作:将鲳鱼洗净后去鳃和内脏,海带丝切成段,玉兰片切成丝,共入锅内,加适量水,用大火煮沸,改为小火,放入葱花、姜末、食盐、料酒、胡椒粉、香醋、香油,煮 30 分钟即成。

功效:补虚消肿,清热解毒,软坚化结。适用于体质虚弱的甲状腺癌患者。

(2)膀胱癌食谱:鲳鱼冬笋汤

原料:鲳鱼 1 条,冬笋 50 克,荠菜 100 克,葱花、姜末、食盐、料酒、胡椒粉、香醋、香油各适量。

制作:将鲳鱼洗净后去鳃和内脏,冬笋切成丝,荠菜去根洗净后共入锅内,加适量水,用大火煮沸,改为小火,撇去浮沫,放入葱花、姜末、食盐、料酒、胡椒粉、香醋、香油,煮 30 分钟即成。

功效:清热解毒,健脾和胃。适用于温热瘀毒型的膀胱癌患者。

8. 带鱼——美容之鱼

带鱼为带鱼科带鱼属动物,又名刀鱼、鞭鱼,是我国四大海产经济鱼之一,主要分布在东海、南海和黄海。带鱼肉质肥嫩,细腻美味,是一种物美价廉的大众食物。带鱼肉香刺少,容易消化,是老年人、幼儿、患者的理想食物。

带鱼富含多种营养物质,每 100 克带鱼含蛋白质 21 克,脂肪 1.7 克,钾 338 毫克,镁 84 毫克,钙 195 毫克,硒 52.4 微克,维生素 A 63 微克,烟酸 6.5 毫克。

带鱼性温,味甘,入脾、胃经。具有补益五脏,养血补虚,和中开胃等功能。适用于久病体虚、气血不足、皮肤不润等症。

【防癌奥秘】

(1)奥秘一:带鱼富含硒,硒是谷胱甘肽过氧化物酶的重要组成成分,能清除自由基,保护细胞和线粒体膜的结构,构建防癌屏障,抑制肿瘤细胞侵袭和转移,促使癌细胞凋亡。

(2)奥秘二:带鱼富含维生素 A,它能抑制强致癌物黄曲霉素及苯并芘,从而起到防癌效果。

(3)奥秘三:带鱼鳞中含有防癌物质,我国学者从带鱼鳞中提取出名为 6-硫代鸟嘌呤的物质,对白血病有较好疗效。

【保健作用】

(1)促进生长发育:带鱼富含维生素 A,它能维护细胞的正常分化,促进成骨细胞的生成和骨骼的生长,对人体的生长发育具有重要作用。

(2)预防脂肪肝:带鱼富含卵磷脂,它能促进脂肪的代谢,预防脂肪沉积在肝脏里,从而有效地预防脂肪肝。

(3)预防癞皮病:癞皮病主要症状为裸露部位出现淡红色斑点,如火烧似的疼痛,继而全身出现水疱,流黄水,全身疼痛,皮肤变成灰黑色,像犀牛皮似的粗糙,最后导致消化器官坏死。带鱼富含烟酸,能有效地预防这种可怕的疾病。

(4)预防佝偻病:带鱼富含维生素 D,能有效地预防佝偻病。维生素 D 通过调节钙、磷代谢,促进新生骨和软骨的钙化,使骨骼及牙齿正常发育,从而起到预防佝偻病的效果。

(5)预防动脉粥样硬化:带鱼富含维生素 B_6,它能促进脂肪代谢,防治动脉粥样硬化和脂肪肝。

【应　　用】

(1)夜盲症:带鱼(去头尾及内脏,洗净,切段)100 克,胡萝卜(切块)2 个,葱花、姜末、食盐、料酒、胡椒粉、香醋、香油、植物油各适量。炒锅上火,放入植物油烧至七成热,放入带鱼,煎至两面微黄,加入适量水,放入胡萝卜、葱花、姜末、料酒、食盐、香醋、胡椒粉,用大火煮沸,改为小火,煮 20 分钟,淋入香油即成。

(2)毛发枯黄:带鱼(去头尾及内脏洗净,切段)100 克,水发海带丝(切段)50 克,豆腐丝 60 克。以上食材共入锅内,加适量水,用大火煮沸,改为小火,放入葱花、姜末、食盐、料酒、胡椒粉、香醋,煮 30 分钟,淋入香油即成。

(3)缺铁性贫血:带鱼(去头尾及内脏,洗净,切段)200 克,鸡肝(洗净)50 克。以上食材共入锅内,加适量水,用大火煮沸,改为小火,撇去浮沫,放入葱花、姜末、食盐、料酒、胡椒粉、香醋,煮 40 分钟,淋入香油即成。

(4)记忆力减退:带鱼(去头尾及内脏,洗净,切段)200 克,豆腐(切块)100 克,裙带菜(切丝)30 克。以上食材共入锅内,加适量水,用大火煮沸,改为小火,放入葱花、姜末、食盐、料酒、胡椒粉、香醋,煮 30 分钟,淋入香油即成。

(5)病后体虚:带鱼(去头尾及内脏,洗净,切段)200 克,鸡中翼 5 个,山药(切块)100 克。以上食材共入锅内,加适量水,用大火煮沸,改为小火,放入葱花、姜末、食盐、料酒、胡椒粉、香醋,煮 40 分钟,淋入香油即成。

【提　示】　古称带鱼为发物,因此过敏者不宜食用。

【食　谱】

(1)甲状腺癌食谱:带鱼炖豆腐

原料:带鱼 200 克,豆腐 100 克,百合 50 克,芦笋 60 克,水发黑木耳 10 克,葱花、姜末、食盐、料酒、胡椒粉、香醋、香油、植物油各适量。

制作:将带鱼去头尾和内脏,洗净后切段,豆腐切成块,百合洗净,芦笋切成段。炒锅上火,放入植物油烧至七成热时,下入带鱼煎至两面微黄,放入鲜汤、豆腐、百合、芦笋,用大火煮沸,改为小火,放入葱花、姜末、食盐、料酒、胡椒粉、香醋,煮 30 分钟,淋入香油即成。

功效:润肺散结,消肿祛瘀。适用于湿痰阻滞的甲状腺癌患者。

(2)宫颈癌食谱:带鱼炖海带

原料:带鱼 200 克,水发海带丝 100 克,薏苡仁 50 克,冬瓜 120 克,葱花、姜末、食盐、料酒、胡椒粉、香醋、香油、植物油各适量。

制作:将带鱼去头尾、内脏,洗净后切段,海带丝切段,冬瓜成块。炒锅上火,放入植物油烧至七成热时,下入带鱼煎至两面微黄,放入鲜汤,下入海带丝、薏苡仁、冬瓜,用大火煮沸,改为小火,放入葱花、姜末、食盐、料酒、胡椒粉、香醋,煮 40 分钟,淋入香油即成。

功效:健脾除湿,软坚散结,适用于下焦湿热的宫颈癌患者。

9. 鲐鱼——神脑增智良品

鲐鱼为鲭科鲐鱼属动物,又名鲐巴鱼、青花鱼,呈纺锤形,体粗壮微扁,体长 50 厘米,重 1 000～2 000 克。它是一种营养丰富、物美价廉的海洋鱼类。

鲐鱼营养丰富,每 100 克鲐鱼含蛋白质 20 克,脂肪 2.3 克,钾 335 毫克,镁 75 毫克,钙 14 毫克,锌 1.16 毫克,硒 37.5 微克,维生素 A 38 微克,烟酸 13.9 毫克。它还富含维生素 D 和牛磺酸。

鲐鱼性平,味甘,入脾、大肠经。具有养血补气和健脾益肾等功能。适用于气血不足、体质虚弱等症。

【防癌奥秘】

(1)奥秘一:鲐鱼富含维生素 D,它能抑制肿瘤细胞的增殖,通过钙的作用,抑制胆汁酸及其衍生物的促癌作用。

(2)奥秘二:鲐鱼富含维生素 A,能增强胸腺功能,激活 T 淋巴细胞,提高抗肿瘤细胞的活性,对癌细胞达到回转修复的作用。

【保健作用】

(1)健脑增智:鲌鱼富含二十二碳六烯酸(DHA),它能活化大脑细胞,提高智力,增强记忆力。

(2)保护心脏:鲌鱼富含二十碳五烯酸(EPA),EPA被称为"血管清道夫",它能抑制血小板凝集,阻止血栓形成,降低血液黏稠度,使血管畅通无阻,有效地预防心脏病的急性发作。

(3)降低血压:鲌鱼富含牛磺酸,能抑制交感神经兴奋,使小动脉舒张,外周阻力减小,从而使血压下降。

(4)保护皮肤:鲌鱼富含维生素A,它是调节上皮细胞分化生长的辅助因子,可催化黏多糖的合成,维持上皮组织结构的完整和健康。

(5)使骨骼保持正常功能:鲌鱼富含维生素D,它能促进钙的吸收和利用,调节钙、磷代谢,刺激成骨细胞成熟和骨盐沉着,使骨骼正常生长发育。

【应　用】

(1)夜盲症:鲌鱼(切块)100克,胡萝卜(切片)2个,猪肝(切片)50克。以上食材共入锅内,加适量水,用大火煮沸,改为小火,放入葱花、姜末、食盐、料酒、胡椒粉,煮30分钟,淋入香油即成。

(2)鲌鱼(切块)100克,水发海带丝50克,芹菜(切段)100克。以上食材共入锅内,加适量水,用大火煮沸,改为小火,放入葱花、姜末、食盐、料酒、胡椒粉,煮30分钟,淋入香油即成。

(3)高脂血症:鲌鱼(切块)100克,紫皮洋葱(切丝)1个,豆腐(切块)100克,水发黑木耳20克。以上食材共入锅内,加适量水,用大火煮沸,改为小火,放入葱花、姜末、食盐、料酒、胡椒粉,煮30分钟,淋入香油即成。

(4)病后体虚:鲌鱼(切块)100克,鸡脯肉50克,红枣6枚,桂圆肉15克。以上食材共入锅内,加适量水,用大火煮沸,改为小火,放入葱花、姜末、食盐、料酒、胡椒粉,煮30分钟,淋入香油即成。

(5)骨质疏松症:鲌鱼(切块)100克,黄豆、黑豆各50克,水发海带丝30克。以上食材共入锅内,加适量水,用大火煮沸,改为小火,放入葱花、姜末、食盐、料酒、胡椒粉,煮至豆熟烂即成。

【提　示】 鲌鱼不宜多食,以免引起过敏性皮疹。

【食　谱】

(1)食管癌食谱:鲌鱼炖猴头菇

原料:鲌鱼100克,鲜猴头菇60克,水发黑木耳10克,玉兰片20克,芫荽12克,葱花、姜末、食盐、料酒、胡椒粉、香醋、香油各适量。

制作:将鲌鱼切成块,鲜猴头菇切成丝,玉兰片切成丝,芫荽切碎,共入锅内,加适量水,用大火煮沸,改为小火,放入葱花、姜末、食盐、料酒、胡椒粉,煮30分钟,出锅淋入香油即成。

功效:补气养血,活血软坚。适用于脾胃虚弱的食管癌患者。

（2）肝癌食谱：鲐鱼薏苡仁粥

原料：鲐鱼 100 克，薏苡仁、小米、黑米各 50 克，鲜香菇 30 克，豆腐丝 50 克，蒜苗 15 克，葱花、姜末、食盐、料酒、胡椒粉、香油各适量。

制作：将鲐鱼切成块，鲜香菇切成丝，豆腐丝切成段，蒜苗切成段，共入锅内，加适量水，用大火煮沸，改为小火，撇去浮沫，放入葱花、姜末、食盐、料酒、胡椒粉，煮至米熟烂，淋入香油即成。

功效：养胃利湿，清热理气。适用于湿热结毒型的肝癌患者。

10. 沙丁鱼——治病救人的良药

沙丁鱼为鲱科沙丁鱼属食用鱼，是海洋中重要的鱼类之一，是制造罐头的优质原料。我国广东、福建等地盛产沙丁鱼。沙丁鱼不仅营养丰富，味美可口，而且具有独特的防治疾病的功能。19 世纪末，德国政治家俾斯麦 68 岁时重病缠身，身体虚胖，老态龙钟，呼吸困难，极度衰弱。在这危难关头，他幸遇医术高明的犹太医师施沃格，这位医生根据俾斯麦的病情，精心为他制定了食谱，沙丁鱼是他每日饮食中必不可少的菜肴。说来令人难以置信，经过几个月的调养，终于出现转机，俾斯麦虚胖消失，睡眠良好，吃饭香甜，体力充沛，心情愉悦，前后判若两人，度过了幸福的晚年，享寿 83 岁。

沙丁鱼所以有如此惊人的效果，是因为它富含二十碳五烯酸（EPA）、二十二碳六烯酸（DHA）、牛磺酸、核酸、锌、钙、镁、铁、硒等多种营养成分。

沙丁鱼性平，味甘，入肾、大肠经。具有益气养血和利水消肿等功能。适用于身体虚胖、全身无力、重病缠身等症。

【防癌奥秘】

（1）奥秘一：沙丁鱼富含核酸，这种物质具有防癌抗癌作用。美国学者弗兰克博士从沙丁鱼提取出核酸制成针剂，然后给患癌症的大鼠注射，结果出现令人振奋的现象，首先是癌细胞停止生长，逐渐开始萎缩，然后肿瘤消失，接受实验的一组大鼠全部奇迹般地存活下来。

（2）奥秘二：沙丁鱼富含牛磺酸，它能提高免疫器官指数，促进淋巴细胞增殖，增强天然杀伤细胞（NK 细胞）的活性，从而起到防癌效果。

【保健作用】

（1）防止动脉粥样硬化：沙丁鱼富含二十碳五烯酸（EPA），它能使高密度脂蛋白胆固醇（HDL-C）升高，使低密度脂蛋白胆固醇（LDL-C）降低，从而有效地预防动脉粥样硬化。

（2）维持内分泌腺功能：沙丁鱼所含的酪氨酸具有维持肾上腺、甲状腺、脑垂体正常生理活动的功能。它还参与甲状腺素和毛发黑色素的合成。

（3）预防胆结石：沙丁鱼中的牛磺酸可以使胆汁酸的分泌量增多，促进胆固醇的排出，从而有效地预防胆结石。

（4）促进骨骼生长：沙丁鱼富含维生素 D，它能提高机体对钙磷的吸收，使血浆钙及磷的水平保持适宜程度,促进骨骼钙化,使牙齿健全。

(5)保护皮肤:沙丁鱼富含维生素 A,它能保护皮肤和黏膜的健全及完整,促进皮肤与黏膜的再生和发育。

【应　用】

(1)高血压病:沙丁鱼(去头和内脏,洗净)100 克,水发海带丝 50 克,芹菜(切段)80 克。以上食材共入锅内,加适量水,用大火煮沸,改为小火,撇去浮沫,放入葱花、姜末、食盐、料酒、胡椒粉,煮 30 分钟,淋入香油即成。

(2)冠心病:沙丁鱼(去头和内脏,洗净)100 克,紫皮洋葱(切丝)1 个,胡萝卜(切片)1 个,豆腐丝(切段)50 克。以上食材共入锅内,加适量水,用大火煮沸,改为小火,放入葱花、姜末、食盐、料酒、胡椒粉,煮 30 分钟,淋入香油即成。

(3)水肿:沙丁鱼(去头和内脏,洗净)100 克,冬瓜(切块)15 克,豆腐(切块)20 克。以上食材共入锅内,加适量水,用大火煮沸,改为小火,放入葱花、姜末、食盐、料酒、胡椒粉,煮 30 分钟,淋入香油即成。

(4)贫血:沙丁鱼(去头和内脏洗净)100 克,鸡肝(洗净)50 克,水发黑木耳(洗净)20 克,油菜(洗净)20 克。以上食材共入锅内,加适量水,用大火煮沸,改为小火,放入葱花、姜末、食盐、料酒、胡椒粉,煮 30 分钟,淋入香油即成。

(5)关节炎:沙丁鱼(去头和内脏,洗净)100 克,黑豆、花生仁、核桃仁各 30 克,生姜(切片)20 克。以上食材共入锅内,加适量水,用大火煮沸,改为小火,放入葱花、姜末、食盐、料酒、胡椒粉,煮至豆熟烂即成。

【提　示】　沙丁鱼富含嘌呤,痛风患者不宜食用,以免加重病情。

【食　谱】

(1)胃癌食谱:沙丁鱼炖猴头菇

原料:沙丁鱼 100 克,猴头菇 50 克,水发海带丝 60 克,胡萝卜 1 个,葱花、姜末、食盐、料酒、胡椒粉、香油各适量。

制作:将沙丁鱼去头和内脏,猴头菇切成丝,海带切成段,胡萝卜切成片,共入锅内,加适量水,用大火煮沸,改为小火,放入葱花、姜末、食盐、料酒、胡椒粉,煮 30 分钟,淋入香油即成。

功效:健脾养胃,软坚散结。适用于胃脘胀痛的胃癌患者。

(2)脑肿瘤食谱:沙丁鱼炖冬瓜

原料:沙丁鱼 100 克,冬瓜、番茄、冬菇、豆腐、菜花各 50 克,葱花、姜末、食盐、料酒、胡椒粉、香油各适量。

制作:将沙丁鱼去头和内脏,冬瓜、豆腐切成块,番茄、冬菇切成片,菜花分成小瓣,共入锅内,加适量水,用大火煮沸,改为小火,放入葱花、姜末、食盐、料酒、胡椒粉,煮 30 分钟淋入香油即成。

功效:清热利水,健脾和胃。适用于恶心呕吐的脑肿瘤患者。

11. 三文鱼——全球十大名鱼之一

三文鱼为鲑科鲑属食用鱼,又名银鲑鱼、萨门鱼,是全球十大名贵鱼之一。每逢深秋季节,三文鱼便洄游到加拿大西海岸水域中产卵,那时大部分的河流入海口都能看到三文鱼的踪影,少则数千条,多则数万条,有些水域还会出现 200 万条的壮观场面。

在海洋鱼类中,三文鱼所含的 ω-3-脂肪酸位居榜首。这种特殊的脂肪酸是心脏病患者的救星。荷兰有一项里程碑式的研究显示,平均每日吃 28 克三文鱼,能使心肌梗死的发病率减少 50%。三文鱼富含蛋白质,二十碳五烯酸(EPA)、二十二碳六烯酸(DHA)、维生素 A、维生素 D、维生素 B_6、维生素 B_{12}、钾、钙、镁、硒、烟酸等营养成分。

三文鱼性凉,味甘,入肺、大肠经。具有降低血脂,健脑益智,强筋健骨等功能。适用于体质衰弱、视力减退、智力减退等症。

【防癌奥秘】

(1)奥秘一:三文鱼富含 ω-3-脂肪酸,它可调节肿瘤相关的基因表达,抑制肿瘤细胞的增殖,促进肿瘤缩小,延长荷瘤动物的存活时间。

(2)奥秘二:三文鱼富含硒,硒对多环芳烃、黄曲霉素、偶氮染料等致癌物均有明显的抑制作用。

【保健作用】

(1)护肤美容:三文鱼富含 ω-3-脂肪酸,它不仅是细胞膜的成分,而且是皮肤的重要原料,补充这种脂肪酸能使皮肤锁住水分,具有保湿效果,从而使皮肤细嫩靓丽。

(2)预防肾结石:三文鱼富含维生素 B_6,它能使机体内的草酸及时排出,阻止泌尿系统中钙离子与草酸结合形成草酸钙,从而有效地预防肾结石。

(3)抗血栓形成:三文鱼中的 ω-3-脂肪酸,像阿司匹林一样抑制血栓素的活性对抗血栓形成,从而有效地预防心肌梗死和脑卒中。

(4)改善听力:三文鱼中的 EPA 及 DHA,能增进脑部的血液供给,改善听神经的营养,从而使听力得到改善。

(5)防治皮炎:三文鱼富含维生素 B_6,它具有防治皮炎的功效。实验证明,当大鼠的饲料中缺乏维生素 B_6 时就会出现皮炎。人类缺乏这种维生素时就会引起脂溢性皮炎,食用它之后就会痊愈,因此人们把它称为"抗皮炎维生素"。

【应 用】

(1)皮肤干燥:三文鱼(切片)100 克,豆腐(切块)120 克,裙带菜(切丝)30 克,番茄(切片)2 个。以上食材共入锅内,加适量水,用大火煮沸,改为小火,放入葱花、姜末、食盐、料酒、胡椒粉、香醋、香油,煮 20 分钟即成。

(2)高血压病:三文鱼(切片)100 克,芹菜(切段)150 克,海带丝(切段)30 克。以上食材共入锅内,加适量水,用大火煮沸,改为小火,放入葱花、姜末、食盐、料酒、胡椒粉、香醋、香油,煮 20 分钟即成。

(3)听力减退:三文鱼(切片)100 克,核桃仁 20 克,松子仁 10 克,油麦菜(切段)

100 克。以上食材共入锅内,加适量水,用大火煮沸,改为小火,放入葱花、姜末、食盐、料酒、胡椒粉、香醋、香油,煮 20 分钟即成。

(4)高脂血症:三文鱼(切片)100 克,紫皮洋葱(切丝)1 个,水发黑木耳 20 克。以上食材共入锅内,加适量水,用大火煮沸,改为小火,放入葱花、姜末、食盐、料酒、胡椒粉、香醋、香油,煮 20 分钟即成。

(5)骨质疏松症:三文鱼(切片)100 克,豆腐干(切条)50 克,牡蛎肉(洗净)50 克,丝瓜(切块)1 个。以上食材共入锅内,加适量水,用大火煮沸,改为小火,放入葱花、姜末、食盐、料酒、胡椒粉、香醋、香油,煮 30 分钟即成。

【提　示】　出血性疾病、血小板减少性紫癜、血友病等患者不宜多食。

【食　谱】

(1)乳腺癌食谱:三文鱼丝瓜汤

原料:三文鱼 100 克,丝瓜 1 个,豆腐 80 克,水发海带丝 50 克,葱花、姜末、食盐、料酒、胡椒粉、香醋、香油各适量。

制作:将三文鱼切片,丝瓜切成块,豆腐切成块,海带丝切成段,共入锅内,加适量水,用大火煮沸,改为小火,放入葱花、姜末、食盐、料酒、胡椒粉、香醋,煮 30 分钟,淋入香油即成。

功效:健脾养胃,理气解郁。适用于肝气郁结的乳腺癌患者。

(2)白血病食谱:三文鱼荠菜汤

原料:三文鱼 100 克,荠菜 120 克,紫菜 6 克,水发银耳 20 克,葱花、姜末、食盐、料酒、胡椒粉、香醋、香油各适量。

制作:将三文鱼切成片,荠菜去根,紫菜洗净,银耳洗净,共入锅内,加适量水,用大火煮沸,改为小火,放入葱花、姜末、食盐、料酒、胡椒粉、香醋、香油,煮 20 分钟即成。

功效:清热解毒,养心生津。适用于淋巴结肿大的白血病患者。

12. 秋刀鱼——抗血液黏稠良药

秋刀鱼为秋刀鱼科秋刀鱼属食用鱼,分布于太平洋北部,经常有几百万乃至数亿条的秋刀鱼洄游,蔚为壮观。秋刀鱼秋天储备营养,膘肥体壮,其味最美,营养价值最高。秋刀鱼富含蛋白质,含有 18 种氨基酸,包括人体必需的 8 种氨基酸,它富含二十碳五烯酸(EPA)、二十二碳六烯酸(DHA)、维生素 A、维生素 D、维生素 B_6、维生素 B_{12}、烟酸等营养成分。

秋刀鱼性平,味甘,入肾、小肠经。具有益气养血,强筋健骨,滋补强壮等功能。适用于心悸气短、瘦弱无力、腰膝酸软等症。

【防癌奥秘】

(1)奥秘一:秋刀鱼富含维生素 A,它能阻止致癌物与脱氧核糖酸(DNA)结合,提高胸腺功能,激活 T 淋巴细胞与天然杀伤细胞(NK 细胞),增强抗肿瘤细胞的免疫反应,从而起到防癌效果。

(2)奥秘二:秋刀鱼富含硒,硒能抑制肿瘤细胞增殖蛋白的合成和 DNA 复制,从而到防癌效果。

(3)奥秘三:秋刀鱼富含锌,它参与免疫机制,参与 RNA 和 DNA 聚合酶的合成,稳定细胞膜结构,使细胞免受自由基的攻击和损害,从而起到防癌作用。

【保健作用】

(1)提高智力:秋刀鱼富含二十二碳六烯酸(DHA),它能促进大脑的正常发育,增强记忆力,提高智力及智商,因此被誉为"脑黄金"。

(2)保护动脉:秋刀鱼富含二十碳五烯酸(EPA),它能抑制血小板凝集,抗血栓形成,稀释血液,降低血清胆固醇及三酰甘油,从而使动脉保持良好的韧性和弹性。

(3)防治佝偻病:秋刀鱼富含维生素 D,它能促进肠道内钙及磷的吸收,维持血液中钙及磷的平衡,促进钙及磷的成骨过程,从而达到预防佝偻病的目的。

(4)防恶性贫血:秋刀鱼富含维生素 B_{12},它是骨髓内红细胞生成的必需物质,缺乏时红细胞不能正常成熟,会引起恶性贫血,因此人们把它称为"抗恶性贫血维生素"。

【应 用】

(1)高脂血症:秋刀鱼(切块)100 克,豆腐(切块)120 克,紫皮洋葱(切丝)1 个,山楂(去核)40 克。以上食材共入锅内,加适量水,用大火煮沸,改为小火,放入葱花、姜末、食盐、料酒、胡椒粉、香醋,煮 30 分钟,淋入香油即成。

(2)久病体虚:秋刀鱼(切块)100 克,鸡中翼 5 个,红枣 6 枚,桂圆肉 15 克。以上食材共入锅内,加适量水,用大火煮沸,改为小火,放入葱花、姜末、食盐、料酒、胡椒粉、香醋,煮 30 分钟,淋入香油即成。

(3)骨质疏松症:秋刀鱼(切块)100 克,豆腐(切块)150 克,水发海带(切段)50 克。以上食材共入锅内,加适量水,用大火煮沸,改为小火,放入葱花、姜末、食盐、料酒、胡椒粉、香醋,煮 30 分钟即成。

(4)头发干枯:秋刀鱼(切块)100 克,扇贝肉 50 克,水发裙带菜(切丝)60 克,胡萝卜(切块)2 个。以上食材共入锅内,加适量水,用大火煮沸,改为小火,放入葱花、姜末、食盐、料酒、胡椒粉、香醋,煮 30 分钟,淋入香油即成。

(5)水肿:秋刀鱼(切块)100 克,黑豆、红小豆各 50 克,冬瓜(切块)200 克。以上食材共入锅内,加适量水,用大火煮沸,改为小火,放入葱花、姜末、食盐、料酒、胡椒粉、香醋,煮至豆熟烂即成。

【提 示】 食用不新鲜的秋刀鱼会引起腹痛、腹泻、荨麻疹等不良反应。

【食 谱】

(1)恶性淋巴瘤食谱:秋刀鱼炖菱角肉

原料:秋刀鱼 100 克,四角菱角 10 枚,丝瓜 2 个,葱花、姜末、食盐、料酒、胡椒粉、香醋、香油各适量。

制作:将秋刀鱼去头与内脏,四角菱角去壳,丝瓜切成块,共入锅内,加适量水,用大火煮沸,改为小火,放入葱花、姜末、食盐、料酒、胡椒粉、香醋,煮 30 分钟,淋入香油即成。

功效:清热凉血,化瘀解毒。适用于血燥风热的恶性淋巴瘤患者。

(2)前列腺癌食谱:秋刀鱼炖丝瓜

原料:秋刀鱼100克,丝瓜2个,海参60克,葱花、姜末、食盐、料酒、胡椒粉、香醋、香油各适量。

制作:将秋刀鱼去头与内脏,丝瓜切成块,水发海参一切两半洗净,共入锅内,加适量水,用大火煮沸,改为小火,放入葱花、姜末、食盐、料酒、胡椒粉、香醋,煮30分钟即成。

功效:补肾益精,养血润燥,适用于精血亏损的前列腺癌患者。

13. 墨鱼——益气养血之物

墨鱼为一种大型的肉食性软体动物,又名乌贼鱼、墨斗鱼、目鱼,它像鱼类一样遨游,但并不属于鱼类。主要分布在我国的东南沿海一带,以山东、浙江、江苏、福建等地沿海为多。墨鱼体内有一个充满墨汁的墨囊,一旦遇到强敌便施放墨汁,故称墨鱼。墨鱼的产量很高,它与大黄鱼、小黄鱼及带鱼称为我国四大海产经济鱼类。

墨鱼的食用部分达75%,无鳞无刺。墨鱼富含甘氨酸及丙氨酸,因此其味鲜美。墨鱼富含蛋白质,含微量脂肪,是典型的低热能食物。墨鱼还富含钙、镁、钾、锌、硒、牛磺酸、烟酸等营养成分。

墨鱼性平,味甘,入脾、大肠经。具有益气养血,健脾利水,敛湿生肌等功能。适用于倦怠乏力、食欲不振、妇女闭经等症。

【防癌奥秘】

(1)奥秘一:墨鱼富含硒,硒是谷胱甘肽过氧化物酶(GSH-Px)的重要成分,它能抑制超氧离子对细胞膜的损害,催化谷胱甘肽与致癌物结合,使其排出体外,从而起到防癌效果。

(2)奥秘二:墨鱼富含维生素D,它能调节多种免疫细胞增殖,抑制肿瘤细胞增殖,促进肿瘤细胞分化和凋亡。

【保健作用】

(1)保护心脏:墨鱼富含牛磺酸,它能保护心肌细胞,防止心律失常及心力衰竭。

(2)促进伤口愈合:墨鱼富含锌,它能促进蛋白质的合成,加速细胞的分裂及生长,从而促进伤口愈合。

(3)增强免疫力:墨鱼富含维生素A,它能增强免疫细胞溶菌膜的稳定性,促进免疫球蛋白的产生,从而增强机体的抵抗力。

(4)预防老年斑:墨鱼富含维生素E,它具有抗氧化、清除自由基的作用,减少紫褐素的形成,从而有效地预防面部及其他部位出现老年斑。

【应 用】

(1)贫血:墨鱼(洗净并切丝)100克,鸡脯肉(切丝)60克,水发黑木耳20克,胡萝卜(切块)1个。以上食材共入锅内,加适量水,用大火煮沸,改为小火,放入葱花、姜末、食盐、料酒、胡椒粉、香醋,煮30分钟,淋入香油即成。

(2)妇女闭经:墨鱼(洗净并切丝)100克,核桃仁30克,水发黑木耳15克。以上食材共入锅内,加适量水,用大火煮沸,改为小火,放入葱花、姜末、食盐、料酒、胡椒粉、香醋,煮30分钟,淋入香油即成。

(3)乳汁不足:墨鱼(洗净并切丝)100克,猪蹄(切块)1个,红枣6枚,陈皮5克。以上食材共入锅内,加适量水,用大火煮沸,改为小火,放入葱花、姜末、食盐、料酒、胡椒粉、香醋,煮30分钟,淋入香油即成。

(4)夜盲症:墨鱼(洗净并切丝)100克,鸡肝50克,胡萝卜(切块)1个。以上食材共入锅内,加适量水,用大火煮沸,改为小火,放入葱花、姜末、食盐、料酒、胡椒粉、香醋,煮30分钟,淋入香油即成。

(5)白带过多:墨鱼(洗净并切丝)100克,怀山药(切块)150克,花生仁30克。以上食材共入锅内,加适量水,用大火煮沸,改为小火,放入葱花、姜末、食盐、料酒、胡椒粉、香醋,煮至花生仁熟透,淋入香油即成。

(6)心情郁闷:墨鱼(洗净并切丝)100克,黄花菜(切段)30克,紫苋菜(洗净后去根)50克。以上食材共入锅内,加适量水,用大火煮沸,改为小火,放入葱花、姜末、食盐、料酒、胡椒粉、香醋,煮30分钟,淋入香油即成。

【提　示】　消化不良者,有过敏性皮肤病患者慎用。

【食　谱】

(1)脑肿瘤食谱:墨鱼炖香菇

原料:墨鱼100克,水发香菇50克,冬瓜100克,番茄2个,油麦菜100克,葱花、姜末、食盐、料酒、胡椒粉、香醋、香油各适量。

制作:将墨鱼切成丝,香菇切成片,冬瓜及番茄切成块,油麦菜切成段,共入锅内,加适量水,用大火煮沸,改为小火,撇去浮沫,放入葱花、姜末、食盐、料酒、胡椒粉、香醋,煮30分钟,淋入香油即成。

功效:清热利水,解毒逐瘀。适用于头晕目眩的脑肿瘤患者。

(2)胃癌食谱:墨鱼炖鸡脯肉

原料:墨鱼100克,鸡脯肉60克,猴头菇30克,山药50克,葱花、姜末、食盐、料酒、胡椒粉、香醋、香油各适量。

制作:将墨鱼切成丝,鸡脯肉切成片,猴头菇切成丝,山药切成块,共入锅内,加适量水,用大火煮沸,改为小火,撇去浮沫,放入葱花、姜末、食盐、料酒、胡椒粉、香醋,煮30分钟,淋入香油即成。

功效:健脾和胃,补气养血。适用于脾胃虚弱的胃癌患者。

14. 章鱼——延缓衰老良品

章鱼为肉食性软体动物,又名章举,因为它有八条脚,所以又称为八爪鱼。章鱼分布在我国东南沿海地区,盛产于山东烟台。

章鱼富含蛋白质,含微量脂肪,还含有维生素 B_6、维生素 B_{12}、烟酸、钾、钙、镁、锌、硒、牛磺酸等营养成分。

章鱼性微寒,味甘,入脾、肾经。具有养血益气和解毒消肿等功能。适用于气血不足、产后缺乳、皮肤溃烂等症。

【防癌奥秘】

(1)奥秘一:章鱼富含维生素 D,它能促进免疫细胞增殖,诱导免疫蛋白合成,抑制肿瘤细胞增殖,促进肿瘤细胞凋亡。

(2)奥秘二:章鱼富含维生素 A,它能增强胸腺功能,提高 T 淋巴细胞的活性,阻止致癌物与脱氧核糖核酸(DNA)相结合,从而起到防癌效果。

【保健作用】

(1)降低血压:章鱼富含牛磺酸,它能降低血清胆固醇和血压,从而起到预防心脑血管系统疾病的发生。

(2)预防口腔炎:章鱼富含维生素 B_2,它能促进蛋白质、脂肪和糖的代谢,保护皮肤和黏膜,因此能预防口腔炎、嘴角炎、舌炎等疾病。

(3)抗氧化:章鱼富含维生素 E,它具有抗氧化、清除自由基、保护细胞膜的作用,可有效地延缓细胞衰老。

(4)增强肝功能:章鱼富含牛磺酸,它能增强肝功能,提高其解毒功效,从而能预防因肝功能低下引发的多种疾病。

(5)预防动脉硬化:章鱼富含二十碳五烯酸(EPA),它能有效地降低胆固醇,从而起到预防动脉粥样硬化的作用。

(6)促进生长发育:章鱼富含碘和酪氨酸,这两种物质是合成甲状腺激素的必需原料。甲状腺激素能维持机体的正常代谢,促进生长发育。

【应　用】

(1)气血不足:章鱼(切块)100 克,鸡脯肉 80 克,淮山药 120 克,红枣 6 枚,桂圆肉 20 克。以上食材共入锅内,加适量水,用大火煮沸,改为小火,放入葱花、姜末、食盐、料酒、胡椒粉、香醋、香油,煮 30 分钟即成。

(2)产后缺乳:章鱼(切块)100 克,猪蹄(切块)1 个,豆腐(切块)120 克,油菜(切段)150 克。以上食材共入锅内,加适量水,用大火煮沸,改为小火,放入葱花、姜末、食盐、料酒、胡椒粉、香醋、香油,煮 30 分钟即成。

(3)夜盲症:章鱼(切块)100 克,猪肝(切片)60 克,胡萝卜(切片)1 个。以上食材共入锅内,加适量水,用大火煮沸,改为小火,放入葱花、姜末、食盐、料酒、胡椒粉、香醋、香油,煮 30 分钟即成。

(4)病后体虚:章鱼(切块)100 克,扇贝肉 30 克,鸡中翼 5 个,白菜(切丝)120 克。以上食材共入锅内,加适量水,用大火煮沸,改为小火,放入葱花、姜末、食盐、料酒、胡椒粉、香醋、香油,煮 30 分钟即成。

(5)阳痿:章鱼(切块)100 克,牡蛎肉 60 克,鸡脯肉(切丝)50 克。以上食材共入锅内,加适量水,用大火煮沸,改为小火,放入葱花、姜末、食盐、料酒、胡椒粉、香醋、香油,煮 30 分钟即成。

【提　示】　过敏体质者不宜过多食用章鱼,以免引起皮肤瘙痒和过敏性皮炎。

【食　谱】

(1)胃癌食谱:章鱼炖海带

原料:章鱼 100 克,水发海带丝 50 克,山慈姑、芦笋各 30 克,白菜 120 克,葱花、姜末、食盐、料酒、胡椒粉、香醋、香油各适量。

制作:将章鱼切成块,山慈姑切成片,芦笋切成段,白菜切成丝,共入锅内,加适量水,用大火煮沸,改为小火,撇去浮沫,放入葱花、姜末、食盐、料酒、胡椒粉、香醋,煮 30 分钟,淋入香油即成。

功效:清热解毒,软坚散结。适用于吞咽困难的胃癌患者。

(2)宫颈癌食谱:章鱼炖冬瓜

原料:章鱼 100 克,冬瓜 150 克,薏苡仁 50 克,紫皮洋葱 1 个,葱花、姜末、食盐、料酒、胡椒粉、香醋、香油各适量。

制作:将章鱼切成丝,冬瓜切成条,洋葱切成丝,薏苡仁洗净,共入锅内,加适量水,用大火煮沸,改为小火,撇去浮沫,放入葱花、姜末、食盐、料酒、胡椒粉、香醋,煮至薏苡仁熟烂,淋入香油即成。

功效:清热解毒,健脾和胃。适用于小腹胀痛的宫颈癌患者。

15. 鲤鱼——淡水鱼之王

鲤鱼为鲤科鲤属底栖食性鱼类,又名赤鲤鱼、鲤拐子,属淡水鱼,分布于河流、湖泊、水库之中,鲤鱼肉质鲜美,营养丰富,被列为全国四大名鱼(鲈鱼、鲥鱼、银鱼、鲤鱼)之一,是鱼中上品,在黄河一带有"没有鲤鱼不成席"之说法。

鲤鱼的营养价值较高,每 100 克鲤鱼含蛋白质 18.3 克,脂肪 7.5 克,钾 307 毫克,钙 50 毫克,锌 1.5 毫克,硒 11 微克,烟酸 5 毫克。

鲤鱼性平,味甘,入脾、肾、肺经。具有利水消肿和下气通乳等功能。适用于小便不利、咳嗽气逆等症。

【防癌奥秘】

(1)奥秘一:鲤鱼富含维生素 A,它能诱导抑癌基因 p53 的表达,激活肿瘤坏死因子(TNF),从而起到防癌的功效。

(2)奥秘二:鲤鱼富含硒,它能增强谷胱甘肽过氧化物酶(GSH-Px)、谷胱甘肽磷脂氢过氧化物酶(PHG-Px)的活性,从而起到防癌的效果。

【保健作用】

(1)预防脂肪肝:鲤鱼富含蛋氨酸,它能增强肝功能,防止脂肪沉积于肝脏,可起到预防脂肪肝的作用。

(2)促进伤口愈合:鲤鱼富含赖氨酸,它能促进胶原蛋白的合成,加速组织修复,使伤口更快愈合。

(3)安定神经:鲤鱼富含色氨酸,它是合成血清素的主要原料之一,血清素具有催眠、镇痛及安定神经的功能。

(4)安胎:鲤鱼富含蛋白质和多种营养物质,是孕妇的理想食品,不仅能促进胎儿的生长发育,而且能防止胎动不安。

(5)利水消肿:鲤鱼具有利水除湿和消肿下气等功能,适用于水肿胀痛、小便不利、妊娠水肿等症。

【应　用】

(1)妊娠水肿:鲤鱼(切块)200克,冬瓜(切块)150克,红小豆50克。以上食材共入锅内,加适量水,用大火煮沸,改为小火,放入葱花、姜末、食盐、料酒、胡椒粉、香醋、香油,煮至豆熟烂即成。

(2)气血两虚:鲤鱼(切块)200克,豆腐干(切条)100克,红枣6枚,桂圆肉20克。以上食材共入锅内,加适量水,用大火煮沸,改为小火,放入葱花、姜末、食盐、料酒、胡椒粉、香醋,煮30分钟,淋入香油即成。

(3)慢性肾炎:鲤鱼(切块)100克,花生仁、黑豆各50克,冬瓜(切块)120克。以上食材共入锅内,加适量水,用大火煮沸,改为小火,放入葱花、姜末、食盐、料酒、胡椒粉、香醋、香油,煮至豆熟烂即成。

(4)胎动不安:鲤鱼(切块)150克,黄豆50克,胡萝卜(切块)1个。以上食材共入锅内,加适量水,用大火煮沸,改为小火,放入葱花、姜末、食盐、料酒、胡椒粉、香醋、香油,煮至豆熟烂即成。

(5)产后缺乳:鲤鱼(切块)200克,花生仁、黄豆各50克,紫皮洋葱(切丝)1个。以上食材共入锅内,加适量水,用大火煮沸,改为小火,放入葱花、姜末、食盐、料酒、胡椒粉、香醋、香油,煮至豆熟烂即成。

(6)肝硬化腹水:鲤鱼(切块)200克,红小豆50克,冬瓜(切块)100克。以上食材共入锅内,加适量水,用大火煮沸,改为小火,放入葱花、姜末、食盐、料酒、胡椒粉、香醋、香油,煮至豆熟烂即成。

【提　示】　鲤鱼富含蛋白质,肝性脑病、尿毒症、痛风患者不能食用。

【食　谱】

(1)胰腺癌食谱:鲤鱼红小豆汤

原料:鲤鱼200克,红小豆50克,陈皮6克,玫瑰花10克,葱花、姜末、食盐、料酒、胡椒粉、香醋、香油各适量。

制作:将鲤鱼切成块,以上食材洗净后入锅内,加适量水,用大火煮沸,改为小火,放入葱花、姜末、食盐、料酒、胡椒粉、香醋,煮至豆熟烂,淋入香油即成。

功效:活血化瘀,理气散结。适用于脾失健运的胰腺癌患者。

(2)甲状腺癌食谱:鲤鱼海带汤

原料:鲤鱼200克,水发海带丝50克,牡蛎肉30克,白萝卜120克,葱花、姜末、食盐、料酒、胡椒粉、香醋、香油各适量。

制作:将鲤鱼切成块,海带丝切成段,牡蛎肉洗净,白萝卜切成块,共入锅内,加适量水,用大火煮沸,改为小火,放入葱花、姜末、食盐、料酒、胡椒粉、香醋、香油,煮30分钟即成。

功效:化痰软坚,理气消瘿。适用于食欲不振的甲状腺癌患者。

16. 鲫鱼——催乳良药

鲫鱼为鲤科鲫属食用鱼,又名喜头鱼、鲫拐子,全国各地的河流、湖泊、池塘、水库均有分布。鲫鱼为淡水鱼中的上品,肉质细嫩,清香味美,有"鲫鱼脑壳赛人参"之说,自古以来就是产妇催乳的佳品。

鲫鱼堪称小型营养库,每100克鲫鱼含蛋白质17.4克,脂肪1.3克,钾247毫克,镁45毫克,钙64毫克,锌3毫克,铁1.2毫克,硒21微克,维生素A 32微克,烟酸3.3毫克。还含有人体必需的8种氨基酸,其中色氨酸、蛋氨酸、赖氨酸的含量丰富。

鲫鱼性平,味甘,入脾、胃、大肠经。具有益气健脾和利水消肿等功能。适用于脾胃虚弱、纳少无力、肢体水肿等症。

【防癌奥秘】

(1)奥秘一:鲫鱼富含维生素A,它能阻止上皮细胞角质化和鳞状化,逆转已经鳞状化的上皮细胞,从而起到防治癌症的作用。

(2)奥秘二:鲫鱼富含硒,硒能降低致癌因子的诱变能力,保护组织细胞的正常分化,防止脂质过氧化,保护生物膜不受损害,阻止突变。

【保健作用】

(1)增进食欲:鲫鱼富含锌,它能使味蕾的结构保持正常,促进味觉素的分泌,从而使人保持良好的味觉和食欲。

(2)维持钾钠平衡:鲫鱼富含钾,它是维持人体细胞内液和电解质平衡的必需元素。当缺钾时会引起钾与钠的平衡失调,导致神经和肌肉受损。

(3)增强胸腺功能:鲫鱼富含维生素A,它能提高胸腺功能,激活T淋巴细胞,促进免疫球蛋白的生成,增强机体的免疫功能。

(4)补充营养:鲫鱼富含蛋白质、必需氨基酸、维生素、微量元素、矿物质,是一种营养丰富的滋补佳品。

(5)利尿消肿:鲫鱼具有利尿消肿的功能。对于营养不良性水肿及慢性肾小球肾炎有较好的滋补和辅助治疗作用。

(6)产后催乳:鲫鱼富含水溶性蛋白质和多种营养物质,是一种可靠的催乳美食。

【应　用】

(1)营养性水肿:鲫鱼(去鳞、鳃及内脏)1条,豆腐(切块)150克,水发海带丝50克。以上食材共入锅内,加适量水,用大火煮沸,改为小火,放入葱花、姜末、食盐、料酒、胡椒粉、香醋、香油,煮30分钟即成。

(2)产后缺乳:鲫鱼(去鳞、鳃和内脏)1条,黄豆60克,胡萝卜(切块)1个。以上食材共入锅内,加适量水,用大火煮沸,改为小火,放入葱花、姜末、食盐、料酒、胡椒粉、香醋、香油,煮至豆熟烂即成。

(3)夜盲症:鲫鱼(去鳞、鳃和内脏)1条,鸡肝50克,胡萝卜(切块)1个。以上食材共入锅内,加适量水,用大火煮沸,改为小火,放入葱花、姜末、食盐、料酒、胡椒粉、香醋、香油,煮至豆熟烂即成。

(4)贫血:鲫鱼(去鳞、鳃和内脏)1条,猪肝(切片)60克,水发黑木耳20克,油菜(洗净并切段)100克。以上食材共入锅内,加适量水,用大火煮沸,改为小火,放入葱花、姜末、食盐、料酒、胡椒粉、香醋、香油,煮30分钟即成。

(5)肾小球肾炎:鲫鱼(去鳞、鳃和内脏)1条,冬瓜(切块)150克,红小豆60克。以上食材共入锅内,加适量水,用大火煮沸,改为小火,放入葱花、姜末、食盐、料酒、胡椒粉、香醋、香油,煮30分钟即成。

(6)消瘦乏力:鲫鱼(去鳞、鳃和内脏)1条,鲜扇贝肉50克,玉兰片(切丝)30克。以上食材共入锅内,加适量水,用大火煮沸,改为小火,放入葱花、姜末、食盐、料酒、胡椒粉、香醋、香油,煮30分钟即成。

【提　示】　内热、口舌生疮、消化不良者不宜食用。

【食　谱】

(1)胃癌食谱:鲫鱼炖海带

原料:鲫鱼1条(约250克),水发海带丝50克,胡萝卜1个,葱花、姜末、食盐、料酒、胡椒粉、香醋、香油各适量。

制作:将鲫鱼去鳞、鳃和内脏,海带切成段,胡萝卜切成块,共入锅内,加适量水,用大火煮沸,改为小火,放入葱花、姜末、食盐、料酒、胡椒粉、香醋,煮至海带熟透,淋入香油即成。

功效:健脾养胃,清热解毒。适用于反胃呕吐的胃癌患者。

(2)乳腺癌食谱:鲫鱼炖山慈姑

原料:鲫鱼1条(约250克),山慈姑30克,牡蛎肉50克,水发海带丝50克,油麦菜100克,葱花、姜末、食盐、料酒、胡椒粉、香醋、香油各适量。

制作:将鲫鱼去鳞、鳃和内脏,山慈姑切成片,海带丝和油麦菜切成段,共入锅内,加适量水,用大火煮沸,改为小火,撇去浮沫,放入葱花、姜末、食盐、料酒、胡椒粉、香醋,煮30分钟,淋入香油即成。

功效:软坚散结,化痰消肿。适用于瘀毒内阻的乳腺癌患者。

17. 鳜鱼——虚劳者的美食

鳜鱼为鮨科鳜属食用鱼,又名桂花鱼,桂鱼、鳟鱼、锦鳞鱼,分布于全国各地的江河、湖泊中。鳜鱼肉质鲜美,为淡水鱼中的上品,在民间有"八月桂花香,鳜鱼肥又壮"之说。

鳜鱼营养丰富,每100克鳜鱼含蛋白质18.2克,脂肪3.2克,钾273毫克,镁44毫克,钙31毫克,硒26.5微克,维生素A 12微克,烟酸6毫克。还含有18种氨基酸,其中包括人体必需的 8 种氨基酸,赖氨酸、蛋氨酸、谷氨酸、精氨酸、酪氨酸的含量尤为丰富。

鳜鱼性平,味甘,入脾、胃经。具有健脾和胃和强筋壮骨等功能。适用于虚劳羸瘦、四肢乏力等症。

【防癌奥秘】

(1)奥秘一:鳜鱼富含硒,它是一种抗癌元素,能激活人体内的抑癌基因 p53,从而预防肿瘤的发生。

(2)奥秘二:鳜鱼富含维生素 D,它能增强机体的免疫活性,促进免疫蛋白合成,抑制肿瘤细胞增殖,促进肿瘤细胞分化和凋亡。

【保健作用】

(1)保护内分泌腺:鳜鱼富含酪氨酸,它不仅是合成甲状腺激素的必需原料,而且对脑垂体、肾上腺、胰腺有保护功能,促进其正常分泌激素。

(2)促进头发生长:鳜鱼富含人体必需的赖氨酸,它不仅参与抗体、激素和酶的合成,而且能促进头发生长,防止脱发,使头发秀美柔顺。

(3)防癞皮病:鳜鱼富含烟酸,又名尼克酸、维生素 PP,也称"抗癞皮病维生素",它参与机体内很多氧化还原过程,促进细胞的新陈代谢,烟酸缺乏时会引起癞皮病、口腔炎、舌炎、顽固性腹泻等。

(4)防止皮肤白斑:鳜鱼富含硒,它是谷胱甘肽过氧化物酶(GSH-Px)的重要成分,GSH-Px 能防止皮肤出现白斑。

(5)补充营养:鳜鱼富含优质蛋白质、维生素 A、烟酸、赖氨酸、蛋氨酸、微量元素、无机盐,是病后体虚、营养不良等患者的滋补佳品。

【应　用】

(1)病后体虚:鳜鱼(约 250 克)1 条,去鳞、内脏和鳃,在鱼体两侧剞上刀纹,用盐稍腌放入盘里,把香菇丝、玉兰片、姜片、葱段撒在鱼体上,上笼用大火蒸,水沸后改为中火蒸 20 分钟取出,拣去葱段、姜片,滗出鱼汤。炒锅上火,放入植物油烧至七成热,放入葱花、姜末煸出香味,加入蒸鱼汤汁、料酒、白糖、胡椒粉,煮沸后浇在鱼上,淋入香油、撒上香菜末即成。

(2)头发干枯:鳜鱼(切块)100 克,豆腐(切块)150 克,水发海带丝 50 克,胡萝卜(切片)1 个。以上食材共入锅内,加适量水,用大火煮沸,改为小火,放入葱花、姜末、食盐、料酒、胡椒粉、香醋、香油,煮 30 分钟即成。

(3)干眼症:鳜鱼(切块)100 克,鸡肝(洗净)50 克,胡萝卜(切块)1 个。以上食材共入锅内,加适量水,用大火煮沸,改为小火,放入葱花、姜末、食盐、料酒、胡椒粉、香醋、香油,煮 30 分钟即成。

(4)贫血:鳜鱼(切块)100 克,猪肝(切片)50 克,水发黑木耳 15 克,油菜(洗净并切段)100 克。以上食材共入锅内,加适量水,用大火煮沸,改为小火,放入葱花、姜末、食盐、料酒、胡椒粉、香油,煮 30 分钟即成。

(5)乳腺增生:鳜鱼(切块)100 克,水发海带丝(切段)40 克,金针菇(洗净)50 克,豆腐(切块)120克。以上食材共入锅内,加适量水,用大火煮沸,改为小火,放入葱花、姜末、食盐、料酒、胡椒粉、香油,煮30分钟即成。

【提　示】　鳜鱼身上有很多毒刺,刮鳞时要小心谨慎,以免刺伤。

【食　谱】

(1)食管癌食谱:鳜鱼炖猴头菇

原料:鳜鱼150克,猴头菇120克,水发海带丝50克,芦笋100克,葱花、姜末、食盐、料酒、胡椒粉、香醋、香油各适量。

制作:将鳜鱼切成块,猴头菇切成片,海带丝及芦笋切成段,共入锅内,加适量水,用大火煮沸,改为小火,放入葱花、姜末、食盐、料酒、胡椒粉、香醋,煮30分钟,淋入香油即成。

功效:补气养血,软坚化结。适用于气血亏损的食管癌患者。

(2)卵巢癌食谱:鳜鱼炖香菇

原料:鳜鱼150克,鲜香菇60克,薏苡仁50克,水发海带丝30克,冬瓜100克,葱花、姜末、食盐、料酒、胡椒粉、香醋、香油各适量。

制作:将鳜鱼切成块,香菇切成片,海带丝切成段,冬瓜切成块,共入锅内,加适量水用大火煮沸,改为小火,放入葱花、姜末、食盐、料酒、胡椒粉、香醋,煮30分钟,淋入香油即成。

功效:健脾除湿,软坚化散。适用于下焦湿盛的卵巢癌患者。

18. 银鱼——营养丰富的袖珍鱼

银鱼为银鱼科银鱼属多种半透明鱼类,又名面条鱼、银条鱼、大银鱼。它具有从海洋至江河洄游的特性,主要分布在沿海地区和沿海河口入海处,盛产于长江流域,长江口崇明岛尤多,而太湖所产的银鱼质量最佳。清代康熙年间,它与白虾、梅鲚并称为"太湖三宝",成为举世瞩目的贡品。银鱼营养丰富,可食率高,是一种益寿食品,据日本《治疗杂志》报道,有位日本妇女享寿102岁,一生身体健康,90多岁时依然身板挺直,步态稳健,她健康长寿的奥秘是喜欢吃银鱼,几乎天天食用。

银鱼营养丰富,每100克银鱼含蛋白质17.4克,脂肪5.6克,钾246毫克,钙46毫克,镁25毫克,锌0.76毫克,硒19.5微克。

银鱼性平,味甘,入肺、脾、胃经。具有健脾和胃,补肾增阳,润肺止咳等功能。适用于脾胃虚弱、食欲不振、小儿疳积等症。

【防癌奥秘】

(1)奥秘一:银鱼富含维生素A,我国学者研究证明,维生素A能抑制亚硝胺的致癌作用。维生素A能抑制食管上皮增生,可有效地预防食管癌。

(2)奥秘二:银鱼富含硒,硒能介入致癌物的代谢,降低致癌因子的诱变性,促进受损DNA的修复,从而达到防癌的功效。

【保健作用】

(1)预防骨质疏松症:银鱼富含钙,它是构建骨骼的必需元素,促进骨骼的生长发育,是预防骨质疏松症的最佳物质之一,保持骨骼强壮的最好办法就是从食物中获得更丰富的钙。

(2)降低血压:银鱼富含钾,它是良好的降压剂。实验证明,受试者食用缺钾的食物9日之后,收缩压及舒张压都会明显升高。

(3)改善心情:银鱼富含硒,它不仅有防癌功能,而且能影响人的心理活动和精神状态。实验证明,每日摄入100微克的硒之后,心境会明显改善,令人畅心抒怀,精神愉悦。缺硒时会使人产生焦躁不安、抑郁寡欢等不良反应。

(4)滋补健身:银鱼无鳞无刺,富含蛋白质、维生素和微量元素,是一种老幼皆宜的滋补佳品。

【应　用】

(1)骨质疏松症:银鱼(去内脏,洗净)100克,豆腐(切块)150克,韭菜(洗净并切段)100克。炒锅上火,放植物油浇至七成热,加入银鱼、豆腐翻炒,放入食盐、白糖、料酒、香醋、酱油、胡椒粉,翻炒几下,放入鸡汤,炒至汤汁浓稠,放入韭菜翻炒几下,淋入香油即成。

(2)病后体虚:银鱼(去内脏,洗净)100克,熟鸡肉(切碎)60克,水发香菇(切片)30克,油菜(去根后洗净,切段)100克。以上食材共入锅内,加适量水,用大火煮沸,改为小火,放入葱花、姜末、食盐、料酒、胡椒粉,煮30分钟,淋入香油即成。

(3)焦躁不安:银鱼(去内脏,洗净)100克,芦笋(切段)60克,金针菜(泡透,洗净)30克。以上食材共入锅内,加适量水,用大火煮沸,改为小火,放入葱花、姜末、食盐、料酒、胡椒粉,煮30分钟,淋入香油即成。

(4)水肿:银鱼(去内脏,洗净)100克,豆腐(切块)100克,红小豆50克,冬瓜(切块)120克。以上食材共入锅内,加适量水,用大火煮沸,改为小火,放入葱花、姜末、食盐、料酒、胡椒粉,煮20分钟,淋入香油即成。

(5)肌肉痉挛:银鱼(去内脏,洗净)100克,牡蛎肉50克,黄豆、黑豆各40克,胡萝卜(切块)1个。以上食材入锅内,加适量水,用大火煮沸,改为小火,放入葱花、姜末、食盐、料酒、胡椒粉,煮至豆熟烂即成。

【提　示】　银鱼干含钙量位居群鱼之首,是骨质疏松患者的理想食品。

【食　谱】

(1)甲状腺癌食谱:银鱼炖香菇

原料:银鱼100克,鲜香菇50克,水发海带丝60克,冬笋30克,牡蛎50克,葱花、姜末、食盐、料酒、胡椒粉、香醋、香油各适量。

制作:将银鱼去内脏,香菇切成丝,冬笋切成片,海带丝切成段,牡蛎洗净,共入锅内,加适量水,用大火煮沸,改为小火,放入葱花、姜末、食盐、料酒、胡椒粉,香醋,煮30分钟,淋入香油即成。

功效:化痰软坚,理气消瘿。适用于瘿瘤肿大的甲状腺癌患者。

（2）食管癌食谱：银鱼炖桂圆肉

原料：银鱼 100 克，桂圆肉 20 克，甜杏仁 10 克，水发银耳 30 克，苦杏仁 4 克，葱花、姜末、食盐、料酒、胡椒粉、香醋、香油各适量。

制作：将银鱼去内脏，以上食材共入锅内，加适量水，用大火煮沸，改为小火，放入葱花、姜末、食盐、料酒、胡椒粉、香醋，煮 30 分钟，淋入香油即成。

功效：滋阴益气，润肺化痰。适用于气血不足的食管癌患者。

19. 黄鳝——壮阳生精之物

黄鳝为合鳃鱼科黄鳝属细长鳗形鱼类，又名鳝鱼、长鱼，是四大河鲜（河虾、河鱼、黄鳝、大闸蟹）之一，分布于江河、湖泊、水库、池塘之中。黄鳝肉质细嫩，味道鲜美，刺少肉厚，能烹制出多种菜肴。

黄鳝营养丰富，每 100 克黄鳝含蛋白质 16.8 克，脂肪 3.3 克，钾 246 毫克，镁 17 毫克，钙 57 毫克，铁 1.4 毫克，锌 1.73 毫克，硒 29 微克，维生素 A 80 微克，烟酸 5.9 毫克。

黄鳝性温，味甘，入肝、脾、肾经。具有补中益气，强壮筋骨，通利血脉等功能。适用于体虚乏力、风寒湿痹等症。

【防癌奥秘】

（1）奥秘一：黄鳝富含维生素 A，其化学名为视黄醇。维生素 A 在人体内转变为视黄酸，研究证明，视黄酸能诱导肺癌细胞和乳腺癌细胞凋亡。

（2）奥秘二：黄鳝富含硒，硒能通过多种机制发挥抗肿瘤作用，它能通过调控癌细胞信号传导过程，促进癌细胞凋亡。

【保健作用】

（1）滋补健身：黄鳝富含天冬氨酸，它具有抗疲劳，增强耐力，迅速恢复体力的作用，是重体力劳动者和运动员的理想食物。

（2）缓解忧郁：黄鳝富含酪氨酸，对大脑和内分泌系统有良好影响，能缓解忧郁、焦虑、烦闷及极度敏感的情绪，给人带来愉悦爽快的心情。

（3）增强免疫力：黄鳝富含维生素 A，它不仅能维持正常视力，而且能增强免疫细胞溶菌膜的稳定性，促进免疫球蛋白的产生，从而提高机体的免疫功能。

（4）降低血糖：黄鳝所含的黄鳝素，能分离出鳝鱼素 A 及鳝鱼素 B，两者都具有明显降低血糖的作用。

（5）促进骨骼生长：鳝鱼富含维生素 D，它能促进钙及磷的吸收利用，促进骨骼的生长和发育，有效地预防骨质疏松症和佝偻病。

【应　用】

（1）体倦乏力：黄鳝 200 克，剖腹去杂，切成 8.5 厘米的段，在沸水中烫一下，捞出沥净水，装入盘中，放入食盐、料酒、胡椒粉、葱花、姜末、香醋，上笼用大火蒸熟，淋入香油即成。

(2)精神忧郁:鳝鱼(切段)100 克,鸡脯肉(切丝)50 克,黄花菜(切段)30 克。以上食材共入锅内,加适量水,用大火煮沸,改为小火,放入葱花、姜末、食盐、料酒、胡椒粉,煮 20 分钟即成。

(3)心慌气短:鳝鱼(切段)100 克,桂圆肉 15 克,红枣 6 枚,山药(切段)50 克。以上食材共入锅内,加适量水,用大火煮沸,改为小火,放入葱花、姜末、食盐、料酒、胡椒粉,煮 20 分钟即成。

(4)贫血:鳝鱼(切段)100 克,鸡肝(洗净)50 克,胡萝卜(切块)1 个。以上食材共入锅内,加适量水,用大火煮沸,改为小火,放入葱花、姜末、食盐、料酒、胡椒粉,煮 30 分钟即成。

(5)水肿:鳝鱼(切段)100 克,红小豆(洗净)50 克,冬瓜(切块)150 克。以上食材共入锅内,加适量水,用大火煮沸,改为小火,放入葱花、姜末、食盐、料酒、胡椒粉,煮 30 分钟即成。

【提 示】 凡病属虚热者及皮肤瘙痒者不宜食用鳝鱼。

【食 谱】

(1)膀胱癌食谱:鳝鱼炖豆腐

原料:鳝鱼 150 克,豆腐 100 克,荠菜 60 克,葱花、姜末、食盐、料酒、胡椒粉、香醋、香油各适量。

制作:将鳝鱼剖腹去杂,豆腐切成块,荠菜切成段,共入锅内,加适量水,用大火煮沸,改为小火,放入葱花、姜末、食盐、料酒、胡椒粉、香醋,煮 30 分钟,淋入香油即成。

功效:清热解毒,利湿润燥。适用于排尿困难的膀胱癌患者。

(2)甲状腺癌食谱:鳝鱼炖海带

原料:鳝鱼 100 克,水发海带丝 50 克,牡蛎 40 克,香菇 30 克,葱花、姜末、食盐、料酒、胡椒粉、香醋、香油各适量。

制作:将鳝鱼剖腹去杂,海带丝切成段,牡蛎洗净,香菇切成片,共入锅内,加适量水,用大火煮沸,撇去浮沫,改为小火,放入葱花、姜末、食盐、料酒、胡椒粉、香醋,煮 30 分钟,淋入香油即成。

功效:化痰软坚,理气消瘿。适用于体质虚弱的甲状腺癌患者。

20. 海参——海中八珍之一

海参为海参科海参属无脊椎海洋软体动物,又名海黄瓜。主要分布于辽宁、山东、福建、广东、广西等地海域。西沙群岛的梅花参与渤海的刺参是全球最珍贵的品种。海参营养丰富,味道鲜美,不仅是名贵菜肴,而且是滋补佳品。

海参营养丰富,每 100 克海参含蛋白质 55.7 克,脂肪 6.5 克,钾 385 毫克,镁 985 毫克,钙 2 280 毫克,铁 11 毫克,锌 2.6 毫克,锰 3 毫克,硒 206 微克,烟酸 1 毫克。

海参性温,味甘,入心、脾、肾、肺经。具有补肾益精和养血滋阴等功能。适用于阳痿遗精、阴虚肠燥等症。

【防癌奥秘】

(1)奥秘一:海参富含硒,硒选择性抑制癌细胞,阻止癌细胞增殖转移,诱导癌细胞凋亡。

(2)奥秘二:海参富含钙,每100克海参含钙高达2 280毫克,是天然"钙库"。大量的研究证明,高钙膳食具有抑制结肠癌的作用。钙能减少游离脂肪酸的细胞毒性,抑制结肠黏膜上皮细胞的过度增殖,促进肿瘤细胞凋亡。

(3)奥秘三:海参富含镁,每100克墨参含镁985毫克,黄玉参含镁高达1109毫克,位居海鲜之冠。镁是细胞内液的重要阳离子,能激活机体内多种酶,它能稳定DNA与RNA的结构,预防基因突变而引发癌症。

【保健作用】

(1)护肤美容:海参富含硫酸软骨素,它能维持细胞的健康。硫酸软骨素和胶原蛋白能使皮肤具有保水性与弹性,促进营养物质的代谢,从而使皮肤保持细嫩靓丽。

(2)保护心脑血管:海参富含硒,它能阻止血小板堆积在动脉血管里,抑制血栓形成,从而有效地预防心肌梗死和脑卒中。

(3)延缓衰老:海参富含锌,它参与人体内200种酶的合成和激活。锌是超氧化物歧化酶(SOD)的必需成分,SOD具有抗氧化、抗自由、防癌和延缓衰老的功能。

(4)降低血压:海参富含钙,钙可引起血管平滑肌松弛,血管扩张,血压下降,从而减少卒中的发病率。

(5)防心律失常:糖尿病患者血镁降低,导致酶类功能不全,减弱了胰岛素的作用,并可引起冠脉痉挛及心律失常,增加糖尿病的死亡率,多摄取富含镁的食物,能有效地预防心律失常。

【应 用】

(1)高血压病:水发海参(一切两半,洗净)3个,水发海带丝(切段)50克,豆腐(切块)100克,胡萝卜(切块)1个。以上食材共入锅内,加适量水,用大火煮沸,改为小火,放入葱花、姜末、食盐、料酒、胡椒粉,煮30分钟即成。

(2)冠心病:水发海参(一切两半,洗净)3个,黑豆50克,陈皮5克,丹参15克。以上食材共入锅内,加适量水,用大火煮沸,改为小火,放入葱花、姜末、食盐、料酒、胡椒粉,煮30分钟即成。

(3)慢性支气管炎:水发海参(一切两半,洗净)3个,生姜(切片)3克,白萝卜(切块)100克,明党参10克。以上食材共入锅内,加适量水,用大火煮沸,改为小火,放入葱花、姜末、食盐、料酒、胡椒粉,煮30分钟即成。

(4)体质虚弱:海参(一切两半,洗净)3个,鸡中翼3个,豆腐(切块)100克,油菜(去根并洗净)120克。以上食材共入锅内,加适量水,用大火煮沸,改为小火,放入葱花、姜末、食盐、料酒、胡椒粉,煮30分钟即成。

【提 示】 脾运不健、消化不良、便溏腹泻者不宜食用。

【食 谱】

(1)甲状腺癌食谱:海参炖鸡翅

原料:海参 5 个,鸡中翼 4 个,牡蛎肉 50 克,水发海带丝 60 克,葱花、姜末、食盐、料酒、胡椒粉、香醋、香油各适量。

制作:将海参一切两半并洗净,海带丝切成段。食材共入锅内,加适量水,用大火煮沸,改为小火,放入葱花、姜末、食盐、料酒、胡椒粉,煮 30 分钟,淋入香油即成。

功效:化痰软坚,理气消瘿。适用于体质虚弱的甲状腺癌患者。

(2)食管癌食谱:海参炖猴头菇

原料:海参 5 个,猴头菇 100 克,鸡脯肉 60 克,水发海带丝 50 克,桃仁 9 克,红花 6 克,葱花、姜末、食盐、料酒、胡椒粉、香醋、香油各适量。

制作:将海参一切两半并洗净,猴头菇切成片,鸡脯肉切成丝,海带丝切成段。食材共入锅内,加适量水,用大火煮沸,改为小火,撇去浮沫,放入葱花、姜末、食盐、料酒、胡椒粉,煮 30 分钟,淋入香油即成。

功效:活血软坚,滋阴补气。适用于气血两亏的食管癌患者。

21. 鲍鱼——海鲜之冠

鲍鱼为单壳软体动物,又名镜面鱼、耳贝,分布于东海和南海,山东长岛海域盛产鲍鱼。它栖息在海底的岩石上,需潜水捕捞。鲍鱼肉质鲜美,是海产八珍(海参、鱼翅、鲍鱼、干贝、螃蟹、海虾、乌贼、比目鱼)之一,素有"海珍之冠"的美誉。

鲍鱼营养丰富,每 100 克鲍鱼含蛋白质 54 克,脂肪 5.6 克,钾 366 毫克,镁 352 毫克,钙 143 毫克,铁 6.8 毫克,锌 1.68 毫克,硒 66 微克,维生素 A 28 微克,烟酸 3.9 毫克。

鲍鱼性平,味甘,入肝、肾经。具有滋补肝肾和清热明目等功能。适用于视物昏花、青盲雀目、目赤翳障等症。

【防癌奥秘】

(1)奥秘一:鲍鱼所含的鲍灵素Ⅰ、鲍灵素Ⅱ、鲍灵素Ⅲ不仅具有抗病毒和抗菌作用,而且对癌细胞有较强的抑制作用。

(2)奥秘二:鲍鱼富含硒,硒是谷胱甘肽过氧化物酶(GSH-Px)的重要组成部分,GSH-Px 能催化谷胱甘肽(GSH)变为氧化型谷胱甘肽,使有毒的过氧化物还原成无毒的羟基化合物,同时促进过氧化氢的分解,能有效防止活性氧簇对核酸、蛋白质、脂质等生物大分子的损伤,从而达到防癌效果。

【保健作用】

(1)镇静安眠:鲍鱼富含钙及镁,具有消除紧张烦躁的作用。钙能增强大脑皮质的抑制过程,具有镇静功能。实验证明,给狂躁的猴子注射钙镁合剂后,能安然熟睡 7~8 小时。

(2)增强免疫力:鲍鱼富含硒,它能促进免疫球蛋白的形成,增强机体的免疫力及抗病能力。

（3）保护内分泌腺：鲍鱼富含锌，它是胸腺、脑垂体、甲状腺、肾上腺、胰腺的必需元素，参与内分泌系统的代谢，参与胰岛素的合成，锌对内分泌系统有保护作用，缺锌会引起内分泌系统功能紊乱。

（4）保护视力：鲍鱼富含维生素 A，它在人体内转化为视黄醇和视黄醛，视黄醇和视黄醛是维持人体正常视力的重要物质，缺乏时会引起夜盲症。

【应 用】

（1）肺虚咳嗽：鲍鱼（切片）2 个，白萝卜（切块）100 克，葱白（切段）10 克，生姜（切片）15 克。以上食材共入锅内，加适量水，用大火煮沸，改为小火，放入葱花、姜末、食盐、料酒、胡椒粉，煮 30 分钟即成。

（2）血枯闭经：鲍鱼（切片）2 个，鸡脯肉（切丝）60 克，鲜贝肉 30 克，胡萝卜（切块）1个。以上食材共入锅内，加适量水，用大火煮沸，改为小火，放入葱花、姜末、食盐、料酒、胡椒粉，煮 30 分钟即成。

（3）病后体虚：鲍鱼（切片）2 个，鸭肉（切块）100 克，山药（切块）120 克，红枣 6 枚，桂圆肉 15 克。以上食材共入锅内，加适量水，用大火煮沸，改为小火，放入葱花、姜末、食盐、料酒、胡椒粉，煮 30 分钟即成。

（4）夜盲症：鲍鱼（切片）2 个，鸡肝（洗净）50 克，胡萝卜（切块）1 个。以上食材共入锅内，加适量水，用大火煮沸，改为小火，放入葱花、姜末、食盐、料酒、胡椒粉，煮 30分钟即成。

【提 示】 鲍鱼肉难消化，脾胃虚弱者应慎食。

【食 谱】

（1）胃癌食谱：鲍鱼炖海带

原产：鲍鱼 2 个，水发海带丝 50 克，洋葱 1 个，葱花、姜末、食盐、料酒、胡椒粉、香醋、香油各适量。

制作：将鲍鱼切成片，海带丝切成段，洋葱切成丝，共入锅内，加适量水，用大火煮沸，改为小火，放入葱花、姜末、食盐、料酒、胡椒粉，煮 30 分钟，淋入香油即成。

功效：软坚散结，清热解毒。适用于体质虚弱的胃癌患者。

（2）肾癌食谱：鲍鱼炖鸡翅

原料：鲍鱼 2 个，鸡翅 2 个，海带丝 30 克，葱花、姜末、食盐、料酒、胡椒粉、香醋、香油各适量。

制作：将鲍鱼切成片，鸡翅切成块，海带丝切成段，共入锅内，加适量水，用大火煮沸，改为小火，放入葱花、姜末、食盐、料酒、胡椒粉，煮 30 分钟，淋入香油即成。

功效：散结软坚，补气益肾。适用于气血亏损的肾癌患者。

22. 扇贝——滋补强壮名品

扇贝为扇贝科扇贝属的海产双壳软体动物，是贝类中的珍品，广泛分布于世界各海域,以热带海的种类最为丰富。每年 10 月至明年 4 月是捕捞扇贝的旺季,因为它含有谷氨酰胺和肌苷酸,所以具有奇特的美味。

扇贝营养丰富,每 100 克扇贝含蛋白质 13.5 克,脂肪 2 克,钾 310 毫克,钙 99 毫克,镁 312 毫克,硒 64 微克。

扇贝性平,味甘,入肺、脾、小肠经。具有益气养血和滋补健身等功能。适用于病后体虚、味觉减退等症。

【防癌奥秘】

(1)奥秘一:扇贝具有防癌作用,从扇贝闭壳肌中提取的糖蛋白有显著的防癌活性,把它注射到小鼠的肿瘤中,35 日后癌细胞全部消失。

(2)奥秘二:扇贝富含硒,通过硒的抗氧化作用,改变肿瘤的代谢,增强机体的免疫监督,抑制肿瘤细胞对正常细胞的侵袭,达到防止肿瘤发生的效果。

【保健作用】

(1)促进大脑发育:扇贝富含牛磺酸,它能增强大脑的发育,提高智力,增强脑神经的传导功能,因此有效地提高记忆力。

(2)保护皮肤:扇贝富含维生素 A,它能保持皮肤的健全及完整,防止皮肤粗糙和干燥,从而使皮肤光洁细嫩。

(3)延缓衰老:扇贝富含锌,它参与脱氧核糖核酸(DNA)及核糖核酸(RNA)的合成,增强免疫功能,提高抗病能力,从而达到延缓衰老的效果。

(4)预防甲状腺肿大:扇贝富含碘,它能有效地预防地方性甲状腺肿大,此病多发生于远离海洋的缺碘地区。

(5)促进骨骼生长:扇贝富含钙,它是骨骼的基石,能促进骨骼的生长和发育,有效地预防骨质疏松症、佝偻病。

【应用】

(1)皮肤粗糙:扇贝肉 50 克,鸡脯肉(切丝)60 克,芦笋(切段)100 克,水发海带丝(切段)30 克。以上食材共入锅内,加适量水,用大火煮沸,改为小火,放入葱花、姜末、食盐、料酒、胡椒粉,煮 30 分钟即成。

(2)夜盲症:扇贝肉 50 克,猪肝(切片)100 克,胡萝卜(切块)2 个。以上食材共入锅内,加适量水,用大火煮沸,改为小火,放入葱花、姜末、食盐、料酒、胡椒粉,煮 30 分钟即成。

(3)甲状腺肿大:扇贝肉 50 克,水发海带丝(切段)50 克,番茄(切片)2 个。以上食材共入锅内,加适量水,用大火煮沸,改为小火,放入葱花、姜末、食盐、料酒、胡椒粉,煮 30 分钟即成。

(4)毛发干枯:扇贝肉 50 克,豆腐(切块)100 克,鸡中翼 4 个。以上食材共入锅内,加适量水,用大火煮沸,改为小火,放入葱花、姜末、食盐、料酒、胡椒粉,煮 30 分钟即成。

(5)水肿:扇贝肉 50 克,冬瓜 100 克,红小豆 80 克,绿豆 60 克。以上食材共入锅内,加适量水,用大火煮沸,改为小火,放入葱花、姜末、食盐、料酒、胡椒粉,煮至豆熟烂即成。

【提　示】　皮肤过敏、生癞疮者慎食。

【食　谱】

(1)甲状腺癌食谱:扇贝肉炖紫菜

原料:扇贝肉 50 克,紫菜 10 克,玉兰片 10 克,葱花、姜末、食盐、料酒、胡椒粉、香醋、香油各适量。

制作:将扇贝肉洗净,玉兰片切成丝,紫菜洗净,共入锅内,加适量水,用大火煮沸,改为小火,放入葱花、姜末、食盐、料酒、胡椒粉,煮 30 分钟即成。

功效:益肺补脾,润燥消瘿。适用于食欲不振的甲状腺癌患者。

(2)膀胱癌食谱:扇贝炖豆腐

原料:扇贝肉 50 克,豆腐 100 克,荠菜 90 克,冬笋 30 克,葱花、姜末、食盐、料酒、胡椒粉、香醋、香油各适量。

制作:将扇贝肉洗净,豆腐切成块,荠菜去根洗净,冬笋切成片,共入锅内,加适量水,用大火煮沸,改为小火,放入葱花、姜末、食盐、料酒、胡椒粉,煮 30 分钟,淋入香油即成。

功效:清热利湿,滋阴润燥。适用于排尿困难的膀胱癌患者。

23. 牡蛎——壮阳生精的海鲜

牡蛎为牡蛎科牡蛎属双壳类软体动物,又称生蚝、蛎黄、蛎蛤、海蛎子。分布于温带和热带各大洋沿岸水域,我国沿海地区均有分布,既有天然生长,又有人工养殖。牡蛎肉质软嫩,色泽乳白,营养丰富,故有"海中牛奶"之称。

牡蛎肉营养丰富,每 100 克牡蛎含蛋白质 5.3 克,脂肪 2.2 克,钾 200 毫克,钙 131 毫克,镁 65 毫克,铁 7.1 毫克,锌 47 毫克,硒 86.6 微克,烟酸 1.5 毫克,维生素 A 27 微克。

牡蛎性平,味甘,入肺、大肠经。具有滋阴养血,安神养心,化痰软坚等功能。适用于心神不宁、心悸失眠、盗汗遗精、发育不良等症。

【防癌奥秘】

(1)奥秘一:实验证明,牡蛎肉提取物对癌细胞有抑制作用,可延长荷瘤鼠的存活时间。对照组的小鼠 1 个月后全部死亡,而食用牡蛎肉提取物的小鼠存活率达 35%。牡蛎肉能增强天然杀伤细胞(NK 细胞)的活性,从而更有效地直接杀伤癌细胞。

(2)奥秘二:牡蛎肉富含锌,它对胸腺有良好作用,是胸腺的救星。实验证明,适量补锌能使老年猫的胸腺功能提高 80%,分泌出更多具有生物活性的胸腺素和 T 淋巴细胞,从而增强机体的免疫力及防癌功能。

【保健作用】

(1)保护心脏:牡蛎富含牛磺酸,它具有降血压、降胆固醇的作用,从而起到保护心脏的效果。

(2)促进生长发育:牡蛎富含锌,它参与多种酶、核酸和蛋白质的合成,是促进胎儿、婴儿、儿童及青少年生长发育的必需元素。

(3)预防贫血:牡蛎肉具有抗贫血功能,它能使人体红细胞和血红蛋白升高,从而起到预防贫血的功效。

(4)延缓衰老:牡蛎富含维生素 E 和硒,能增强人体的免疫力,提高抗病能力,使老年人延缓衰老和益寿延年。

(5)防止血栓生成:牡蛎肉能抑制血小板凝集,稀释血液,从而能阻止血栓形成,有效地预防心肌梗死和脑卒中。

【应 用】

(1)失眠:牡蛎肉(洗净)50 克,桂圆肉 20 克,红枣 6 枚。以上食材共入锅内,加适量水,用大火煮沸,改为小火,放入葱花、姜末、食盐、料酒、胡椒粉,煮 30 分钟即成。

(2)盗汗:牡蛎肉 30 克,韭菜(切段)50 克,小麦 30 克,黑豆 20 克。以上食材共入锅内,加适量水,用大火煮沸,改为小火,放入葱花、姜末、食盐、料酒、胡椒粉,煮 30 分钟即成。

(3)遗精:牡蛎肉 50 克,核桃仁 20 克,莲子 15 克,薏苡仁 30 克,芡实 15 克。以上食材洗净后入锅内,加适量水用大火煮沸,改为小火,放入葱花、姜末、食盐、料酒、胡椒粉,煮 30 分钟即成。

(4)小儿营养不良:牡蛎肉 30 克,鲜贝肉 10 克,熟鸡肉丝 50 克,豆腐丝(切段)20 克。以上食材共入锅内,加适量水,用大火煮沸,改为小火,放入葱花、姜末、食盐、料酒、胡椒粉,煮 30 分钟即成。

(5)年老体虚:牡蛎肉 50 克,鸡中翼 2 个,水发海带丝 20 克,豆腐(切块)60 克。以上食材共入锅内,加适量水,用大火煮沸,改为小火,放入葱花、姜末、食盐、料酒、胡椒粉,煮 30 分钟即成。

【提 示】 脾胃虚弱、消化不良和体质过敏者不宜食用。

【食 谱】

(1)甲状腺癌食谱:牡蛎炖海带

原料:牡蛎肉 50 克,海带丝 60 克,香菇 30 克,玉兰片 20 克,芦笋 30 克,葱花、姜末、食盐、料酒、胡椒粉、香醋、香油各适量。

制作:将牡蛎洗净,海带丝切成段,香菇切成丝,玉兰片切成丝,共入锅内,加适量水,用大火煮沸,改为小火,放入葱花、姜末、食盐、料酒、胡椒粉、香醋、煮 30 分钟,淋入香油即成。

功效:涤痰软坚,理气消瘿。适用于食欲不振的甲状腺癌患者。

(2)胃癌食谱:牡蛎炖猴头菇

原料:牡蛎 60 克,猴头菇 50 克,怀山药 100 克,鸡脯肉 30 克,小白菜 100 克,葱花、姜末、食盐、料酒、胡椒粉、香醋、香油各适量。

制作:将牡蛎洗净,猴头菇切成片,怀山药切成块,鸡脯肉切成丝,小白菜切成段,共入锅内,加适量水,用大火煮沸,改为小火,放入葱花、姜末、食盐、料酒、胡椒粉、香醋,煮30分钟,淋入香油即成。

功效:健脾养胃,清热解毒。适用于体质亏损的胃癌患者。

24. 文蛤——滋阴清热之物

文蛤为帘蛤科文蛤属软体动物,又名花蛤、黄蛤、海蛤,我国沿海地区均有分布,盛产于辽宁、山东、江苏等地。文蛤肉质鲜嫩味美,为蛤类之精品。

文蛤营养丰富,每100克文蛤含蛋白质15.6克,脂肪0.7克,钾123毫克,钙169毫克,镁108毫克,锌2.69毫克,铁22毫克,硒87微克。

文蛤性平,味甘,入脾、胃、大肠经。具有利水消肿和软坚化结等功能。适用于水肿、痰积、癖块、瘿瘤等症。

【防癌奥秘】

(1)奥秘一:实验证明,文蛤水提取物经口服,对小鼠S-180实体瘤有显著的抑制作用,可延长艾氏腹水瘤小鼠的存活时间。

(2)奥秘二:文蛤富含硒,它是谷胱甘肽过氧化物酶(GSH-Px)的必需成分,在机体内特异性地催化还原型谷胱甘肽与过氧化物的还原反应,从而使生物膜受到保护,免受损害,防止DNA突变。

【保健作用】

(1)预防骨质疏松症:文蛤富含钙,它是构建骨骼的基石,能提高骨骼的强度与抗压能力,防止骨质流失,因此起到预防骨质疏松症的作用。

(2)提高精子质量:文蛤富含锌,它能使精子的数量增加,质量提高,活性增强,从而有效地预防男性不育症。

(3)参与造血:文蛤富含铁,它是形成血红蛋白、肌红蛋白、细胞色素的重要原料。每个红细胞含2.8亿个血红蛋白分子,每个血红蛋白分子含有4个铁离子。缺铁会引起缺铁性贫血。

(4)预防贫血:文蛤富含维生素B_{12},它能有效地预防巨幼红细胞贫血。缺乏维生素B_{12}时,患者脸色蜡黄、厌食、呼吸困难、步态不稳、精神忧郁。

【应　用】

(1)骨质疏松症:文蛤肉50克,豆腐(切块)100克,水发海带丝30克,油菜(去根后洗净)50克。以上食材共入锅内,加适量水,用大火煮沸,改为小火,放入葱花、姜末、食盐、料酒、胡椒粉,煮30分钟即成。

(2)血液黏稠:文蛤肉50克,水发黑木耳30克,紫皮洋葱(切丝)1个。以上食材共入锅内,加适量水,用大火煮沸,改为小火,放入葱花、姜末、食盐、料酒、胡椒粉,煮30分钟即成。

(3)阳痿:文蛤肉60克,羊肉(切片)100克,核桃肉30克,葱白(切段)30克。以上食材共入锅内,加适量水,用大火煮沸,改为小火,放入葱花、姜末、食盐、料酒、胡椒粉,煮30分钟即成。

（4）水肿：文蛤 60 克，红小豆 50 克，冬瓜（切块）150 克。以上食材共入锅内，加适量水，用大火煮沸，改为小火，放入葱花、姜末、食盐、料酒、胡椒粉，煮 30 分钟即成。

（5）头发干枯：文蛤 60 克，豆腐（切块）100 克，水发海带丝（切段）30 克，胡萝卜（切块）1 个。以上食材共入锅内，加适量水，用大火煮沸，改为小火，放入葱花、姜末、食盐、料酒、胡椒粉，煮 30 分钟即成。

（6）病后体虚：文蛤 60 克，鸡中翼 4 个，桂圆肉 15 克，核桃仁 12 克，红枣 6 枚。以上食材共入锅内，加适量水，用大火煮沸，改为小火，放入葱花、姜末、食盐、料酒、胡椒粉，煮 30 分钟即成。

【提　示】　体质过敏、脾胃虚弱、消化不良者应慎食。

【食　谱】

（1）膀胱癌食谱：文蛤炖丝瓜

原料：文蛤 60 克，丝瓜 150 克，鸭血 100 克，葱花、姜末、食盐、料酒、胡椒粉、香醋、香油各适量。

制作：将文蛤肉洗净，丝瓜切成块，鸭血切成块，共入锅内，加适量水，用大火煮沸，改为小火，放入葱花、姜末、食盐、料酒、胡椒粉、香醋，煮 30 分钟，淋入香油即成。

功效：清热解毒，祛瘀利湿。适用于湿热瘀毒型膀胱癌患者。

（2）甲状腺癌食谱：文蛤炖鸡翅

原料：文蛤肉 60 克，鸡翅 2 个，水发裙带菜 30 克，芦笋 100 克，葱花、姜末、食盐、料酒、胡椒粉、香醋、香油各适量。

制作：将文蛤肉洗净，鸡翅切成块，裙带菜切成丝，芦笋切成段，共入锅内，加适量水，用大火煮沸，改为小火，放入葱花、姜末、食盐、料酒、胡椒粉、香醋，煮 30 分钟，淋入香油即成。

功效：补肾益精，培本消肿。适用于体质虚弱的甲状腺癌患者。

25. 对虾——补肾壮阳之宝

对虾为虾科虾属海产虾，又名明虾、大红虾，是我国的特产，主产于我国的东海、南海、黄海、渤海等海域。山东莱州湾素有对虾之乡的美誉，那里的对虾个大体粗，肉质鲜美，深受人们的青睐。

对虾营养丰富，每 100 克对虾含蛋白质 16.5 克，脂肪 0.9 克，钾 214 毫克，镁 34 毫克，钙 49 毫克，锌 2.63 毫克，硒 18.1 微克，维生素 A 15 微克，烟酸 1.7 毫克。

对虾性温，味甘，入肾、脾、胃经。具有补肾壮阳和健胃补气等功能。适用于肾虚阳痿、筋骨疼痛等症。

【防癌奥秘】

（1）奥秘一：对虾富含锌，它能维持胸腺的正常功能，从而培育和繁殖出有活力的 T 淋巴细胞，而这些 T 淋巴细胞是杀伤癌细胞的主要力量。

（2）奥秘二：对虾富含硒，它的化合物能介入致癌物的代谢，降低致癌因子的诱变性,促进受损 DNA 的修复,诱导肿瘤细胞程序性凋亡。

【保健作用】

(1)降低胆固醇:对虾所含的甜菜碱能抑制血清胆固醇升高,从而有效地防止心脑血管疾病。

(2)防止胆结石:海虾富含牛磺酸,它能增强肝功能,提高解毒功能,可有效防止因胆固醇过高而引起的胆结石。

(3)促进生长发育:对虾富含维生素 A,它能维持细胞的正常分化,维持骨骼的正常生长发育,促进人体的健康生长。

(4)改善心境:对虾富含硒,它能使人的心情爽快,而缺硒则会产生焦虑、抑郁和怠倦。

(5)预防糖尿病:对虾富含锌,锌能使胰腺保持正常功能,有效地预防糖尿病。研究发现,糖尿病患者胰腺含锌量仅为正常人的 1/2。摄取富含锌的食品能有效地预防糖尿病。

【应　用】

(1)眼干涩:对虾 60 克,将其头部沙包去掉,抽出背部沙线,胡萝卜(切块)1 个,黑豆 50 克。共入锅内,加适量水,用大火煮沸,改为小火,放入葱花、姜末、食盐、料酒、胡椒粉,煮至豆熟烂即成。

(2)产后缺乳:海虾肉 60 克,猪蹄(切块)1 个。食材入锅内,加适量水,用大火煮沸,改为小火,放入葱花、姜末、食盐、料酒、胡椒粉,煮至猪蹄熟烂即成。

(3)腰膝酸软:鲜虾肉 60 克,栗子、黑豆、黄豆各 50 克。食材入锅内,加适量水,用大火煮沸,改为小火,放入葱花、姜末、食盐、料酒、胡椒粉,煮至豆熟烂即成。

(4)病后体虚:鲜虾肉 60 克,鸡中翼 3 个,水发海带(切段)50 克,豆腐(切块)100克。以上食材共入锅内,加适量水,用大火煮沸,改为小火,放入葱花、姜末、食盐、料酒、胡椒粉,煮至肉熟烂即成。

(5)阳痿:鲜海虾肉 60 克,羊肉(切块)100 克,花生仁 60 克,大葱白(切段)30 克。以上食材共入锅内,加适量水,用大火煮沸,改为小火,放入葱花、姜末、食盐、料酒、胡椒粉,煮至肉熟烂即成。

(6)小儿发育不良:鲜对虾肉 60 克,鸡脯肉(切丝)50 克,豆腐(切块)50 克。以上食材共入锅内,加适量水,用大火煮沸,改为小火,放入葱花、姜末、食盐、料酒、胡椒粉,煮 30 分钟即成。

【提　示】　过敏性皮炎和哮喘患者不宜食用。

【食　谱】

(1)甲状腺癌食谱:对虾炖鸡翅

原料:鲜对虾肉 60 克,鸡翅 2 个,海参 3 个,葱花、姜末、食盐、料酒、胡椒粉、香醋、香油各适量。

制作:将虾肉洗净,鸡翅切成块,海参一切两半,共入锅内,加适量水,用大火煮沸,改为小火,放入葱花、姜末、食盐、料酒、胡椒粉、香醋、香油,煮 30 分钟即成。

功效:补肾益精,补气养血。适用于体质虚弱的甲状腺癌患者。

(2)食管癌食谱:对虾炖猴头菇

原料:鲜对虾肉 60 克,猴头菇 50 克,鸡脯肉 40 克,葱花、姜末、食盐、料酒、胡椒粉、香醋、香油各适量。

制作:将虾肉洗净,猴头菇切成片,鸡脯肉切成丝,共入锅内,加适量水,用大火煮沸,改为小火,放入葱花、姜末、食盐、料酒、胡椒粉、香醋、香油,煮 30 分钟即成。

功效:补气养血,益胃和中。适用于食欲不振的食管癌患者。

26. 海蟹——活血止痛珍品

海蟹又名海螃蟹、梭子蟹,分布于我国沿海一带,主产于塘沽、秦皇岛、锦州、烟台水域。海蟹的生长依赖脱壳来完成,每脱一次壳个头就增大一些。吃海蟹很有讲究,四、五、九月吃雄海蟹,因为这时的雌海蟹正值产卵,肌肉消瘦,滋味较差,而到金秋十月,则要吃雌海蟹,因为雄海蟹这时由于发情交配,骨肌萎缩,味同嚼蜡,而雌海蟹则受精长膏,个头肥壮,味道极其鲜美。

海蟹营养丰富,每 100 克海蟹含蛋白质 12 克,脂肪 1.6 克,钾 161 毫克,镁 140 毫克,钙 207 毫克,铁 3 毫克,锌 2.98 毫克,硒 77.6 微克,维生素 E 2.61 毫克,烟酸 0.1 毫克。

海蟹性寒,味咸,入肝、胃经。具有滋阴清热和益肾补髓等功能。适用于瘀血肿痛、腰酸腿痛等症。

【防癌奥秘】

(1)奥秘一:海蟹富含硒,每 100 克海蟹含硒高达 77.6 微克,16 倍于猪肉的含硒量。研究证明,硒能抑制动物的自发性肿瘤,移植肿瘤及化学致癌剂引发的肿瘤。

(2)奥秘二:海蟹富含锌,它能抑制脂质过氧化,保护细胞膜的稳定性,防止自由基对细胞的攻击,从而起到防癌的效果。

【保健作用】

(1)补充营养:吃海蟹大饱口福的同时也得到优质蛋白质、多种氨基酸、维生素、微量元素及矿物质。

(2)保护胸腺:海蟹富含锌,它能使胸腺保持正常生长和良好的功能。缺锌会导致胸腺萎缩,从而使机体的免疫功能受到破坏性影响。

(3)保持心情愉悦:海蟹富含酪氨酸和丙氨酸,能消除忧郁和烦躁,使心情愉快,畅心抒怀。

(4)保护心血管:海蟹富含维生素 B_6,它能使血液中同型半胱氨酸含量降低,高同型半胱氨酸血症是引发心血管疾病的危险因素。

(5)预防疾病:海蟹富含钙,它能增进健康,减少疾病,近年来的研究发现钙缺乏会在中老年人群中引发多种非骨骼疾病,如结肠癌、高血压、糖尿病等。

【应　用】

(1)骨质疏松症:海蟹(蒸熟后把肉剥离出来)2个,豆腐(切块)100克,水发海带丝(切段)60克,油菜(切段)100克。以上食材共入锅内,加适量水,用大火煮沸,改为小火,放入葱花、姜末、食盐、料酒、胡椒粉、香醋、香油,煮30分钟即成。

(2)贫血:海蟹(蒸熟后把肉剥离出来)2个,猪肝(切片)50克,豆腐(切块)100克。以上食材共入锅内,加适量水,用大火煮沸,改为小火,放入葱花、姜末、食盐、料酒、胡椒粉、香醋、香油,煮20分钟即成。

(3)高血压病:海蟹(蒸熟后把肉剥离出来)1个,芹菜(切段)15克。芹菜在沸水中焯一下捞出沥净水,然后与海蟹肉一起放在碗里,加入蒜泥、食盐、香醋、香油,拌匀即成。

(4)阳痿:海蟹(蒸熟后把肉剥离出来)2个,牡蛎肉50克,鸡中翼3个。以上食材共入锅内,加适量水,用大火煮沸,改为小火,放入葱花、姜末、食盐、料酒、胡椒粉、香醋、香油,煮30分钟即成。

(5)病后体虚:海蟹(蒸熟后把肉剥离出来)2个,鸡脯肉(切丝)50克,豆腐(切块)100克。以上食材共入锅内,加适量水,用大火煮沸,改为小火,放入葱花、姜末、食盐、料酒、胡椒粉、香醋、香油,煮30分钟即成。

【提　示】　海蟹性寒,脾胃虚弱者不宜食用。

【食　谱】

(1)恶性骨肿瘤食谱:海蟹炖鱼肚

原料:海蟹2个,鱼肚100克,香菇50克,冬笋20克,葱花、姜末、食盐、料酒、胡椒粉、香醋、香油各适量。

制作:将海蟹蒸熟后把肉剥离出,水发鱼肚用沸水氽过挤干水分,切成斜刀片,香菇切成丝,冬笋切成片。以上食材共入锅内,加适量水,用大火煮沸,改为小火,放入葱花、姜末、食盐、料酒、胡椒粉、香醋、香油,煮30分钟即成。

功效:补肾养筋,散瘀消肿。适用于血热瘀滞的恶性骨癌患者。

(2)膀胱癌食谱:海蟹炖豆腐

原料:海蟹2个,豆腐150克,荠菜100克,冬笋20克,葱花、姜末、食盐、料酒、胡椒粉、香醋、香油各适量。

制作:将海蟹蒸熟后把肉剥离出,豆腐切成块,荠菜去根洗净,冬笋切成片。以上食材共入锅内,加适量水,用大火煮沸,改为小火,放入葱花、姜末、食盐、料酒、胡椒粉、香醋、香油,煮30分钟,淋入香油即成。

功效:清热利湿,润燥解毒。适用于湿热瘀毒型的膀胱癌患者。

27. 海蜇——软坚消积良药

海蜇为海产无脊椎浮游动物,又名石镜、白皮子、水母。分布于东南沿海,主产于广东、福建、浙江、山东等地海域。海蜇在水中浮动时好像降落伞,伞体部分为海蜇皮,伞体下垂的部分为海蜇头。海蜇既可凉拌，也可煮炖和烹炒。

海蜇营养丰富，每 100 克海蜇含蛋白质 5.1 克，脂肪 0.5 克，钾 296 毫克，镁 237 毫克，钙 266 毫克，铁 17 毫克，硒 15.8 微克，烟酸 0.6 毫克。

海蜇性温，味咸，入肝、肾经。具有软坚化痰和祛风除湿等功能。适用于关节疼痛、血压升高等症。

【防癌奥秘】

(1)奥秘一：海蜇富含硒，它是谷胱甘肽过氧化物酶(GSH-Px)的重要成分，GSH-Px 是人体内的"血管清道夫"，能有效地清除自由基体内垃圾，保护细胞膜，从而起到防癌的效果。

(2)奥秘二：海蜇富含镁，镁具有防癌作用。多项流行病学的研究报道，血清镁的浓度与胃癌、肝癌、肺癌等呈负相关。低摄入镁会降低 DNA 损伤修复能力，增加患癌症的风险。

【保健作用】

(1)维持渗透压稳定：海蜇富含钾，它是人体必需的微量元素，能稳定渗透压和酸碱平衡，保障心脏正常活动，提高神经系统的兴奋性。

(2)维持正常心律：海蜇富含钙，它能激活肌细胞内腺苷三磷酸酶，促时肌肉收缩，调节心脏收缩，维持正常心律。

(3)预防甲状腺肿：海蜇富含碘，它能预防地方性甲状腺肿和地方性克汀病。碘是合成甲状腺激素的重要元素，甲状腺激素的所有生物学作用都与碘有密切关系。

(4)预防贫血：海蜇是微型铁库，铁是造血的原料，是合成血红蛋白的必需成分，是预防缺铁性贫血的重要元素。

(5)激活多种酶：海蜇富含镁，它是酶的激活剂，参与 300 多种酶促反应，在许多重要酶促反应中，镁起着决定性的作用。

【应 用】

(1)贫血：海蜇丝 100 克，猪肝(切片)80 克，黑木耳 15 克。以上食材共入锅内，加适量水，用大火煮沸，改为小火，放入葱花、姜末、食盐、料酒、胡椒粉、香醋、香油，煮 30 分钟即成。

(2)高血压病：海蜇丝(洗净)100 克，芹菜(切段)120 克。以上食材在沸水中焯一下，捞出沥净水，放入碗里，加入蒜泥、食盐、香醋、香油，拌匀即成。

(3)地方性甲状腺肿：海蜇丝(洗净)100 克，水发海带丝(切段)60 克。以上食材煮熟后捞出沥净水，放入碗里，加入蒜泥、食盐、香醋、香油，拌匀即成。

(4)病后体虚：海蜇丝 100 克，红枣 6 枚，桂圆肉 20 克，鸡中翼 4 个。以上食材共入锅内，加适量水，用大火煮沸，改为小火，放入葱花、姜末、食盐、料酒、胡椒粉、香醋、香油，煮 30 分钟即成。

(5)颈项瘰疬：海蜇丝(洗净)400 克，荸荠(洗净并去皮)300 克，芋艿(洗净并去皮)500 克，水发海带丝(切段)200 克。以上食材共入锅内，加适量水，用大火煮沸，改为小火，煮成稠糊状，然后烘干研成末，每次 20 克，每日 3 次。

【提　示】　海蜇不易消化,脾胃虚弱不宜多食。

【食　谱】

(1)宫颈癌食谱:海蜇丝拌黄瓜

原料:海蜇丝100克,黄瓜150克,莴笋80克,蒜泥、食盐、香醋、香油各适量。

制作:将海蜇丝切成5厘米的段,洗净沥干水,黄瓜与莴笋洗净切成丝,装入盘里,加入蒜泥、食盐、香醋、香油,拌匀即成。

功效:清热解毒,利湿散瘀。适用于湿热瘀毒型宫颈癌患者。

(2)甲状腺癌食谱:海蜇头芦笋汤

原料:海蜇头100克,芦笋60克,香菇30克,火腿35克,蒜末、葱花、姜末、食盐、料酒、胡椒粉、香醋、香油各适量。

制作:将海蜇头洗净切成云彩片,用温水泡上待用,火腿切成片,香菇切成丝,芦笋切成段。以上食材共入锅内,加适量水,用大火煮沸,改为小火,放入蒜末、葱花、姜末、食盐、料酒、胡椒粉、香醋,煮10分钟,淋入香油即成。

功效:清热化痰,润肺散结。适用于血瘀痰凝的甲状腺癌患者。

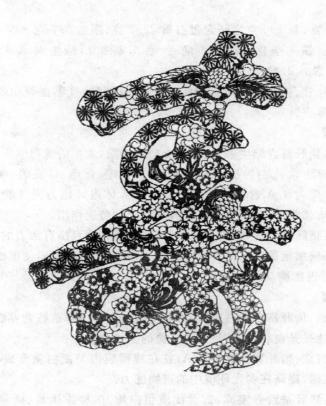

十、其 他

1. 猪肝——特效补血剂

猪肝为猪科动物猪的肝脏,是一种营养价值很高的食品,不仅可烹制美味佳肴,而且具有宝贵的医疗价值。

20世纪20年代,美国病理学家惠普尔为探索防治贫血的食品,曾用狗做实验,把狗血放掉一部分,使其处于贫血状态,然后喂各种各样的食品,经过多次反复实验,结果证实,能快速提升血红蛋白,使狗脱离贫血的食品是猪肝。这一发现引起了人们的极大兴趣,1926年,美国波士顿医生迈诺特和墨菲,采用猪肝作为贫血患者的菜肴,获得了惊人效果,引起轰动效应,因此迈诺特和墨菲分享了1934年的诺贝尔生理学和医学奖。

猪肝营养丰富,每100克猪肝含蛋白质22.7克,脂肪5.7克。钾275毫克,镁34毫克,钙54毫克,铁8毫克,锌3.86毫克,硒6.2微克,维生素A 4 970微克,烟酸38.5毫克,维生素$B_2$2.41毫克。

猪肝性温,味甘、苦,入肝、肾经。具有补肝明目和补气养血等功能。适用于贫血萎黄、目干夜盲等症。

【防癌奥秘】

(1)奥秘一:猪肝富含维生素A,它具有防癌功效,大量的流行病学、动物实验及实验室研究表明,维生素A与肿瘤有密切关系,食管癌、胃癌、口腔癌、喉癌、结肠癌、乳腺癌患者血液中维生素A含量低。维生素A在人体内转化为视黄酸,调节上皮组织的分化,维持上皮细胞的正常状态和功能,从而起到防癌作用。

(2)奥秘二:猪肝富含锌,它能增强胸腺功能,使其培育出有活力的T淋巴细胞,T淋巴细胞是杀伤癌细胞的主力军。缺锌会使人体出现免疫缺陷,使淋巴结、脾脏、胸腺重量减轻和T淋巴细胞功能不全。

【保健作用】

(1)防治贫血:猪肝富含蛋白质、多种氨基酸、铁、锌、铜,这些营养成分都是造血的必需物质,能快速提升血红蛋白,是预防贫血的上佳食物。

(2)防治夜盲症:猪肝富含维生素A,它在视网膜内与蛋白质合成视紫红质,增强视网膜的感光性能,提高在弱光环境中的视物能力。

(3)抗疲劳:猪肝是营养宝库,富含优质蛋白质、多种维生素、微量元素等营养成分,具有惊人的抗疲劳作用。实验证明,未食用肝粉的大鼠在水中只能游13分钟;而食用肝粉的大鼠,除1只游了13分钟外,其余9只竟游了2小时,表现出超常的耐力。

(4)防治口角炎:猪肝富含维生素 B₂,它能促进生长,保护皮肤和黏膜,能有效地预防口角炎、舌炎、口唇炎和阴囊炎。

(5)预防胆结石:猪肝富含维生素 B₆,它能促进草酸的排泄,抑制草酸钙的形成,可有效地预防胆结石。

【应　用】

(1)贫血:猪肝(切片)100 克,水发黑木耳 15 克,黄花菜(切段)20 克。以上食材共入锅内,加适量水,用大火煮沸,改为小火,放入葱花、姜末、食盐、料酒、胡椒粉,煮 30 分钟即成。

(2)夜盲症:猪肝(切片)100 克,胡萝卜(切块)1 个,豆腐(切块)150 克。以上食材共入锅内,用大火煮沸,改为小火,放入葱花、姜末、食盐、料酒、胡椒粉,煮 30 分钟即成。

(3)口角炎:猪肝(切片)100 克,白菜(切丝)150 克。以上食材共入锅内,加适量水,用大火煮沸,改为小火,放入葱花、姜末、食盐、料酒、胡椒粉,煮 30 分钟即成。

(4)血虚闭经:猪肝(切片)100 克,黑豆 50 克,黑木耳(洗净)15 克。以上食材共入锅内,加适量水,用大火煮沸,改为小火,放入葱花、姜末、食盐、料酒、胡椒粉,煮 30 分钟即成。

(5)体弱乏力:猪肝(切片)100 克,红枣 6 枚,桂圆肉 20 克。以上食材共入锅内,加适量水,用大火煮沸,改为小火,放入葱花、姜末、食盐、料酒、胡椒粉,煮 30 分钟即成。

(6)毛发干枯:猪肝(切片)100 克,水发海带丝 50 克,胡萝卜(切块)1 个,豆腐 150 克。以上食材共入锅内,用大火煮沸,改为小火,放入葱花、姜末、食盐、料酒、胡椒粉,煮 30 分钟即成。

(7)皮肤粗糙:猪肝(切片)100 克,胡萝卜(切片)1 个,裙带菜(切丝)30 克。以上食材共入锅内,加适量水,用大火煮沸,改为小火,放入葱花、姜末、食盐、料酒、胡椒粉,煮 30 分钟即成。

【提　示】　猪肝是富含胆固醇食物,心脑血管疾病患者不宜食用。

【食　谱】

(1)结肠癌食谱:猪肝炖枸杞子

原料:猪肝 100 克,枸杞子 30 克,女贞子 35 克,葱花、姜末、食盐、料酒、胡椒粉、香醋、香油各适量。

制作:将猪肝切成片,枸杞子、女贞子洗净,共入锅内,加适量水,用大火煮沸,改为小火,放入葱花、姜末、食盐、料酒、胡椒粉、香醋,煮 30 分钟,淋入香油即成。

功效:养肝补肾,滋阴补虚。适用于肝肾不足的结肠癌患者。

(2)恶性骨肿瘤食谱:猪肝炖鸡翅

原料:猪肝 100 克,鸡翅 2 个,芦笋 60 克,肉桂 3 克,葱花、姜末、食盐、料酒、胡椒粉、香醋、香油各适量。

制作:将猪肝切成片,鸡翅切成块,芦笋切成段,肉桂捣碎,共入锅内,加适量水,用大火煮沸,改为小火,放入葱花、姜末、食盐、料酒、胡椒粉、香醋、香油,煮30分钟即成。

功效:温脾通脉,温肾壮阳。适用于血虚萎黄的恶性骨肿瘤患者。

2. 鸡肝——夜盲症的克星

鸡肝为雉科动物家鸡的肝,是鸡身上营养价值最高的部位。鸡肝具有抗疲劳和增强体力的神奇效果,日本国会议员河野洋平先生经常到全国各地讲演和视察,往往徒步行走,许多议员都累得疲惫不堪,而他却精力旺盛,体力充沛,毫无倦态,深受人们的称赞,其奥妙就是他每周食用几次鸡肝加大蒜。

鸡肝营养可观,每100克鸡肝含蛋白质17.4克,脂肪6.2克,钾275毫克,镁14毫克,硒26.7微克,维生素A 102 280微克,烟酸38.4毫克。

鸡肝性温,味甘,入脾、肾经。具有滋补肝肾和增强体力等功能。适用于肝虚目昏、体弱无力、贫血萎黄等症。

【防癌奥秘】

(1)奥秘一:鸡肝富含维生素A,它能阻止上皮组织角质化、鳞状化,还能够逆转已经鳞状化的上皮细胞,进而阻止肿瘤的发生。

(2)奥秘二:鸡肝富含维生素B_{12},它具有防癌作用,当机体内维生素B_{12}缺乏时会导致DNA断裂,造成染色体突变而引起癌症。

【保健作用】

(1)抗疲劳:鸡肝是微型营养库,富含蛋白质、维生素A、维生素B_6、维生素B_{12}、铁、锌、硒等营养成分,具有增强体力,增加耐力,对抗疲劳的惊人效果。

(2)保护眼睛:鸡肝富含维生素A,它在视网膜内与蛋白质合成视紫红质,增强视网膜的感光性能,从而有效地预防夜盲症、干眼症、角膜软化症等。

(3)预防贫血:鸡肝富含铁,铁是造血的必需元素,是血红蛋白的重要成分。血红蛋白与氧结合,赋予血液鲜红的颜色,一旦缺铁,就会引起缺铁性贫血,皮肤就会苍白干燥,全身无力,精神萎靡不振。

(4)增强记忆力:鸡肝富含维生素B_6,它能改善70岁以上老年人的长期记忆力,延迟与年龄有关的记忆力衰退。

(5)参与糖代谢:鸡肝富含维生素B_1,它参与糖的代谢过程,缺少维生素B_1时,会引起糖代谢紊乱,使丙酮酸蓄积在神经组织中,导致多发性神经炎。

【应　　用】

(1)夜盲症:鸡肝100克,胡萝卜(切块)2个。以上食材共入锅内,加适量水,用大火煮沸,改为小火,放入葱花、姜末、食盐、料酒、胡椒粉,煮30分钟即成。

(2)贫血:鸡肝100克,扇贝肉50克,水发黑木耳20克。以上食材共入锅内,加适量水,用大火煮沸,改为小火,放入葱花、姜末、食盐、料酒、胡椒粉,煮30分钟即成。

(3)水肿:鸡肝100克,红小豆50克,冬瓜150克。以上食材共入锅内,加适量水,用大火煮沸,改为小火,放入葱花、姜末、食盐、料酒、胡椒粉,煮30分钟即成。

(4)病后体虚:鸡肝 100 克,鲜贝 50 克,豆腐(切块)150 克,红枣 6 枚,桂圆肉 15克。以上食材共入锅内,加适量水,用大火煮沸,改为小火,放入葱花、姜末、食盐、料酒、胡椒粉,煮 30 分钟即成。

【提　示】　鸡肝含有较多的胆固醇,食用时应加一些蒜泥,因为大蒜具有降胆固醇的作用。

【食　谱】

(1)甲状腺癌食谱:鸡肝炖海参

原料:鸡肝 100 克,海参 3 个,玉兰片 20 克,葱花、姜末、食盐、料酒、胡椒粉、香醋、香油各适量。

制作:将鸡肝洗净,海参一切两半洗净,玉兰片切成丝,共入锅内,加适量水,用大火煮沸,改为小火,放入葱花、姜末、食盐、料酒、胡椒粉、香醋,煮 30 分钟,淋入香油即成。

功效:补肾益精,补气养血。适用于精血亏损的甲状腺癌患者。

(2)膀胱癌食谱:鸡肝炖豆腐

原料:鸡肝 100 克,豆腐 150 克,荠菜 80 克,香菇 20 克,葱花、姜末、食盐、料酒、胡椒粉、香醋、香油各适量。

制作:将鸡肝洗净,豆腐切成块,荠菜去根洗净,香菇切成丝,共入锅内,加适量水,用大火煮沸,改为小火,放入葱花、姜末、食盐、料酒、胡椒粉、香醋,煮 30 分钟,淋入香油即成。

功效:清热利湿,滋阴润燥。适用于湿热瘀毒的膀胱癌患者。

3. 猪蹄——通乳补血佳肴

猪蹄又名猪脚、猪手,它富含胶原蛋白、弹性蛋白、硫酸软骨素、骨胶原,因此被人们称为"美容食品"。

猪蹄营养丰富,每 100 克猪蹄含蛋白质 23 克,脂肪 17 克,钾 18 毫克,镁 3 毫克,钙 332 毫克,铁 2.4 毫克,硒 4.2 微克,烟酸 2.8 毫克。

猪蹄性平,味咸,入肺、大肠经。具有消肿止痛,护肤美容,强筋健骨等功能。适用于体质虚弱、皮肤粗糙、产后缺乳等症。

【防癌奥秘】

(1)奥秘一:猪蹄富含精氨酸,它能增强机体的免疫功能,抑制癌细胞生长,有效地预防癌症。

(2)奥秘二:猪蹄富含维生素 A,它具有防癌功能。挪威学者曾开展一项长达 5年、共计 8 278 人参与的大规模研究项目,该项目发现食用富含维生素 A 食品的人,其肺癌的发生率较低。如果缺乏维生素 A,则上皮组织趋于角质化、鳞状化的倾向,癌症发生的风险随之增高。

【保健作用】

(1)促进生长发育:猪蹄富含赖氨酸,它是合成蛋白质的必需物质,能促进青少年的生长发育,促进钙的吸收和骨骼的正常生长。

(2)预防不育症:猪蹄富含精氨酸,它不仅是精液的重要成分,而且是精子的促生剂,能使精子的数量增多,从而能有效地预防不育症。

(3)护肤美容:猪蹄富含胶原蛋白,它能增强皮肤细胞的贮水与保湿功能,使皮肤柔润细腻。猪蹄所含的弹性蛋白能使皮肤保持良好弹性。

(4)产后催乳:猪蹄富含大分子胶原蛋白,它具有良好的催乳功能。在我国民间,猪蹄是治疗产后缺乳的传统食物。

(5)抗贫血:猪蹄富含铁和蛋白质,能促进红细胞和血红蛋白的生成,因此具有抗贫血的效果。

(6)增进健康:猪蹄富含维生素 B_{12},它能维持人体健康。缺乏维生素 B_{12} 时会引起身体虚弱、体重减轻、容易疲劳、精神忧郁、记忆力减退,以及舌、口腔、消化道黏膜发炎等。

【应 用】

(1)病后体虚:猪蹄(切块)1 个,红枣 6 枚,黑豆 30 克,扇贝肉 30 克,胡萝卜(切块)1 个。以上食材共入锅内,加适量水,用大火煮沸,改为小火,放入葱花、姜末、食盐、料酒、胡椒粉,煮 30 分钟即成。

(2)产后缺乳:猪蹄(切块)1 个,黄豆、花生(洗净)各 50 克。以上食材共入锅内,加适量水,用大火煮沸,改为小火,放入葱花、姜末、食盐、料酒、胡椒粉,煮 30 分钟即成。

(3)紫癜:猪蹄(切块)1 个,花生仁 50 克,红枣 6 枚。以上食材共入锅内,加适量水,用大火煮沸,改为小火,放入葱花、姜末、食盐、料酒、胡椒粉,煮至猪蹄熟烂即成。

(4)血虚眩晕:猪蹄(切块)1 个,红枣 6 枚,桂圆肉 15 克。以上食材共入锅内,加适量水,用大火煮沸,改为小火,放入葱花、姜末、食盐、料酒、胡椒粉,煮至猪蹄熟烂即成。

(5)皮肤粗糙:猪蹄(切块)1 个,豆腐(切块)100 克,水发海带丝(切段)30 克。以上食材共入锅内,加适量水,用大火煮沸,改为小火,放入葱花、姜末、食盐、料酒、胡椒粉,煮至猪蹄熟烂即成。

(6)毛发干枯:猪蹄(切块)1 个,水发海带丝(切段)50 克,豆腐(切块)100 克,香菇(切丝)20 克。以上食材共入锅内,加适量水,用大火煮沸,改为小火,放入葱花、姜末、食盐、料酒、胡椒粉,煮至猪蹄熟烂即成。

【提 示】 猪蹄含脂肪较多,高脂血症、高血压病、动脉粥样硬化、冠心病等患者不宜食用。

【食 谱】

(1)甲状腺癌食谱:猪蹄炖海带

原料:猪蹄 1 个,水发海带丝 50 克,黄豆 60 克,葱花、姜末、食盐、料酒、胡椒粉、香醋、香油各适量。

制作:将猪蹄切块,海带丝切成段,黄豆洗净,共入锅内,加适量水,用大火煮沸,改为小火,放入葱花、姜末、食盐、料酒、胡椒粉,煮至猪蹄熟烂,淋入香油即成。

功效:软坚散结,滋阴补髓。适用于体质衰弱的甲状腺癌患者。

(2)眼部恶性肿瘤:猪蹄炖枸杞子

原料:猪蹄 1 个,枸杞子 30 克,海带丝 60 克,冬笋 50 克,葱花、姜末、食盐、料酒、胡椒粉、香醋、香油各适量。

制作:将猪蹄切块,海带丝切成段,枸杞子洗净,共入锅内,加适量水,用大火煮沸,改为小火,放入葱花、姜末、食盐、料酒、胡椒粉、香醋,煮至猪蹄熟烂,淋入香油即成。

功效:滋阴润燥,消肿祛瘀。适用于气血两亏的眼部恶性肿瘤患者。

4. 猪血——养血补血佳品

猪血是一种营养丰富的食品,素有"液体肉"之称,猪血物美价廉,堪称"养血之王"。在我国民间常食猪血炖豆腐、猪血菠菜汤、猪血酸辣汤。在日本和欧美许多国家的市场上,以猪血为原料制作的点心、香肠,也受到消费者欢迎。

猪血营养丰富,每 100 克猪血含蛋白质 18.9 克,脂肪 0.4 克,铁 8.7 毫克。猪血含有 18 种氨基酸,包括人体必需的 8 种氨基酸和植物食品缺少的精氨酸、色氨酸、赖氨酸。

猪血性平,味甘,入心、脾、大肠经。具有润肠通便和养血止血等功能。适用于贫血眩晕、中满腹胀等症。

【防癌奥秘】

(1)奥秘一:猪血富含锌:它能增强免疫功能,激活 T 淋巴细胞,促进干扰素生成,从而起到防癌的效果。

(2)奥秘二:猪血富含精氨酸,它能增强肝脏的解毒作用,提高机体的免疫功能,抑制癌细胞的生长,从而达到防癌的效果。

【保健作用】

(1)促进生长发育:猪血富含赖氨酸,它是合成蛋白质的必需成分,能促进青少年的生长发育,促进钙的吸收与利用,使骨骼正常生长。

(2)预防不育症:猪血富含精氨酸,它是精液的重要成分,能使精子的数量增多,活性增强,因此能预防不育症。

(3)防治贫血:猪血富含铁,它是以血红素亚铁的形式存在,容易被人体吸收利用,是贫血患者的理想食品。

(4)止血:猪血含有凝血酶,能使纤维蛋白原变为纤维蛋白,从而加速血液的凝结过程。

(5)排毒:猪血在人的胃酸作用下,会产生一种具有杀菌的润肠的物质,这种物质能结合肠道内的有害金属,使其排出体外。因此,猪血是采矿、冶炼、印染、纺织、化工等工作者的保健食品。

（6）促进创伤痊愈：从猪血中分离出一种名为"创伤激素"的物质，它能清除创伤部位坏死的细胞，促进新血管生成，可使受伤组织快速痊愈。

【应　　用】

（1）贫血：猪血（切块）100 克，豆腐（切块）100 克，水发黑木耳 20 克。炒锅上火，放入植物油烧至七成热，下入葱花炝锅，放入猪血、豆腐、黑木耳翻炒几下，放入料酒、食盐、酱油、白糖、胡椒粉、姜末、鲜汤，翻炒入味后，用湿淀粉勾成芡，淋入香油即成。

（2）痔疮出血：猪血（切块）100 克，花生仁 50 克，槐花 10 克。以上食材共入锅内，加适量水，用大火煮沸，改为小火，放入葱花、姜末、食盐、料酒、胡椒粉，煮至花生仁熟透即成。

（3）伤口久不愈合：猪血（切块）100 克，牡蛎肉 50 克，油菜（去根并洗净）150 克。以上食材共入锅内，加适量水，用大火煮沸，改为小火，放入葱花、姜末、食盐、料酒、胡椒粉，煮 30 分钟即成。

（4）视力减退：猪血（切块）100 克，胡萝卜（切块）2 个，鲜贝肉 50 克。以上食材共入锅内，加适量水，用大火煮沸，改为小火，放入葱花、姜末、食盐、料酒、香醋、卤汁，煮 30 分钟，淋入香油即成。

（5）肾虚腰痛：猪血（切块）100 克，香菇（切丝）20 克，扇贝肉 50 克，生姜（切片）30 克。以上食材共入锅内，加适量水，用大火煮沸，改为小火，放入葱花、姜末、食盐、料酒、胡椒粉，煮 30 分钟即成。

【提　　示】　猪血难以消化，脾胃虚弱者应慎食。

【食　　谱】

（1）膀胱癌食谱：猪血炖丝瓜

原料：猪血 100 克，丝瓜 150 克，玉兰片 30 克，葱花、姜末、食盐、料酒、胡椒粉、香醋、香油各适量。

制作：将猪血和丝瓜切成块，玉兰片切成丝，共入锅内，加适量水，用大火煮沸，改为小火，放入葱花、姜末、食盐、料酒、胡椒粉，煮 30 分钟，淋入香油即成。

功效：清热解毒，祛瘀利湿。适用于湿热瘀毒型膀胱癌患者。

（2）胃癌食谱：猪血炖海带

原料：猪血 100 克，山慈菇 30 克，独头蒜 2 个，水发海带丝 60 克，葱花、姜末、食盐、料酒、胡椒粉、香醋、香油各适量。

制作：将猪血切成块，山慈菇去皮切成片，独头蒜切成片，海带丝切成段，共入锅内，加适量水，用大火煮沸，改为小火，放入葱花、姜末、食盐、料酒、胡椒粉、香醋、香油，煮 30 分钟即成。

功效：软坚散结，健脾补虚。适用于食欲不振的胃癌患者。

5. 牛奶——优质营养品

牛奶是一种营养丰富、容易消化和吸收、老少皆宜的食品，因而受到人们的欢迎。

牛奶含有 18 种氨基酸,包括人体必需的 8 种氨基酸,赖氨酸、酪氨酸、苯丙氨酸的含量尤为丰富。每 100 克牛奶含蛋白质 3 克,脂肪 2.9 克,钾 111 毫克,镁 16 毫克,钙 135 毫克,锌 3.36 毫克,硒 1.2 微克,维生素 A 11 微克。

牛奶含有 5% 的乳糖,在消化道里分解成葡萄糖和半乳糖,半乳糖容易被人体吸收,它不仅对大脑和神经有重要作用,而且能促进人体对钙的吸收。牛奶所含的 3-羟基-3-甲基戊二酸,对肝脏合成胆固醇有抑制作用,能降低血清胆固醇。因此,高脂血症、高血压病、冠心病患者可放心饮用。

牛奶性微寒,味甘,入心、脾、肺、胃经。具有补气养血,益肺养胃,强筋健骨等功能。适用于虚损瘦弱、气血不足、骨质疏松等症。

【防癌奥秘】

(1)奥秘一:牛奶富含钙,大量研究证明,高钙膳食能抑制结肠盲肠癌的发生,因为钙能抑制结肠黏膜上皮细胞过度增殖,促进肿瘤细胞凋亡。

(2)奥秘二:牛奶富含维生素 A,它能抑制苯并芘和其他多环芳烃化合物的活性,阻止其转变成最终致癌物,因此起到防癌效果。

【保健作用】

(1)促进伤口愈合:牛奶富含赖氨酸,它能促进胶原蛋白的合成和组织修复,是外科手术后患者的理想食品。

(2)促进骨骼生长:牛奶富含钙和维生素 D,钙是骨骼的基石,维生素 D 能促进钙的吸收和利用,从而起到预防骨质疏松的效果。

(3)改善情绪:牛奶富含酪氨酸,它对大脑有良好影响,能够使人精神愉悦和消除焦虑、忧郁、烦躁等不良情绪。

(4)提高记忆力:牛奶富含苯丙氨酸,它是大脑细胞之间传递信息的化学物质,增强思维和记忆力。

(5)预防多种疾病:近年来研究发现,钙缺乏可在中老年人群中引发多种非骨骼性疾病,如结肠癌、直肠癌、高血压病、糖尿病等。多摄取含钙高的牛奶,可以有效地预防这些疾病。

【应　用】

(1)失眠:牛奶 200 毫升,加适量蜂蜜在睡前半小时饮用。

(2)高胆固醇血症:牛奶 150 毫升,山楂汁 50 毫升,番茄汁 60 毫升,猕猴桃汁 50 毫升,混合在一起饮用。

(3)高血压病:牛奶 150 毫升,橙子汁和芹菜汁各 50 毫升,混合后饮用。

(4)病后体虚:牛奶 200 毫升,小米、糯米各 50 克,红枣 6 枚,桂圆肉 20 克,共入锅内,加适量水用大火煮沸,改为小火,煮至米熟烂,加入适量蜂蜜即成。

【提　示】　胆囊炎和胰腺炎患者不宜饮用牛奶,以免加重病情。

【食　谱】

(1)鼻咽癌食谱:牛奶百合粥

原料:牛奶 200 毫升,百合、桂圆肉各 20 克,小米、大米各 50 克,红枣 6 枚,蜂蜜适量。

制作:将以上食材洗净,锅内加适量水,放入百合、桂圆肉、小米、大米、红枣,用大火煮沸,改为小火,撇去浮沫,煮至米熟后放入牛奶搅匀,加入蜂蜜调味即成。

功效:滋阴益气,和胃安神。适用于体质虚弱的鼻咽癌患者。

(2)乳腺癌食谱:牛奶黑豆粥

原料:牛奶200毫升,橘皮10克,黑豆、糙米各50克,枸杞子15克,蜂蜜适量。

制作:将以上食材洗净,锅内加适量水,放入橘皮、黑豆、糙米、枸杞子、用大火煮沸,改为小火,撇去浮沫,煮至豆熟烂,放入牛奶搅匀,加入蜂蜜调味即成。

功效:行气活血,散结消积。适用于气滞瘀毒的乳腺癌患者。

6. 酸牛奶——益寿延年上品

酸牛奶是以新鲜的牛奶为原料,经过马氏杀菌后再向牛奶中添加有益菌(发酵剂),经过发酵后,再冷却灌装的一种奶制品,是一种风味独特的营养保健食品。它完全保存了牛奶的所有营养成分,而且增加了游离氨基酸、可溶性钙、维生素 B_1、烟酸等有益物质。

酸牛奶营养丰富,每100克酸牛奶含蛋白质3.1克,脂肪4.6克,钾99毫克,镁11毫克,钙118毫克,维生素A 17微克,锌1.74毫克,硒1.6微克。

酸牛奶性平,味甘,入肺、大肠、脾经。具有强筋健骨,生津润肠,益寿延年等功能。适用于病后体弱、骨质疏松、消化不良等症。

【防癌奥秘】

(1)奥秘一:酸牛奶所含的乳酸菌及其代谢产物能激活天然杀伤细胞(NK细胞),促进抗体产生,从而增强对癌症的抵抗力。

(2)奥秘二:美国加州的学者研究证明,每日喝240毫升酸牛奶,能使血液中的γ-干扰素的含量增加,它具有抗癌作用。

(3)奥秘三:酸牛奶能激活机体内的巨噬细胞,而巨噬细胞能够吞噬癌细胞。

(4)奥秘四:动物实验证实,喂饲酸牛奶能使 β-淋巴细胞,T-淋巴细胞显著增多,活性增强,而 T-淋巴细胞是杀伤癌细胞的主力军。

(5)奥秘五:酸牛奶能够降低肠道内的 β-葡萄糖醛酸酶,偶氮还原酶与硝基还原酶的活性,这3种酶中的任何一种均能将一些前体物转变为致癌物。

【保健作用】

(1)增强消化功能:酸牛奶所含的乳酸能增强消化功能,促进消化液分泌,增进食欲。

(2)抑制细菌:酸牛奶中的乳酸菌及乳酸菌的产物对大肠埃希菌、金黄色葡萄球菌、沙门杆菌和肠道腐败菌具有显著的抑制作用,使肠道菌群保持平衡。

(3)防止便秘:酸牛奶中乳酸能刺激肠蠕动,从而起到防止便秘的作用。

(4)预防骨质疏松症:在乳酸菌使牛奶的发酵过程中,可溶性钙、磷增多,更容易被人体吸收和利用,因此达到预防骨质疏松的效果。

(5)降低胆固醇:酸牛奶中的乳酸菌,尤其是嗜酸乳杆菌具有降低胆固醇的作用。酸牛奶所含的乳酸、羟甲基戊二酸,也是抗胆固醇的因子。

(6)降低血压:酸牛奶所含的乳酸三肽具有降低血压的功能,因为它能抑制血管紧张素转化酶(ACE)的作用,阻止血管收缩,从而使血压下降。

(7)预防泌尿道感染:酸牛奶中嗜酸乳杆菌对大肠埃希菌、葡萄球菌、链球菌等有显著的抑制作用,从而有效地预防肾盂肾炎、膀胱炎、尿道炎等泌尿系疾病。

(8)益寿延年:保加利亚是欧洲的长寿之国,巴基斯坦的罕萨也是全球著名的长寿地区,这些地区人们长寿的主要原因之一就是喝酸牛奶。

【应　用】
(1)失眠:酸牛奶200毫升,蜂蜜15克,混匀后在睡前半小时饮用。
(2)便秘:酸牛奶200毫升,香蕉(去皮并切小块)2个,加适量蜂蜜调味后食用。
(3)高胆固醇血症:酸牛奶200毫升,山楂汁50毫升,混匀后食之。
(4)高血压病:酸牛奶200毫升,西瓜汁、芹菜汁各50毫升,混匀后食之。
(5)感冒:酸牛奶200毫升,白萝卜汁100毫升,混匀后食之。每日2次。
(6)阴道干涩:酸牛奶200毫升,胡萝卜汁、番茄汁各50毫升,混匀后食之。
(7)病后体虚:酸牛奶200毫升,猕猴桃汁100毫升,蜂蜜20毫升,混匀后食之。

【提　示】　不耐受牛奶的人,喝牛奶后会出现腹胀、腹痛、呕吐、腹泻等不良反应。这是因为他们体内缺乏乳糖酶,不能把牛奶中的乳糖分解成乳酸所造成的。酸牛奶中的乳酸菌所产生的乳糖酶,能将乳糖分解成乳酸,因此饮用酸牛奶可以减轻或消除乳糖不耐受症状。酸牛奶的抗菌成分在发酵48小时后达到顶峰,然后逐渐减弱。

【食　谱】
(1)胃癌食谱:猕猴桃酸牛奶
原料:酸牛奶300毫升,猕猴桃3个,山楂60克,蜂蜜30毫升,酸牛奶20毫升。
制作:将猕猴桃去皮洗净切成小粒,山楂洗净去皮去核切成小粒,牛奶用小锅煮沸,当温度降到40℃时,放入果料、蜂蜜、酸牛奶,搅匀后放入保温杯中,放置一夜即成。
功效:消食化滞,和胃降逆,清热止渴。适用于消化不良的胃癌患者。
(2)眼部恶性肿瘤:草莓酸牛奶
原料:牛奶300毫升,草莓50克,橙子1个,蜂蜜30克,酸牛奶20毫升。
制作:将草莓洗净,去蒂,切成小块;橙子去皮,切成小粒;牛奶用小锅煮沸,当温度降到40℃时,放入果料、蜂蜜、酸牛奶,搅匀后放入保温瓶里,放置一夜即成。
功效:行气化瘀,清热生津。适用于伤津口渴的眼部恶性肿瘤患者。

7. 茶叶——饮料中的皇帝

茶叶为山茶科山茶属双子叶植物,又名茶、茗,原产于我国南部山区,现在世界各地均有栽培。我国应用茶叶已有4 000多年的历史。据《神农本草经》记载:"神农尝百草,日遇七十二毒,得茶而解之。"可见茶叶具有神奇的解毒救人的作用。现在茶叶已成为全球性的大众饮料,把饮茶作为一种保健防病的措施。

茶叶富含无机盐,每 100 克绿茶含钾 1618 毫克,镁 247 毫克;钙 332 毫克。茶叶也是微量元素的良好来源,每 100 克茶叶含铁 13 毫克,锰 12 毫克,锌 4 毫克,硒 5.3 微克;烟酸的含量也十分可观,每 100 克茶叶含烟酸高达 23.8 毫克。

茶叶富含茶多酚、儿茶素、黄酮类物质、三萜皂苷、叶酸等具有防癌特性的物质,许多学者推崇茶叶的保健与防癌作用。美国学者魏斯贝格尔博士语出惊人,他说如果每日喝 6 杯茶就可以远离癌症。

茶叶性平,味苦,入肾、膀胱经。具有清热解毒,解渴利尿,消食化痰,提神醒脑等功能。适用于发热烦渴、小便赤黄、神疲体倦、油腻食积热毒下痢等症。

【防癌奥秘】

(1)奥秘一:茶叶所含的茶多酚是一种强力抗氧化剂,其抗氧化活性比维生素 E 强 20 倍。茶多酚不仅能捕捉自由基,而且可以防止致癌物对细胞遗传物质的损害,从而有效地预防癌症。

(2)奥秘二:绿茶可调控雌激素的水平,因此能防止乳腺癌。研究提示,有饮茶习惯的女性血清中雌激素含量明显低于不饮茶的妇女,而雌激素含量过高则是引起乳腺癌的危险因素。

【保健作用】

(1)降低血压:茶叶富含钾,它能使机体内多余的钠排出体外,降低外周小动脉血管的收缩,从而使血压下降。

(2)防止骨骼畸形:茶叶富含锰,锰与钙、磷的代谢有密切关系,缺锰会导致骨小梁稀少,骨骼畸形,容易骨折。

(3)延缓衰老:茶叶中的锰是一种益寿元素,参与超氧化物歧化酶(SOD)的形成,SOD 能有效清除自由基,保护细胞膜,抗畸变,延缓衰老,因此被誉为抗衰老奇酶。

(4)防止龋齿:茶叶富含氟,它是骨骼和牙齿的主要成分之一。缺氟会阻碍生长发育,容易产生龋齿。有饮茶习惯的人很少出现龋齿。

(5)防止动脉粥样硬化:茶叶中的茶多酚和黄酮类物质具有降低血脂、降胆固醇的作用,从而起到预防动脉粥样硬化,降低心脑血管疾病的患病率。

(6)抗辐射:茶叶具有抗辐射的作用,特别是对放疗引起的白细胞减少有显著防治效果,为此接受放疗的癌症患者应多饮茶。

【应　用】

(1)风热头痛:绿茶 5 克,菊花 9 克,金银花 10 克。水煎饮用。

(2)消化不良:茶叶 5 克,山楂 20 克,陈皮 10 克,鸡内金 6 克。水煎饮用。

(3)胆固醇过高:绿茶 5 克,山楂 20 克,黄芪 10 克。水煎饮用。

(4)痛经:红茶 5 克,山楂 20 克,小茴香 15 克,红糖 20 克。水煎饮用。

(5)口臭:绿茶 5 克,佩兰 12 克,广藿香 10 克。水煎饮用。

(6)风寒感冒:红茶 3 克,生姜片 9 克,葱白 12 克,白萝卜(切片)100 克。水煎饮用。

(7)口腔溃疡：绿茶 5 克，黄菊花 10 克，五倍子 12 克。水煎饮用。

【提　示】　茶叶含有咖啡因，对中枢神经系统有兴奋作用，所以晚上不宜饮茶，以免失眠；绿茶性凉，脾胃虚弱者不宜饮用。

【食　谱】

(1)乳腺癌食谱：绿茶黄芪饮

原料：绿茶 6 克，茉莉花 5 克，玫瑰花 9 克，黄芪 10 克。

制作：将以上食材洗净，放入茶壶里，用沸水冲泡，每日频饮，连饮 3～4 周。

功效：疏肝解郁，理气散瘀。适用于肝郁气滞的乳腺癌患者。

(2)肾癌食谱：红茶枸杞子饮

原料：红茶 6 克，枸杞子 10 克，西洋参 9 克，何首乌 6 克。

制作：将以上食材洗净，西洋参与何首乌切成薄片，与红茶和枸杞子一起放入茶壶里，用沸水冲泡，每日频饮，连饮 20～30 日。

功效：益气生津，滋阴补肾。适用于气血两伤的肾癌患者。

8. 蜂蜜——百花之精华

蜂蜜又名蜜糖、蜂糖，是蜜蜂从植物的花中采集的花蜜，经过酿造而储存在蜂巢的甜性物质。我国养蜂历史悠久。古籍《神农本草经》称蜂蜜是"益气补中，止痛解毒，除百病，久服强智轻身，延年益寿"的上品。印度人认为，蜂蜜是使人愉快和保持青春的良药。20 世纪 30 年代，一位苏联生物学家随访了 200 位百岁老人，结果发现，他们大多是养蜂人，80% 以上的寿星常食蜂蜜。美国学者调查指出，在养蜂人之中没有一位死于癌症者。

蜂蜜富含果糖、葡萄糖、低聚糖，还含有钾、钙、镁、铁、锌、铜、锰、钴、硒、维生素 B_1、维生素 B_2 等营养成分。

蜂蜜性平，味甘，入肺、胃、大肠经。具有益气补中，润燥止痛，健脑益智，增进食欲，镇静安眠等功能。适用于中气虚弱、肺燥咳嗽、肠燥便秘、胃痛口疮、水火烫伤等症。

【防癌奥秘】

(1)奥秘一：蜂蜜所含的低聚糖是肠道内双歧杆菌的活化因子，双歧杆菌能激活巨噬细胞，从而增强防癌能力。

(2)奥秘二：蜂蜜具有润肠通便的功能，使肠道内的毒素与致癌物及时排出，因此起到预防结肠癌的功效。

【保健作用】

(1)消除疲劳：蜂蜜富含果糖与葡萄糖，能迅速被人体吸收，因而有效地消除疲劳。

(2)镇静安眠：蜂蜜具有良好的镇静安眠作用，睡前用 1 杯蜂蜜水，能安然入睡。

(3)增强心脏功能：蜂蜜能使心血管舒张，改善冠状动脉的血液供给，使心脏得到所需的营养物质，从而增强其功能。

（4）保护肝脏：蜂蜜能促进肝脏的新陈代谢，增加肝糖原的储存，促进肝细胞的再生，从而使肝脏受到有效保护。

（5）排钠降压：蜂蜜富含钾，它能使机体内多余的钠排出，降低外周小动脉血管的收缩力量，从而起到降低血压的作用。蜂蜜是高血压患者的理想食品。

（6）预防脂肪肝：蜂蜜能促进脂肪代谢，防止脂肪沉积于肝脏，因此能够预防脂肪肝。

（7）杀菌：蜂蜜是天然的抗生素，能杀灭大肠埃希菌、痢疾杆菌、伤寒和副伤寒杆菌、葡萄球菌等。

（8）防腐：蜂蜜是天然的防腐剂，将肉类放在蜂蜜里，不仅能防止腐败变质，而且能使其保持鲜美的味道。

（9）抗胃溃疡：蜂蜜具有健胃消食，缓解疼痛的作用。它还能保护胃肠黏膜，促进溃疡愈合，是医治胃及十二指肠溃疡的良药。

（10）治疗烧伤：蜂蜜具有杀菌、消肿、收敛与清洁创面的功能，同时保护创面，减少渗出，加快创面愈合，是治疗烧伤的有效外用药。

（11）治疗皮肤溃疡：蜂蜜具有抗菌、消炎、消肿、收敛与清洁创面的功能，是治疗皮肤溃疡的理想药品。

（12）润肠通便：蜂蜜具有润肠通便的功能，对于体内热盛、津液内竭、体虚津枯所引起的便秘有良好的疗效。

（13）润肺止咳：蜂蜜是润肺止咳良药，对于脾肺两虚之虚劳咳嗽、干咳少痰、气短乏力有良好疗效。

（14）补脾益气：蜂蜜具有补脾益气，缓急止痛的功能，对于脾虚乏力和胃脘疼痛有良好效果。

（15）醒酒：蜂蜜富含果糖，它能促进乙醇（酒精）代谢，具有突出的醒酒效果，30克果糖能使乙醇的代谢率增加 25％左右。醉酒后饮用蜂蜜不仅能很快清醒，而且能有效地消除头痛、头晕。

【应　用】

（1）失眠：蜂蜜 30～50 克，用温开水搅匀，睡前 30 分钟饮用。

（2）慢性肝炎：每日早晚空腹饮 30～40 克蜂蜜，用温开水调饮，坚持饮用才有良效。

（3）肺虚咳嗽：怀山药（切块）30 克，银耳 15 克，入锅内，加适量水，用大火煮沸，改为小火，煮 30 分钟，放入蜂蜜 40 毫升，搅匀后饮用。

（4）高血压病：芹菜（洗净并切段）500 克，番茄（洗净并切小块）3 个，共榨成汁，加入蜂蜜 50 毫升，分 3 次后饮用，坚持饮用才有良效。

（5）冠心病：橙子（去皮）3 个，苹果（去皮核）2 个，山楂（洗净后去核）50 克，共榨汁，加蜂蜜 60 克，搅匀分 3 次饮用。

（6）胃及十二指肠溃疡：卷心菜（洗净并切丝）500 克，香蕉（去皮）3 个，共榨成汁，加蜂蜜 60 克，分 2 次饮用。

（7）口腔溃疡：猕猴桃（洗净并去皮）3 个，橙子（去皮）3 个，共榨成汁，加蜂蜜 60 克搅匀，分 2 次饮用。

（8）牙龈出血：番茄（洗净并切块）3 个，猕猴桃（洗净并切块）3 个，橙子（去皮）3 个，共榨成汁，加蜂蜜 60 克，分 3 次饮用。

（9）烧伤烫伤：用市场上出售的枣花蜜、枇杷蜜、槐花蜜等抹在烧伤创面，然后加以包扎，每日 1 次。

（10）醉酒：葡萄（洗净）200 克，西瓜（去皮）300 克，共榨成汁，加蜂蜜 50 毫升，搅匀后饮用。

（11）便秘：香蕉（去皮）2 个，蜂蜜 50 毫升，用香蕉蘸蜂蜜食用。

（12）恶心呕吐：生姜（洗净）30 克，共榨成汁，加蜂蜜 60 克搅匀，分 3 次饮用。

（13）病后体虚：黄豆、绿豆、黑豆、红小豆各 20 克，小米、紫米各 30 克，桂圆肉 10 克，红枣 6 枚。以上食材洗净后入锅内，加适量水，用大火煮沸，改为小火，煮至豆熟烂，加入蜂蜜 20 毫升调味即成。

（14）慢性咽炎：罗汉果（切碎）80 克，杭菊花 20 克，入茶壶内，用沸水冲泡，加入蜂蜜 20 毫升，代茶饮用。

（15）风寒感冒：生姜 20 克，白萝卜 200 克，葱白 10 克。以上食材洗净切好，共入锅内，加适量水，用大火煮沸，改为小火，煮 15 分钟，加入蜂蜜 15 毫升调匀即成。

【提　示】　脾胃虚寒、痰湿内盛、便溏腹泻者不宜食用。

【食　谱】

（1）膀胱癌食谱：贞莲桑蜜膏

原料：女贞子 100 克，莲子 80 克，桑葚 1 000 克，蜂蜜 300 毫升。

制作：将以上食材洗净，把莲子与桑葚捣碎，共入锅内，加适量水，用大火煮沸，改为小火，煮至黏稠时关火，加入蜂蜜调匀装入罐内即成。每次 15 克，每日 2 次。

功效：滋补肝肾，养血生津。适用于肝肾阴虚型膀胱癌患者。

（2）眼部恶性肿瘤：苡仁蜂蜜粥

原料：薏苡仁、橘皮各 10 克，红小豆、小米各 50 克，蜂蜜 20 毫升。

制作：将以上食材洗净后共入锅内，加适量水，用大火煮沸，改为小火，煮至豆熟烂，加入蜂蜜调味即成。

功效：利水祛湿，解毒消肿。适用于眼部疼痛、视物模糊的眼部恶性肿瘤患者。